学校预防艾滋病健康教育师资培训教程

高校版

编　著　全国学校预防艾滋病教育专家组

主　审　陈　翔

主　编　韩孟杰　李现红　焦　锋

编　委　（按姓氏拼音排序）

邓　睿　昆明医科大学

范　斌　山西警察学院

韩孟杰　中国疾病预防控制中心

焦　锋　昆明医科大学

雷　鹏　长沙理工大学

李　磊　齐鲁工业大学

李现红　中南大学

梁　露　长沙市第一医院

刘　惠　中国性病艾滋病防治协会

王　润　江苏联合职业技术学院南京卫生分院

严朝芳　昆明医科大学

赵东辉　海南省疾病预防控制中心

执行工作组　楫　浩　黄　玮　丁　慧　周　婵　高　雅

人民卫生出版社

·北京·

图书在版编目（CIP）数据

学校预防艾滋病健康教育师资培训教程：高校版 / 全国学校预防艾滋病教育专家组编著；韩孟杰，李现红，焦锋主编. —— 北京：人民卫生出版社，2025. 4.
ISBN 978-7-117-37791-1

Ⅰ. R512. 91

中国国家版本馆 CIP 数据核字第 2025D94W23 号

| 人卫智网 | www.ipmph.com | 医学教育、学术、考试、健康，购书智慧智能综合服务平台 |
| 人卫官网 | www.pmph.com | 人卫官方资讯发布平台 |

学校预防艾滋病健康教育师资培训教程（高校版）
Xuexiao Yufang Aizibing Jiankang Jiaoyu Shizi Peixun
Jiaocheng (Gaoxiao Ban)

编　　著：全国学校预防艾滋病教育专家组
主　　编：韩孟杰　李现红　焦　锋
出版发行：人民卫生出版社（中继线 010-59780011）
地　　址：北京市朝阳区潘家园南里 19 号
邮　　编：100021
E - mail：pmph @ pmph.com
购书热线：010-59787592　010-59787584　010-65264830
印　　刷：鸿博睿特（天津）印刷科技有限公司
经　　销：新华书店
开　　本：710×1000　1/16　印张：19
字　　数：291 千字
版　　次：2025 年 4 月第 1 版
印　　次：2025 年 4 月第 1 次印刷
标准书号：ISBN 978-7-117-37791-1
定　　价：72.00 元

打击盗版举报电话：010-59787491　E-mail：WQ @ pmph.com
质量问题联系电话：010-59787234　E-mail：zhiliang @ pmph.com
数字融合服务电话：4001118166　E-mail：zengzhi @ pmph.com

前言

青年兴则国家兴，青年强则国家强。为贯彻落实党中央、国务院决策部署，根据《遏制艾滋病传播实施方案（2019—2022年）》《关于切实加强新时代学校预防艾滋病教育工作的通知》有关要求，更好地指导中学和高校规范开展预防艾滋病教育，强化青年学生对于社会主义核心价值观的认识，使"每个人是自己健康第一责任人"的理念融入校园教育，全国学校预防艾滋病教育专家组根据我国青年学生的特点和需求，组织专家编写了《学校预防艾滋病健康教育师资培训教程（高校版）》，期望为普通高校预防艾滋病师资培训提供全面、规范的指导。

本培训教程共五章，内容涵盖性与生殖健康、预防艾滋病、艾滋病与物质滥用、生活技能训练、健康传播策略与方法。每章均明确了培训目标、核心信息、理论知识、培训方法和步骤，以及检测试题和参考文献。

本培训教程秉承"授人以鱼，不如授人以渔"的理念，具有以下几个显著特点。一是将预防艾滋病教育架构于"以生活技能为基础"的综合素养和能力提升项目中，不仅致力于传播性与生殖健康、艾滋病等相关知识，而且强调通过提升有效交流、人际关系、协商决策等生活技能，达到掌握预防艾滋病相关技能的目的。二是以参与式培训方式为主体，坚持以问题为导向，强调运用角色扮演、案例研究、情景分析、小组讨论等参与式教学方法，充分调动和发挥参加培训者的积极性、主动性和创新性，着力培养运用参与式教学活动和工具分析问题和解决问题的能力。三是教程主体部分均由"理论阐述"和"实践操作"两部分构成，不仅为各高校骨干师资提供了丰富的相关知识，更为高校量身定制了适合的推荐培训方案，细致地给出了培训的设计准备、具体安排、实施步骤和注意事项等，同时为教师们提供了必要的培训教学素材和工具。

该教程的培训对象为高校预防艾滋病、健康教育及相关课程教师，辅导员

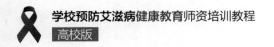
和学生工作者,以及校医院、心理中心、教务处、宣传部等部门教师,还包括其他从事艾滋病防治工作的骨干师资和医疗卫生人员等。此外,本培训教程也可以作为科普读物,适用于对艾滋病防控工作感兴趣的社会公众。

本教程的开发和编写得到了杜蕾斯品牌支持。本教程在编写过程中难免存在遗漏或不足之处,欢迎读者提出宝贵意见。

编者

2025 年 1 月

目录

第三章

艾滋病与物质滥用

第四章

生活技能训练

第五章

健康传播策略与方法

附录

第一章

性与生殖健康

培训目标

1. **知识目标**　复述男女生殖系统结构及其功能;解释社会性别和性别角色的概念;列举爱情和亲密关系中的常见问题及其处理原则;识别性骚扰和性侵犯的概念、相关行为与应对方法;阐明全面性教育的概念及其核心概念;概述常见性传播疾病及其预防措施;列举常用避孕方式及其优缺点;认识人工流产对身心的损害。

2. **态度目标**　认同性是人类的天性,能提升人类的福祉;明确性相关决策可能导致的法律后果,培养社会责任感;愿意主动学习性与生殖健康知识,树立生殖系统卫生保健意识。

3. **技能目标**　培养生殖系统卫生保健个人技能;能够做出符合社会规范要求和自身价值观的负责任的性行为选择;具备识别和应对性骚扰和性侵犯的技能。

推荐学时

8 ～ 10 学时

核心信息

1. 两性生殖系统具有产生精子和卵子、分泌性激素、孕育新生命的重要功能。整个系统由若干个器官构成,每个器官都有其特殊功能,发挥不同的作用。任何一个器官和环节出问题都会影响生育。性与生殖健康是人类获得幸福生活的关键之一,对两性生殖系统的认知是实现性与生殖健康的基础。

2. 性别不仅是基于生物学属性的划分,也是社会文化所建构的属于男性和女性的群体特征和行为角色,并基于此形成的一套性别价值观、规范和权利结构体系,是个体在社会化过程中通过模仿学习而成,并非天生。因此,人们应摒弃固有的基于性别的成见,以人的普遍价值和权利为基础,重新思考和定义性别角色的分配,并尊重每个个体的选择。

3. 对亲密关系的了解和积极态度的塑造是达成性健康的基础。双方需要在亲密关系的构建和维持中以尊重、信任和有效沟通为基础,尊重对方的意愿,发挥"性"在亲密关系中的积极作用,面对性胁迫或性暴力时,及时寻求帮助和支持,促进"性"与亲密关系朝着健康、和谐和持久的方向发展。

4. 中国与"性"相关的法律法规主要涉及未成年人保护、性犯罪惩治、性健康权利保障,以及性传播疾病的预防。这些法律法规为保护青少年的性与生殖健康提供了法治依据。

5. 性传播疾病主要通过性接触、间接接触、血液及其制品、母婴传播等途径进行传播,其病原体多样,容易对人体造成局部性器官损害,甚至进入血液循环损害其他器官,带来躯体及精神的痛苦。大学生正处于人生重要的阶段,一些大学生可能会面临性和性行为的问题,需要及时了解性行为可能带来的风险,在性行为中做好自我保护,提倡单一性伴侣理念,确保在每一次性行为中都能全程、正确地使用安全套。

6. 优生优育的核心愿景在于生育健康的孩子。要实现这一目标,要求夫妻双方身心健康,积极规避不良影响因素。大学生需要学习和懂得避孕常识,避免非意愿妊娠,维护生殖健康,为优生优育打下良好的基础。

7. 进入性活跃期的个体可以通过避孕措施有效预防非意愿妊娠。避孕措施的选择可根据自身情况和需求采取长效可逆避孕法或短效避孕法。安全套是目前唯一一种既有避孕作用,又有预防性传播疾病功能的方法,建议优先选择安全套避孕,并在采用其他避孕措施时结合使用安全套。

8. 发生非意愿妊娠且需要终止非意愿妊娠时,避免可能造成的身心创伤是男女双方的共同责任。

9. 全面性教育是基于课程,探讨性的认知、情感、身体和社会层面的意义的教学过程,其目标是使年轻人具备一定的知识、技能、态度和价值观,从而确保其健康、福祉和尊严。

关键词

生殖系统(reproductive system)

亲密关系(intimate relationship)

性与生殖健康(sexual and reproductive health)

性传播疾病(sexually transmitted disease)

长效可逆避孕法(long-acting reversible contraceptive)

全面性教育(comprehensive sexuality education)

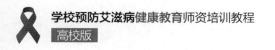

第一节　两性生殖系统及其功能

生殖健康是性健康的核心和基础,是大学生全面性教育的重要内容。大学生通过学习和掌握生殖系统结构和功能,有助于维护自身生殖健康。性病艾滋病的预防是维持生殖系统健康的重要内容,性病艾滋病主要通过性接触传播,而对生殖器官的构造和生理过程的认知,能让人清楚性病病原体及艾滋病病毒(human immunodeficiency virus,HIV)可能进入和感染人体的部位及方式,为预防性病艾滋病提供了重要的理论基础和行为指导。

一、两性生殖系统的结构和功能

生殖系统是生物体内和生殖密切相关的器官的总称。生殖系统分为男性生殖系统和女性生殖系统,两者均可分为内生殖器和外生殖器两部分。内生殖器由生殖腺、生殖管道和附属腺组成;外生殖器则以男女性交器官为主。生殖系统的主要功能是产生生殖细胞、繁衍后代以及分泌性激素。

(一)男性生殖系统结构及功能

男性生殖系统包括内、外生殖器(如图 1-1)。内生殖器包括生殖腺(睾丸)、输精管道(附睾、输精管、射精管、男性尿道)和附属腺(精囊、前列腺、尿道球腺)。外生殖器包括阴囊(容纳睾丸、附睾)和阴茎(男性性交器官)。

1. 男性内生殖器

(1)睾丸:睾丸位于阴囊内,左右各一。睾丸的主要功能是产生精子和分泌雄激素。睾丸随性成熟而迅速生长,至老年萎缩变小。

(2)附睾:呈星月形,紧贴睾丸的上端和后缘,可分为附睾头、附睾体、附睾尾三部分。附睾主要由附睾管构成,其下端弯向后上移行为输精管。附睾有暂时储存精子的作用,并能促进精子进一步成熟。

(3)输精管:为附睾管的直接延续,全长约 50cm,起自附睾尾,出阴囊,经阴茎根部两侧的皮下上行,穿腹股沟管进入腹腔,再弯向内下入盆腔,至膀胱底部后方,与精囊的排泄管汇合成射精管。

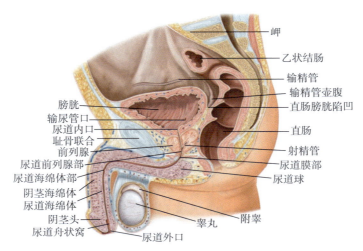

图中标注：岬、乙状结肠、输精管、输精管壶腹、直肠膀胱陷凹、直肠、射精管、尿道膜部、尿道球、附睾、睾丸、尿道外口、尿道舟状窝、阴茎头、尿道海绵体、阴茎海绵体、尿道海绵体部、尿道前列腺部、前列腺、耻骨联合、尿道内口、输尿管口、膀胱

图 1-1　男性盆腔矢状切面

图片来源：崔慧先，刘学政．系统解剖学 [M]．10 版．北京：人民卫生出版社，2024．

（4）射精管：由输精管末端与精囊的排泄管汇合而成，长约 2cm，穿经前列腺实质，开口于尿道的前列腺部。

（5）尿道：尿道是从膀胱通向体外的管道。男性尿道细长，长约 18cm，起自膀胱的尿道内口，止于尿道外口，途经前列腺部、膜部和阴茎海绵体部，男性尿道兼有排尿和排精功能。

（6）精囊：位于膀胱底与直肠之间、输精管末端的下外侧，是一对长椭圆形的囊状器官。其排泄管与输精管的末端汇合成射精管。

（7）前列腺：位于膀胱下方，直肠的前方，是不成对的实质性器官，形似前后稍扁的栗子。前列腺内有尿道贯穿，而前列腺内的腺组织在中年以后逐渐退化，结缔组织增生，造成前列腺肥大，因此会压迫尿道，引起排尿困难。前列腺分泌的液体是精液的主要组成部分。

（8）尿道球腺：包藏在会阴深部肌层内，是一对豌豆大小的球形腺体，其排泄管开口于尿道球部。

2. 男性外生殖器

（1）阴囊：位于阴茎后下方的囊袋状结构，阴囊壁由皮肤和肉膜组成，皮肤薄软，有色素沉着和阴毛。肉膜属于浅筋膜，含平滑肌纤维，可随外界温度的变化而舒缩,以调节阴囊内的温度,有利于精子的发育。肉膜在正中线向深部发出阴囊中隔,将阴囊腔分为左、右两部,分别容纳两侧的睾丸和附睾。

(2)阴茎:阴茎由前向后可分为头、体和根三部分。阴茎前端膨大为阴茎头,有矢状较狭窄的尿道外口。头后较细为阴茎颈(冠状沟)。中部(可动部)圆柱形为阴茎体,以韧带悬于耻骨联合前下方。

阴茎主要由两个阴茎海绵体和一个尿道海绵体构成,外包筋膜和皮肤。阴茎海绵体位于背侧,左右各一,互相紧密结合;尿道海绵体位于腹侧,有尿道贯穿其全长。海绵体内部的腔隙与血管相通,当腔隙充血时,阴茎即变粗变硬而勃起。

阴茎的皮肤在阴茎颈处游离向前,然后向内后方反折再附于阴茎颈,形成双层环形皱襞,包绕阴茎头,称阴茎包皮,包皮前端的游离缘围成包皮口。

(二)女性生殖系统结构及功能

女性生殖系统包括内、外生殖器(如图 1-2)。内生殖器由生殖腺(卵巢)、输送管道(输卵管、子宫和阴道)和附属腺(前庭大腺)组成。外生殖器即女阴。

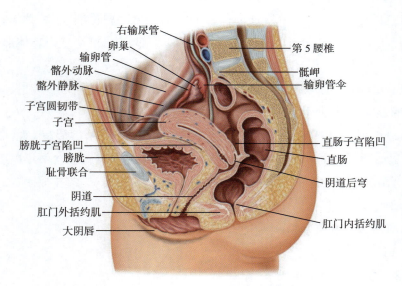

图 1-2　女性生殖系统矢状切面

图片来源:崔慧先,刘学政.系统解剖学[M].10 版.北京:人民卫生出版社,2024.

女性内生殖器官指生殖器官位于体内的部分,包括阴道、子宫、输卵管和卵巢;外生殖器官指生殖器官外露的部分,总称为外阴,包括阴阜、大阴唇、小阴唇、阴蒂、阴道前庭等。

1. 女性内生殖器

(1)阴道:阴道为前后略扁的肌性管道,前壁紧贴膀胱、尿道,后壁邻直肠。阴道上端围绕子宫颈的下段,两者间形成环状的阴道穹;下端以阴道口开口于阴道前庭。

(2)子宫:子宫是产生月经和孕育胎儿的场所。其形态、结构、大小和位置随年龄、月经周期和妊娠情况的变化而变化。子宫位于盆腔中央、膀胱和直肠之间。成人未孕子宫如前后扁、倒置的梨形。子宫分为三部:子宫底、子宫颈、子宫体(如图1-3)。子宫底和子宫体的黏膜呈周期性增生和脱落,脱落后黏膜和血液由阴道流出而成为月经。

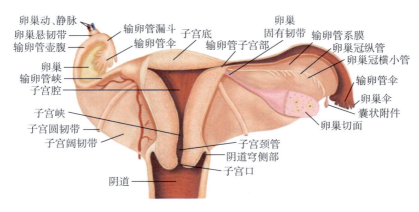

图 1-3　女性内生殖器(冠状面)

图片来源:崔慧先,刘学政.系统解剖学[M].10版.北京:人民卫生出版社,2024.

(3)输卵管:输卵管左右各一,细长而弯曲。输卵管内侧与子宫相连,末端游离呈伞状,称输卵管伞。输卵管为卵子与精子相遇的场所,也是向宫腔运送受精卵的管道。

(4)卵巢:卵巢位于盆腔内,左右各一。卵巢呈扁卵圆形,其大小、形状随年龄而异,性成熟期最大,由于多次排卵,表面留有瘢痕,故凹凸不平。

(5)前庭大腺:前庭大腺位于前庭球后端深面、阴道口两侧,形如豌豆,导管向内侧开口于阴道前庭,分泌物可对阴道起润滑作用。

2. 女性外生殖器 女性外生殖器又称女阴,包括阴阜、大阴唇、小阴唇和阴蒂。

(1)阴阜:位于耻骨联合前面的皮肤隆起区,富含脂肪组织。性成熟期,皮肤生长出阴毛,是否生长阴毛以及阴毛疏密与色泽存在种族和个体差异。

(2)大阴唇:是一对纵行隆起的皮肤皱襞,皮肤富有色素,生有阴毛。

(3)小阴唇:位于大阴唇的内侧,为一对较薄的皮肤皱襞,表面光滑无毛。两侧小阴唇之间的裂隙,称阴道前庭,前部有尿道外口,后部有阴道口。

(4)阴蒂:位于耻骨联合的前下方,阴蒂头富有感觉神经末梢,感觉敏锐。

二、生殖系统卫生保健

(一)男性生殖系统卫生保健

男性生殖系统的卫生保健主要包括阴茎的卫生保健、阴囊及睾丸的卫生保健、前列腺的卫生保健。

1. 阴茎的卫生保健 阴茎表面的包皮褶皱较多,包皮内层皮脂腺发达,皮脂腺的分泌物和脱落的上皮会形成一些松软的、豆腐渣样的包皮垢,容易滋生细菌,引起炎症或其他疾病。因此,为避免感染,男生应该每天坚持清洗阴茎和包皮,注意把包皮上翻,彻底把包皮垢清洗干净。如果包皮口过于狭小,无法正常将包皮上翻露出阴茎头,则称为包茎。包茎可能引起包皮垢存留难以清洗,尿液排出不畅,容易引发炎症,建议到正规医院进行咨询和治疗。

2. 阴囊及睾丸的卫生保健 阴囊皮肤薄且柔软,内含睾丸、附睾等。在神经系统的调节下,阴囊大小常随温度变化而改变。阴囊的收缩或舒张,可以调节阴囊内的温度,以适应精子的生长发育。男生应尽量穿薄而透气、吸汗的内裤,避免或减少穿牛仔裤、紧身裤等;洗澡时水温不宜过高,少洗桑拿浴,以免影响精子生成和引起阴囊湿疹等疾病。此外,平时应避免使用刺激性强的药物涂擦阴囊,以免造成疼痛和损伤。睾丸的体积较小,活动度大,平时生活中要避免睾丸受到撞击、暴力挤压等。

3. 前列腺的卫生保健　虽然前列腺是内生殖器,但男生在日常生活中也应注意前列腺的卫生保健。平时要注重生殖器官的清洁卫生,预防感染;多饮水、多排尿;适量运动、避免久坐等。

(二)女性生殖系统卫生保健

女性盆腔、子宫、阴道直接与外界相通,易受到病原体的入侵。女性阴道口、尿道口、肛门三者间距离近,尿道短而直,容易造成交叉感染和泌尿道、生殖道炎症,故应特别注意卫生保健,尤其是注意外阴清洁卫生。

保持外阴卫生,最主要的方法就是清洗外阴和勤换内裤。女生每天应用流动的温水清洗外阴,如无特殊情况,不要使用肥皂或含药物的清洗剂,以免破坏阴道正常菌群和酸性环境。女生内裤以舒适、透气的棉织品为宜,坚持每天换洗内裤,清洗后的内裤最好放到阳光下充分晾晒。

月经期间,女生抵抗力下降,同时,子宫内膜脱落,子宫颈口相对开放,病菌容易入侵,造成生殖器官炎症。因此,月经期间,更应保持外阴卫生,避免过性生活。除每天流动水清洗外,还应选择正规厂家出产并在保质期内的卫生巾,及时更换,避免经血成为病菌繁殖的温床。大多数女生在月经期间可以照常生活、学习和工作,但也要避免重体力劳动和剧烈运动。

三、推荐培训活动

(一)活动时间

45分钟。

(二)活动方法

视频播放、专题讲座、分组绘图。

(三)活动准备

1. 物料准备　男女生殖系统解剖结构模型、自制简易匿名提问信封、男女生殖系统解剖结构挂图(不标注器官名称)、可粘贴的器官名称文字标签。

2. 课件准备　参考本教程课前准备好"两性生殖系统及其功能"教学课件。

3. 场地准备　配备电脑和投影仪的教室。

(四)活动步骤

1. 导入(5分钟)　视频播放:利用多媒体展示两性生殖系统动态图像,帮助学生形成直观印象(视频举例:学习强国APP"医学慕课"系统解剖学"女性生殖系统"内容)。

❤ **教学提示** ────────────────────

在视频播放前,教师可强调:男女性别没有强弱之分。男女之别在于生理结构不同,各有其独特的功能及作用。不管是男生还是女生,除了要清楚个人性器官的名称及作用外,还要了解异性性器官的知识,尊重异性。

2. 专题讲座(20分钟)

(1)前后衔接:虽然学生在初高中阶段已经接触过两性生殖系统结构和功能的学习,但通过视频动态展示,有助于学生对两性生殖系统结构有更全面的了解。

(2)重点突出:教师可以参考本教程在课前准备好教学课件,以专题讲座的方式向学生着重讲解两性生殖系统的卫生保健。

(3)授课环节结束后,设置匿名问答箱环节:给学生们分发匿名提问信封,鼓励学生写下他们在生殖健康方面可能感到尴尬或难以启齿的问题。对于不同问题,教师可以简单回答,也可以让其他学生回答,还可以让大家围绕问题进行讨论。总之,营造一个无压力的环境,让学生放心提问。

3. 分组绘图(20分钟)

(1)活动主题:生殖系统"名"副其实。

（2）活动步骤

1）分组与预习：将学生划分为 4 ~ 6 人的若干小组，确保每个小组包含不同性别的成员，以便开展多样化视角的讨论。提前给各组发放两性生殖系统解剖结构挂图和器官名字表，要求学生预习并熟悉各个器官的名称。

💟 **教学提示**

　　每组学生均发放男性和女性生殖系统解剖结构挂图，注意增进学生之间的交流，打破谈论生殖系统的尴尬和禁忌。同时，确保学生们活动过程中保持尊重和正面的态度。

2）贴标签游戏：各组在限定时间内（5 分钟）将标签贴到挂图上对应器官的位置，并邀请各小组选择一个不重复的生殖器官进行简短介绍，包括其功能、相关健康知识等。

3）教师对本次活动进行总结。通过全面的生殖健康教育，高校学生能够获得必要的知识和技能，以健康、负责任和尊重他人的态度面对性与生殖健康。

知识拓展

　　如果您想了解更多生殖健康"男女生殖功能"相关知识，可以参考人民卫生出版社本科临床教材第 10 版罗自强主编的《生理学》第十二章"生殖"章节内容。

　　此外，同学们还可以登录"中国大学 MOOC"网站学习生殖健康相关知识。

（五）思考与探究

1. **说一说**　大学生应该如何维护自身生殖系统健康？

（★提示：了解男女生殖系统结构和功能，结合大学生自身遇到的生殖系统卫生保健困惑进行思考。）

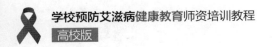
2. 想一想 男性精子和女性卵子是怎么产生的,他们在生殖过程中发挥了什么作用?

(★提示:了解睾丸的生精功能和卵巢的生卵作用,了解精、卵识别,精子穿入卵细胞及两者融合,完成受精的过程。)

第二节 认识性别

1948 年 12 月 10 日,联合国通过了具有里程碑意义的《世界人权宣言》,标志着性别平等正式纳入国际人权法的框架。1995 年,在北京召开的第四次世界妇女大会进一步明确了性别平等的重要性,会议通过了《北京宣言》和《行动纲领》,明确提出妇女权利是人权的一部分,形成了促进男女平等、保障妇女权利的战略目标和政策框架,并强调重新评估男性与女性在社会结构中的所有关系。在随后的二十年间,促进性别平等逐渐成为全球共识,两性平等和女性赋权被纳入"联合国千年发展目标"(Millennium Development Goals, MDGs)等多项国际发展行动计划中,旨在通过法律、制度、政策的改变,消除性别歧视,以妇女赋权为中心,实现社会公正和可持续发展。

艾滋病的感染风险通常存在明显的性别差异。在亲密关系中,不同性别的权利关系是造成这种差异的主要根源。青年学生不仅处于生殖系统发育的关键时期,也是走向心智成熟的重要阶段,"性别"作为"自我"的重要组成,对青少年亲密关系的构建、性与生殖健康的理解和行为选择产生重要影响。因此,在艾滋病健康教育中,须纳入性别的相关内容,引导青年学生理解性别的生理属性和社会属性,分析导致疾病传播和健康服务利用差异的社会文化原因,揭示男女两性在资源、权利、责任、分配中的不平等关系,以及对于艾滋病预防带来的不同作用和影响,从而引发青年学生对性别平等的关注。

一、性别的属性

1791 年,法国发表了《妇女与女性公民权利宣言》,确定了"feminism"(妇

女权利 / 女权)的概念和名称,首次将女性确认为具有公民身份和权利的个体,认为女性享有与男性平等的权利保障。随着社会发展进步和妇女解放运动等平权运动的兴起,人们进一步认识到"性别"不仅仅是一个简单的生物学"符号",还涉及社会文化、角色、分工、身份认同等多方面的内容。19 世纪后半叶,在第一波女权运动的推动下,女性开始争取与男性平等的社会地位和权利。20 世纪 60 年代,第二波女权运动强调了性别角色的社会建构,并开始关注性别身份、性别表达和性取向等更广泛的性别议题,更加明确了社会、文化和历史因素对性别问题的影响。1975 年,美国学者葛尔·罗宾(Gayle Rubin)将"性别"从男女的生物学属性扩展到社会领域,认为"性别"不仅是生物学概念,更是涉及文化、社会和个体认同的复杂概念。1995 年,随着第四次世界妇女大会在北京召开,对"性别"社会属性的探讨开始备受中国学界关注,成为推动我国性别平等与发展的重要理念。

性别平等强调,人们应摒弃基于性别的固有成见,以人的普遍价值和权利为基础,重新思考和定义性别角色的分配,并尊重每个个体的选择,确保每个人都能享有不受性别限制的自由,包括培养个人才能、追求职业发展和做出个人选择的权利。性别认同理论认为个体的性别认同不仅涉及对自己生物学性别的认知,也包括对自己在社会中扮演的性别角色的认同。总之,性别具有生物学意义和社会意义的双重属性,这两层属性既密切相关,又有很大区别,参见表 1-1。

表 1-1 性别的生物属性和社会属性

特征	生物属性(sex)	社会属性(gender)
定义	基于生物学特征的性别划分,指两性在生物学方面的差异	社会文化所建构的属于男性和女性的群体特征和行为角色,并基于此划分形成的一套性别价值观、规范和权利结构体系
基础	染色体、荷尔蒙、生殖器官等生理特征	社会和文化构建的性别角色、行为、活动和期望
固定性	相对固定,通常在出生时确定	可以改变,可以随社会和文化的变化而变化

续表

特征	生物属性（sex）	社会属性（gender）
社会影响	较少涉及社会对个体性别角色的期望	着重于社会对个体性别角色的期望及其对个体的影响
文化相关性	与文化关系不大，主要是生物遗传	与特定文化紧密相关，不同文化有不同的性别角色和期望

二、性别的社会建构

性别的社会建构是一个社会针对男性和女性，以及两者之间的关系形成的社会期许、角色分工和性别平等的态度，以及由此影响的相关的法律、政策、宗教等社会体系。每个社会，甚至不同的社区可因不同的社会建构形成不同的性别体系和规范。

个体对性别的认知并非天生，而是通过社会化进行的，并处于发展变化之中。一个人出生以后，家庭成员会根据人们认可的社会期望或规范，教导他/她在家庭和社会中承担特定的性别角色，分配给他/她基于性别角色的任务，周围的环境和人际关系都会强化这一过程，从而影响到社会分工，形成男女有别的生活形态。

三、性别的刻板印象

性别角色是与性别相关的另一重要概念，是社会文化对男性和女性在行为、活动、责任和期望方面的预设模式和规范，个体在社会化过程中通过模仿学习获得一套与自己性别相应的角色定位。基于大多数社会的预设模式和规范，男女两性的身份、行为和分工具有明显差别：在人格特征上，男性通常被认为应具有独立、竞争、坚强、理性等人格特征，而女性则是温柔、贤惠、关爱和感性的代表；在角色分配上，女性应以家庭为重心，而男性则以事业为重心，也就是所谓的"男主外，女主内"，男性被期望扮演家庭的经济支柱角色，而女性则被期望承担照顾家人、维系家庭关系的角色；在职业选择上，一些职业也被归属为女性"专有"或认为女性更加适合，如护理、幼师、保姆、语文老师等，而建筑、工程和科技工作则被视为"男性的工作"；在某些评价方面中也会存在明显的性别差异，如人们普遍认为男性在科学和数学方面更具天赋，而女性在语言和艺术方面更具先天优势。然而,这些性别观念和对性别角色的期许往往都是刻板印象,是人们对男性和女性在行为、角色、能力和个性特征等方面的固化看法和偏见,不一定是符合现实情况和个体实际能力的判断。

性别刻板印象可能会对个体产生限制性影响,限制了每个人的行为、选择和发展机会,还可能导致性别歧视和不平等的发生。例如,在学校教育中,有些老师会建议女生选择文科,男生选择理科;在两性关系中,男性往往会表现得更加主动,而女性通常扮演着被动或顺从的角色;在避孕方法的选择上,男性通常更具话语权和决定权,女性即便掌握了艾滋病的预防知识,也很难在不平等的权利关系中进行自我防护,或者在感染艾滋病后,也可因缺少话语权和经济来源,不能及时获取相关的医疗服务,艾滋病的脆弱性更加凸显。此外,女性通常是性暴力的受害者,这也大大增加了她们感染艾滋病的风险。因此,挑战和改变这些刻板印象对于实现性别平等和促进性健康至关重要。

性别的社会属性也强调对多重角色和身份的关注,认为性别不是简单的二元对立,而是由复杂的社会、文化和个人因素交织而成,在不同文化、历史和社会背景下,性别具有多样性和可变性。每个人对性别的认知是多样的,也可随所处的社会情景和成长历程发生改变,包括在家庭、学校、职场和社会互动中所扮演的不同角色与身份。在对性别的认知中,有些人的身份认同可能存在较大差异,也因此面临歧视、暴力和排斥。因此,关注性别的社会属性体现了对每个个体独立人格的尊重,有助于了解个体在自我发展历程中所面临的独特问题及压力,有助于全面消除基于性别的歧视、偏见和暴力,促进社会公平与正义,让每个人都能获得平等发展和获取基本健康服务的机会。

四、全面认识性别的意义

2015 年 9 月,随着联合国千年发展目标的圆满达成,193 个成员国在纽约召开的联合国可持续发展峰会上一致通过了 17 项联合国可持续发展目标(sustainable development goals,SDGs),继续指导 2015—2030 年的全球发展工作。在 17 项目标中,"实现性别平等,增强所有妇女和女童的权能"仍被视为社会发展的关键领域,是一项独立且至关重要的目标,体现了各国致力于解决性别不平等问题的共同主张和加快推进性别平等的决心。中国作为联合国的重要成员,多年来积极履行国际承诺,用实际行动确保女性权益,促进两性平等。在北京召开的第四次世界妇女大会上,我国就将性别平等确定为基本国策。自1995年以来,我国先后制定并实施了《中国妇女发展纲要(1995—2000年)》《中国妇女发展纲要(2001—2010年)》和《中国妇女发展纲要(2011—2020年)》,切实落实男女平等的基本国策,推动妇女全方位参与社会发展。2015年,在联合国可持续发展目标提出的同期,国务院新闻办公室发布了《中国性别平等与妇女发展》白皮书,详细阐述了我国推动性别平等与妇女发展的政策措施和取得的显著成就,并明确指出"中国始终坚持男女平等的宪法原则,将男女平等作为国家社会发展的基本国策"。党的十八大以来,以习近平同志为核心的党中央高度重视妇女儿童和家庭工作,妇女儿童事业取得了历史性新成就。2021年,我国发布了第四个"中国妇女发展纲要"——《中国妇女发展纲要(2021—2030年)》,围绕健康、教育、经济、参与决策和管理、社会保障、家庭建设、环境和法律8个领域,提出了未来十年妇女发展工作的75项主要目标和93项策略措施。

在国家层面,性别平等的重要性不仅体现在道义和伦理层面,更体现在国家的整体发展战略和人权保障体系中,通过立法、政策和发展规划,保障所有人的平等权利。性别平等是和谐社会的基本价值主张,通过消除性别歧视和不平等境遇,国家能够建设一个更加公正包容的社会,使每个人都能享有平等的发展机会。性别平等也有助于激发人才潜力和创新能力,使女性和男性能够平等地参与到社会经济建设中,减少社会内部的紧张关系,为国家的全面发展提供源源不断的人才支撑,促进社会和谐稳定。

尽管性别平等的理念已被纳入全球和国家发展战略,但在现有的教育观念中,依然缺乏对全面认识"性别"的指导,在教育、教学过程中仍或多或少存在基于性别的刻板印象,例如"男生在某些学科具备先天优势""女生更适合承担某些职业或照护角色"。这种在教育中的固有偏见导致了性别不平等现象的存在,也限制了个体的发展和行为选择。其次,在教育过程中往往会忽视性别教育的重要性,缺乏对性别平等和性别意识的教育,导致学生对性别议题的认识有限,易形成误解或加深偏见,难以建立平等和包容的亲密关系。当学生面对性别歧视和暴力问题时,由于缺乏对性别平等的认识,他们也有可能难以理解和识别歧视行为,忽视对自身的影响,从而导致不安全性行为的发生或未能及时采取保护性的措施。

　　随着我国高等教育的快速和高质量发展,亟须从多学科视角下提升教师的教学能力,将性别教育内容融入教育教学中,引发学生关注和思考性别问题,深入了解性别议题的复杂性及其影响,培养批判性思维和性别平等意识,打破不合理的性别角色固有观念,促进学生对性别角色多样性的认识。开展对高校教师的性别培训是学校教育多样性和包容性的体现,有助于构建一个更加公正和平等的教育环境。通过教育引导,学校可以成为性别平等和社会正义观念的重要传播者,为学生提供健康、平等、和谐的成长环境。

五、推荐培训活动

(一)活动时间

30 分钟。

(二)活动方法

小组讨论、卡片游戏、专题讲座。

♥ 教学提示

　　可利用课程、批判性思维训练、互动讨论、心理健康教育、社会实践机会等多种学习机会,培养学生全面理解性别的生物属性和社会属性,挑战性别刻板印象,打破传统的性别角色期待,树立正确的性别理念和价值观。

(三)活动准备

1. **物料准备**　大白纸(70cm×100cm)、红/黑/蓝 3 色油性记号笔、双面胶、笔记本电脑和投影仪、A4 大小各色彩色卡纸。
2. **课件准备**　参考本教程课前准备好"认识性别"的教学课件。
3. **卡片准备**　教师事先按学生人数,为每人准备并打印好一张卡片,卡片内容如下:妇产科医生、外科医生、护士、律师、园丁、装修工、秘书、厨师、钳工、大货车司机、矿工、服务员、警察、幼师、体育老师、程序员、裁缝、班长、学习委员、维修电器、按摩、带孩子、怀孕、喂奶、化妆、织毛衣、汽车修理、酒鬼、光头、害羞、坚强、温柔、果断、细心、耐心、坚毅、冒险、敏感、感性、理性、富有同情心、攻击性强、长发飘飘、矜持、含情脉脉、温柔、善良、体贴,等等。

4. 场地准备　无特殊要求。

(四)活动步骤

1. 导入(2 分钟)　情景展示:活动前,可根据职业分工,准备好用于导课的情景,教师可以选择用角色扮演、教学课件、打印文稿或者旁白等形式展示导课情景。

💗 **教学提示** ━━━━━━━━━━━━━━━━━━━━━━━━━━

　　教师可在课前将上课的学生分为 5 ~ 7 人一组的不同小组,将事先打印好的卡片发给学员,每人 1 ~ 2 张卡片。每位学员独立思考自己手中卡片上的内容,判断适用于男性还是女性,并以小组为单位进行汇总。

━━

2. 小组活动(10 分钟)

步骤 1:准备 3 张大白纸,挂于小组前方,一张顶部标明"女性",另一张标明"男性",第三张标明"共同"。

步骤 2:采用头脑风暴的方法,请小组的每个成员快速回答三个问题:"当前卡片是否适用于男性? 是否适用于女性? 是否男性女性都适合? "。

步骤 3:每个小组成员根据自己的判断,分别把手中的卡片贴到"男性""女性"和"共同"的大白纸上。

步骤 4:每个小组完成归类后,教师依次进行如下提问,并请每个小组根据卡片的归属进行思考。

(1)男性和女性的这些职业是否具有可变性?

(2)男性和女性的职业分工是先天就存在还是后天形成的?

(3)在传统观念中,哪些是针对男性或女性特有的职业"刻板印象"?

(4)这种"刻板印象"会导致什么影响?

步骤5：教师总结

（1）性别具有生物属性也具有社会属性，许多基于性别形成的特征和分类是社会期许，并非与生俱来。

（2）性别常常伴随着"刻板印象"，这些可能会影响到个人在教育机会、职业选择、家庭角色以及参与公共生活等方面的决定和受到的对待。

（3）性别角色主要是通过社会化过程形成的，并非一成不变，而是可以根据文化、时代、思想观念以及社会环境等因素的变化而发展的。

（4）男性和女性都应拥有平等的权利去从事任何他们选择的活动，不受性别角色的限制。

（5）每个人都应该努力超越性别刻板印象，摒弃陈旧的性别观念，培养性别平等的意识。

（6）为了给自己和他人创造一个更自由、更开放的成长空间，全社会需要共同努力，推动建立一个性别平等的社会环境。

💗 **教学提示** ―――――――――――――――――――――――――――

　　教师不是单纯的讲授者，而是推动学习过程的协作者，要以学生为中心，注意每个小组都要有男生和女生的参与，观察每个小组的讨论情况，让每位学生都有表达自己观点的机会。不对任何小组或者学生的看法进行评判或否定，鼓励每个学生积极参与，树立学生的自信心。

3. 教师总结（15分钟）

（1）非常感谢大家的讨论和分享！我们会发现在现实生活中大家都会有很多关于"男性"和"女性"不同的认识，这些认识不是一个人出生就带来的，而是在成长的过程中，逐渐社会化的过程中被赋予了作为"男性"和"女性"不同的社会行为特征和角色定位，而这些都会随着时间、环境、文化等社会化过程发生改变。

（2）教师可以在课程开始前准备好教学课件，以讲座的方式向学生介绍性别的生物属性和社会属性。

（3）在活动最后留出提问和讨论的时间，让学生能有机会解答困惑，得到更多信息。

> **温馨提示**
>
> 专题讲座需要提高学生的兴趣,建议教师尽可能多用一些生活中、学校里发生的案例进行讲解,同时可以事先制作讲课PPT,事先准备一些短视频素材,适当在讲课中与学生讨论,增加趣味性和互动,活跃课堂气氛。可以利用提问的方式让不爱说话的人发言,要让每个学生都感到他/她的发言很重要,很有价值。同时,可在校园内外营造性别平等的氛围,从而促进公众对社会性别的认可和支持。

4. 课堂小结(3分钟)

(1)性别的生物属性主要是指男性和女性的生物学差别。性别的社会属性可理解为男性和女性扮演的社会角色。社会建构决定了这些角色,形成了在不同情况下社会性别间的特定关系。

(2)相对于性别的生理属性,性别的社会属性不是天生的,是后天习得的,是可以改变的。

(3)性别的刻板印象可能会对个人产生限制性影响,会造成教育机会、职业发展等方面的不公平性,也会导致个人自我评价和心理健康发生问题,还有可能引发歧视和暴力。

(4)正确的性别观念对于个人发展、人际互动、两性关系调适,乃至社会的人际和谐很重要。

(五)思考与探究

1. **说一说** 男性和女性面临哪些艾滋病感染的风险? 有何不同?

(★提示:建议从社会性别视角出发,思考男性和女性的亲密关系及其对性关系和性行为的态度。)

2. **想一想** 女性该如何预防艾滋病感染?

(★提示:建议从两性关系中女性的地位和权利等方面进行思考。)

第三节　性与亲密关系

　　自 1994 年国际人口与发展大会以来,青少年的性与生殖健康一直备受关注。联合国在 2015 年确定的 17 个可持续发展目标中特别强调了青少年健康,尤其是性与生殖健康及权利。我国政府也同样关注青少年的性与生殖健康,近年来在若干政策性文件中多次提及。2017 年,我国《中长期青年发展规划(2016—2025 年)》明确提出,要"预防和减少不当性行为对青年造成的伤害,大幅度降低意外妊娠的发生率"。2018 年,国家卫生健康委员会发布的《中国青少年健康教育核心信息及释义(2018 版)》将"掌握正确的生殖与性健康知识,避免过早发生性行为,预防艾滋病等性传播疾病"的内容纳入其中。2019 年,国务院发布的《健康中国行动(2019—2030 年)》中指出,要"增强性道德、性健康、性安全意识,拒绝不安全性行为,避免意外妊娠、过早生育以及性相关疾病传播"。2021 年,教育部等五部门在《关于全面加强和改进新时代学校卫生与健康教育工作的意见》中强调,要"落实预防艾滋病专题教育任务,加强青春期、性道德和性责任教育"。

一、"性"与亲密关系的概念

　　"性"(sexuality)是每个人生理、心理健康和社会良好适应状态的重要组成,它是一个内涵丰富的概念,包含了对身体、情感和性别的认知,以及与他人建立亲密关系的能力。"性"作为一种自然现象和人类行为,在人的一生中扮演着重要的角色,性生活仅是其中一个侧面,全面的"性"还涉及身体感觉、情感交流、思想认知、个人身份和人际关系等诸多层面。对性和生殖的积极认知则包括对愉悦性关系的认知,以及对促进伴侣自尊和健康福祉的认知与沟通。

　　"性"既具有日常性又具有边缘性的特点。日常性是指人类生物学上对于性的需求是日常生活中的一部分,无论是在生理上还是心理上,性都贯穿于人们的日常生活,是生命的基本属性之一。同时,性又具有边缘性的特点。一是在大多数社会文化中,性被视为禁忌话题,边缘化于公共议题之外,甚至受到谴责和规避,个人的性生活往往被视为私密和保密的事情,也常受到道德规范的限制;二是某些个体可因性别认同、性取向、性行为、性健康等而处于社会边缘地位,面临歧视、排斥和生存困境;三是性暴力、性侵害等问题往往存在隐蔽性和封闭性。

"亲密关系"是人际关系中的一种,可以根据其范围和特点进行狭义和广义的划分。狭义的"亲密关系"指在情感、身体和性接触的层面具有深度联系的伴侣之间的关系,主要包括恋爱关系和婚姻关系。广义的"亲密关系"是指人们之间存在的相互包容、融洽以及和谐的关系,可包括亲子关系、兄弟姐妹关系、友谊关系等多种类型的关系。这些关系可能有别于恋爱和婚姻关系,但同样涉及情感的表达、互动和相互理解等。广义的亲密关系不一定伴有浪漫情感或性接触,但同样对个体的幸福感、社会支持和心理健康具有重要意义。

在狭义的亲密关系中,"性"是夫妻和伴侣关系中的重要组成,是情感联系和亲密互动的一种表现方式,扮演着促进关系稳定与和谐的角色。在此类关系中,"性"与亲密关系的构建息息相关,具有相互促进的重要作用。性行为是对亲密关系的直接表达,除了身体接触外,也是加强伴侣之间情感交流、连结和亲密度的方式之一。在健康的亲密关系中,伴侣之间能够相互信任并敞开心扉,由此使身体接触和性交流带来身心愉悦和安慰,增强伴侣之间的情感联系和亲密感。相反,不健康的亲密关系就有可能造成伤害,不健康、不尊重和不平等的性关系通常会引发亲密关系伴侣间的矛盾和争执,导致亲密关系破裂,甚至引发性侵害、性暴力等问题,给伴侣双方造成严重的身心损伤,也不利于社会的安定团结。"性"与亲密关系的总结见表 1-2。

表 1-2　"性"与亲密关系的联系

类型	正面	负面
情感增强	性可以作为加深情感联系和增进亲密感的一种方式	性不和谐可能导致情感疏远和不满
信任建立	性活动中的开放和自我表露有助于建立和加强信任	性秘密或不忠可能导致信任破裂
沟通提升	性要求双方进行有效沟通,以确保满足双方需求	失败的沟通可能引起误解和冲突

续表

类型	正面	负面
身体满足	性生活的满足带来生理上的愉悦和健康益处	如果存在性问题可能影响身体满足感
情感支持	性活动中的亲密接触可以提供情感上的支持和安慰	性压力或性期望不符可能导致情感紧张
个人成长	性关系中的互动会促进个人的情感和社交技能成长	负面的性经历可能阻碍个人成长和自我认识
生活质量	健康的性生活可以提高生活质量和幸福感	性问题可能对生活质量和心理健康产生负面影响
关系稳定性	性满足和亲密可以增强情侣间的关系稳定性	性问题可能导致关系动荡或结束
文化适应	性与亲密关系的和谐可以反映和促进文化适应	文化差异在性方面可能引起冲突和不适
健康维护	性生活的满足有助于维护健康	不健康的性行为可能对健康构成风险

二、"性"与亲密关系的内容

(一)"性"与生殖健康权利

"性"与生殖健康的核心是倡导积极健康的性行为,即安全与满意的性生活、积极的性关系态度,以及自由表达"性"与性别认同。健康的性行为有赖于保护、促进和支持与性行为有关的基本人权。每个人都有权利对自己的身体做出决定,并获得支持其权利的服务。实现性健康和生殖健康取决于性权利和生殖权利的实现,性权利和生殖权利是人人享有的基本权利,与"性"有关的合法权利主要包括:

(1)拥有保护自己身体和隐私的权利。

(2)有权通过适当的方式表达自己的性情感和性需求。

(3)决定是否、何时过性生活。

(4)拥有选择性伴侣的权利。

(5)享有安全愉悦的性体验。

（6）决定是否、何时、跟谁结婚。

（7）决定是否、何时、以何种方式生育孩子，以及生育几个孩子。

（8）在生命历程中获得实现上述权利的信息、资源、服务和支持，并且不受歧视、胁迫、剥削和暴力。

（二）正确认识"性"

"性"是贯穿人一生的生命基本属性，是人类感官和精神体验不可或缺的一部分。人们对"性"的认识和行为会受到社会文化、法律、宗教、政治等多方面因素的影响。性荷尔蒙在塑造性欲、性特征方面发挥着关键作用，而个人的性格和经历则影响着性行为的偏好与方式。此外，社会文化对"性"态度、价值观和行为规范的塑造具有深远影响，影响着个体对"性"的认知与表达。文化规范还体现在相关的法律和政策中，这些法律和政策在一定程度上反映了社会对于性行为和性关系的价值导向和规范要求。所有这些因素相互作用，塑造出了个体在社会环境中"性"的态度和行为方式。

正确地认识"性"，首先需要认识到"性"是自然而正常的人类生理现象，它是生命美好且积极的组成。"性"不仅涉及生殖功能，还包括了性观念、性意识、性认同和性关系等。正确认识"性"意味着要深入探索和理解个体的性感受和性身份认同，并且接受并尊重自己的性别特征。通过积极的性教育和自我探索，每个人都可以建立健康、积极的性观念，提升对自身的认知与体验，从而实现更全面、自信和愉悦的性生活。

其次，正确认识"性"还需要建立健康的性观念和价值观。学会尊重自己和他人的性权利，不被他人的观点和压力所左右。在构建性观念和价值观的过程中，应当遵守法律和道德底线，充分了解性行为的后果和责任。同时，大学生应当与家长、教师、医生或专业人员建立开放的交流渠道，获得正确的指导、支持和信息。此外，正确认识"性"也意味着需要积极地发展个人沟通和决策能力。每个人都有权利拒绝不安全的性行为，应当尊重自己的身体和感受，坚持自己的意愿和底线，做出利己利他的选择。

三、关注大学生"性"与亲密关系的意义

亲密关系在性体验中扮演着至关重要的角色。性行为通常在亲密关系中展开,而亲密关系的质量和稳定性直接影响每个人在性行为中的情感体验和生理满足。一项研究认为,大学阶段是形成爱的品质的重要时期,此时亲密感与孤独感两种对立情感的形成与对抗是大学生群体的心理发展危机,亲密关系的好坏对大学生心理健康发展具有重要影响。青少年正处于人生的关键阶段,他们对自己身体、情感、身份认同和社会角色等方面都存有诸多好奇和困惑,正确认识亲密关系有助于他们的自我认知和情感发展,也可以提升他们处理人际关系和情感问题的能力,增强社会适应能力,促进全面发展。

首先,需要从人际互动的视角让大学生理解"性"相关的知识,懂得自己与伴侣享有同等的权利,在自尊、自信的基础上,相互尊重、赞同,平等对待对方,不做让人感觉不舒服或不安全的事情,用安全有效的方式保护自己和伴侣,建立起相互信任、彼此尊重和负责任的亲密关系。这些知识有助于青少年在性关系中做出明智的选择,避免意外妊娠、性传播疾病和性暴力等不良后果的发生。

此外,要对亲密关系中的负面问题提高警惕,如性胁迫和性暴力。倘若遇到了性胁迫或性暴力,需要明确这是绝对不可被接受的,可以向父母、亲友和相关部门寻求支持和帮助。性胁迫是指在亲密关系或亲密关系发展过程中,一方通过言语、行为或者其他手段强迫另一方进行性行为。性暴力则是使用暴力的手段强迫另一方进行性行为。这些极端行为会对受害者的身心健康造成严重危害。据世界卫生组织(World Health Organization,WHO)2021 年的统计数据显示,全球四分之一有过亲密关系的年轻女性(15 ~ 24 岁)曾遭受过来自亲密伴侣的暴力。2022 年《柳叶刀》发表的一项研究结果也显示,全球15 ~ 49 岁的女性中,有 27% 的人在一生中至少经历过一次来自亲密伴侣的身体和 / 或性暴力。近年来,"PUA"作为一个新兴名词,频繁出现在新闻报道中,PUA 的原词全称为 pick-up artist,特指擅长精神控制、搭讪或洗脑的人。早期的研究将 PUA 定义为男性通过欺骗性话语和行为诱骗女性发生性行为的方法,后期的研究把人与人之间的精神操控也纳入了 PUA 的语义范围。国内研究者发现,在我国的文化情境下,"PUA"更易发生在稳定的亲密关系中,

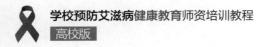

并在亲密关系的不同阶段表现为诱导和控制的行为策略。

这些社会现象都表明,"性"与亲密关系既有正面促进作用,又有潜在的伤害风险,重要的是双方需要在亲密关系的构建和维持中以尊重、信任和有效沟通为基础,基于双方的信任和安全感,建立清晰的边界,尊重对方的意愿,发挥"性"在亲密关系中的积极作用,面对性胁迫或性暴力时,及时寻求帮助和支持,促进"性"与亲密关系朝着健康、和谐和持久的方向发展。

四、推荐培训活动

(一)活动时间

60 分钟。

(二)活动方法

情景表演、小组讨论、专题讲座。

(三)活动准备

1. **物料准备**　会议培训用大白纸(70cm×100cm)、红/黑/蓝 3 色油性记号笔、双面胶、笔记本电脑和投影仪、事先打印的情景卡片。

2. **课件准备**　参考本教程课前准备好"性与亲密关系的概念和内容"教学课件。

3. **场地准备**　无特殊要求。

(四)活动步骤

1. **导入**(5 分钟)

(1)教师提出问题:在我们的日常生活中,拒绝他人的请求有时会让我们感到不舒服或困难。想象一个情境,如果你的伴侣想要进行性行为,但你并不愿意,你会如何表达你的拒绝?

(2)情景表演:活动前,参考下文准备好用于导课的情景,教师选择用角色扮演的形式展示导课情景。

♥ **教学提示** ──────────────────────

　　教师应该在课前请每组选择一男、一女两名学生志愿者,提前按情景卡片的情景分角色进行准备,课堂上请学生志愿者进行简短的角色扮演,引发学生们的课堂讨论。

────────────────────────────

2. 情景表演(30分钟)

(1)情景设定:情景卡片需要教师提前准备好卡片,在卡片上提前打印以下情景。

✦ **情景 1**
- 人物:热恋中的男女情侣。
- 场景:夜晚,校园外出租房,烛光摇曳的生日晚餐,双方酒后微有醉意。
- 请双方表演:男方提出性要求,女方拒绝。

✦ **情景 2**
- 人物:热恋中的男女情侣。
- 场景:夜晚,校园外出租房,烛光摇曳的生日晚餐,双方酒后微有醉意。
- 请双方表演:女方提出性要求,男方拒绝。

✦ **情景 3**
- 人物:热恋中的男女情侣。
- 场景:宿舍,其他学生都放假回家,两人深夜畅谈,男方提出性要求,女方拒绝,双方发生争执。
- 请双方表演:①男方认为如果女方爱自己,就会让男方做想做的事,并且其他女性都会满足男朋友的需求,为什么自己的女朋友不同意? ②女方认为自己还没有做好心理上的准备来接受性关系的发生,如果男方爱自己,也应该尊重自己的选择。

(2)结合以上表演,教师组织大学生讨论。

1)在这些情境中,拒绝的方法是否恰当? 您认为其恰当与否的原因是什么?

2)当面对拒绝时,被拒绝的一方能否接受这一结果? 您认为他们能接受的理由是什么?

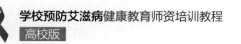
3）对于扮演提出拒绝角色的参与者,您在表达拒绝时内心有何感受?

4）对于扮演被拒绝角色的参与者,您在遭遇拒绝时有何内心体验?

5）在大家看来,哪些拒绝的策略或方法被认为是更加有效和合适的?

♥ **教学提示**

　　教师不要评判和否定学生的观点,要尊重不同的观点,向学生们强调这些都是很有价值的发言和陈述,这些陈述都没有绝对的对与错。组织大学生讨论时可根据现场情况和时间,选择上述的 2 ~ 3 个问题进行讨论。

3. 专题讲座(20 分钟)

（1）前后衔接:刚才大家的讨论和分享都非常好! 在亲密关系中,"性"扮演着重要的角色。那么如何理解"性"与亲密关系呢? 我们开始今天的课程——"性"与亲密关系。

（2）内容讲解:教师可以参考本教程在课前准备好教学课件,以专题讲座的方式向学生全面介绍"性"与亲密关系的概念和具体内容。

温馨提示

　　为了让专题讲座更具吸引力和生动性,教师可以尽可能多地结合和"性"与亲密关系相关的社会热点新闻、事件进行分享和讨论。通过引入当下社会上引发广泛关注的话题,例如性胁迫 / 性暴力、"PUA"、性观念、安全性行为等议题,引起学生的兴趣和思考,使专题讲座内容更具实时性和话题性。通过讲解相关新闻事件,可以帮助学生将理论知识与现实情况联系起来,增进他们对性与亲密关系的理解和认识。

　　此外,教师在讲座中可以适当设问,引导学生思考和参与讨论,增加课堂互动和交流。通过结合社会热点新闻事件、引入实时话题和设问引导互动等方式,让学生更好地理解和掌握知识,拓展思维视野,促进"性"与亲密关系教育的有效传达与实践。

(3)拒绝技巧的练习：教师逐项念出表中练习中左侧的话，请大学生进行有效拒绝的练习，然后主持人念出右侧的参考答案（表1-3），请大学生体会怎样的拒绝是更有效的。

表1-3　拒绝性要求的对话练习

对性的要求	拒绝的话语
1. 谈恋爱很多恋人都这样，既然我们那么相爱，就应该更进一步	1. 我理解情侣间亲密行为很常见，但我希望我们能按照自己的节奏和感受决定是否进一步发展关系
2. 如果你真的爱我，就应该理解我，我真的非常想我们的关系更进一步	2. 爱是相互的理解和尊重，我非常珍视我们的关系，但我需要你理解，我可能还没有准备好迈出这一步
3. 既然我们彼此相爱，还有什么不可以做的	3. 爱确实给了我们很多自由，但每件事都需要双方的同意和准备
4. 我们都不是小孩子了，都是成年人了，还有什么不可以的	4. 成熟意味着我们能够明智地做出选择，我需要时间来考虑，我希望我们能一起成熟地处理这个问题
5. 这件事上次不是都已经发生了，你上次也没拒绝，这次你怎么又不愿意了	5. 上次是上次，每次情况都不同，我现在可能有不同的感受，我希望你能理解这一点
6. 只是"试试"，情侣之间发生这些都是正常的，更进一步会让我们更亲近，我们来试试吧	6. 我知道有性要求是正常的，我可以理解你，但是你有没有想过"试试"会带来什么后果？亲近不仅仅通过性来实现，不是吗
7. 总之我太爱你了，我很难去控制自己，现在就想更进一步	7. 如果你真的爱我，就应该尊重我的想法和决定
8. 我知道你肯定也想试试的，那现在就试试好吗	8. 其实你都不知道我想要什么，我希望我们能坦诚地交流我们的感受，而不是做出可能会后悔的决定
9. 和你在一起让我感觉很幸福，如果你真的爱我，就证明给我看	9. 亲密的时刻确实让人兴奋，但爱不是建立在证明上的，我希望我们能在爱和尊重的基础上增进关系
10. 如果你不肯，就说明你不是真的爱我，那我就找别人了，你不要后悔	10. 我理解你可能感到失望，但爱是建立在相互尊重和理解的基础上的；如果我们在这方面有分歧，我们需要找到解决的方法，而不是用威胁来解决问题

4. 课堂小结(5分钟)

(1)"性"是生命的基本属性,也是一项基本人权,性权利是指每个人不应该受到压迫、歧视和暴力;负责任地行使人权也要求所有人均尊重他人的权利。

(2)个体和社会的性观念、态度和行为受多种因素的影响,并非一成不变。这些因素包括但不限于个体所处的生活环境、所掌握知识的水平、与他人的交流互动等。由于这些因素的交织影响,个体和社会的性认知和态度可能出现变化,因此正确理解性是一个持续发展和调整的过程。

(3)"性"与亲密关系是人类生活中的重要组成,涉及每个人的身心健康、情感需求和人际关系。在亲密关系中,尊重、沟通、理解和支持是至关重要的,而性行为也应该建立在自愿、平等和尊重的基础上。

资源链接

如果您想了解更多有关性健康或生殖健康教育的内容和活动,可进一步下载参阅联合国教科文组织等机构发布的《国际性教育技术指导纲要》。

(五)思考与探究

1. **说一说** 对于青年学生而言,在"性"与亲密关系中应该倡导什么?

(★提示:建议可以结合性权利的定义和内容进行思考。)

2. **想一想** 进入青春期以后随着荷尔蒙的变化,开始有了性的欲望,那么对于婚前性行为,有人反对,有人觉得可以尝试,你是怎么看待的呢?

(★提示:任何选择都没有对错之分,是否发生性行为应该是自己的选择,而不是他人的强迫,在做出决定之前需要明白可能带来的后果和应负的责任。需要注意所做的决定应该对自己和对方都安全、健康和负责,如果决定发生行为,一定要采取安全措施。)

第四节　性相关法律与自我保护

　　在我国,法律和政策在保护青少年的性与生殖健康权利、预防性侵害和性传播疾病等方面起着重要作用。本节将详细介绍我国有关性与生殖健康的法律法规,并探讨如何通过法律手段进行自我保护。

一、性健康相关的法律

(一)我国有关性与生殖健康的法律

　　我国在性与生殖健康相关领域的法律主要集中在未成年人保护、性犯罪惩治、性与生殖健康权利保障、性传播疾病预防以及故意传播艾滋病需承担法律责任等几个方面。这些法律为保护青少年的性与生殖健康提供了法律依据和保障。

　　1. 未成年人保护

　　(1)《中华人民共和国未成年人保护法》(以下简称《未成年保护法》,1992年施行,2006年、2012年、2020年、2024年多次修订与修正)是保护未成年人合法权益的基础性法律。该法规定了未成年人的健康权利和保护措施,明确了家庭、学校、社会和政府在保护未成年人方面的责任,包括:①健康权利保障:未成年人有权获得健康的生活环境和必要的健康教育。学校应当开展性与生殖健康教育,帮助未成年人掌握相关知识和技能。②性侵害防范:学校、家庭和社会应当采取措施,防止和制止对未成年人的性侵害行为。法律明确规定了对性侵害未成年人的惩治措施,包括对犯罪行为的严惩和对受害者的保护。

　　(2)《中华人民共和国预防未成年人犯罪法》(1999年施行,2012年修正,2020年修订):明确了未成年人的不良行为,如吸烟、饮酒、旷课、沉迷网络等,对不利于未成年人健康成长的行为进行规范。

　　(3)《中华人民共和国家庭教育促进法》(2022年施行):父母或监护人应当开展家庭教育,包括防欺凌、防拐卖、防性侵等方面的安全知识教育,增强未成年人自我保护意识和能力。

2. 性犯罪惩治

《中华人民共和国刑法》(以下简称《刑法》,1980 年施行,1997 年起经十二次修正)对性犯罪行为作出了详细规定,特别是对强奸、猥亵、性骚扰等行为进行了严厉打击。①强奸罪:法律规定,对实施强奸行为的犯罪分子,将依法追究刑事责任。特别是对未成年人的强奸行为,将受到更严厉的惩罚。②猥亵儿童罪:猥亵不满十四周岁的儿童,无论是否采用暴力、胁迫手段,均构成犯罪,依法追究刑事责任。③性骚扰:法律规定,单位、组织或个人不得以任何形式对他人实施性骚扰,特别是对未成年人,学校和单位应当制定防范措施和处理程序。

3. 性与生殖健康权利保障

(1)《中华人民共和国基本医疗卫生与健康促进法》(以下简称《基本医疗卫生与健康促进法》,2020 年施行)明确了公民享有的基本健康权利,并对性与生殖健康的保障作出了规定:①健康教育:国家应当开展广泛的健康教育活动,包括性与生殖健康教育,帮助公民特别是青少年了解和掌握必要的健康知识。②医疗保障:公民有权获得必要的医疗服务,特别是在预防和治疗性传播疾病方面,政府应当提供必要的保障措施。

(2)《中华人民共和国人口与计划生育法》(2002 年施行,2015 年、2021 年修正):国家保障公民知情选择安全、有效、适宜的避孕节育措施;禁止歧视、虐待生育女婴的妇女和不育的妇女;各级政府应当采取措施保障公民享有计划生育服务,提高生殖健康水平。

(3)《中华人民共和国母婴保健法》(1995 年施行,2009 年、2017 年修正):医疗保健机构应当提供婚前保健、孕产期保健服务,保障母婴健康;包括婚前卫生指导、婚前医学检查、孕妇保健、新生儿保健等服务。

(4)《中华人民共和国民法典》(以下简称《民法典》,2021 年施行):婚姻家庭受国家保护。实行婚姻自由、一夫一妻、男女平等的婚姻制度;保护妇女、未成年人、老年人、残疾人的合法权益;禁止包办、买卖婚姻和其他干涉婚姻自由的行为;禁止借婚姻索取财物;禁止重婚;禁止有配偶者与他人同居;禁止家庭暴力;禁止家庭成员间的虐待和遗弃。

4. 性传播疾病预防

（1）《中华人民共和国传染病防治法》（以下简称《传染病防治法》，1989 年施行，2004 年修订，2013 年修正）对性传播疾病的预防和控制作出了具体规定，明确了政府、医疗机构和公民的责任。①政府责任：政府应当制定和实施性传播疾病的预防和控制计划，提供必要的公共卫生服务和教育宣传。②医疗机构责任：医疗机构应当依法开展性传播疾病的诊断、治疗和预防工作，并对患者的信息予以保密。③公民责任：公民有责任了解和掌握性传播疾病的预防知识，采取必要的预防措施，避免高风险行为。

（2）《艾滋病防治条例》（2006 年施行，2019 年修订）对艾滋病预防与控制作出了专门规定，要求县级以上地方人民政府和政府有关部门应当依照条例规定，根据本行政区域艾滋病的流行情况，制定措施，鼓励和支持居民委员会、村民委员会以及其他有关组织和个人推广预防艾滋病的行为干预措施，帮助有易感染艾滋病危险行为的人群改变行为。

（3）除了上述的法律法规外，一些国家政策与工作方案也对性传播疾病的预防做出了明确要求。例如 2016 年中共中央、国务院印发的《"健康中国 2030"规划纲要》明确提出，要强化社会综合治理，以青少年、育龄妇女及流动人群为重点，开展性道德、性健康和性安全宣传教育和干预，加强对性传播高危行为人群的综合干预，减少意外妊娠和性相关疾病传播。2019 年，国家卫生健康委等十部门联合制定的《遏制艾滋病传播实施方案（2019—2022 年）》也明确要求，学校充分发挥学生社团、学生志愿者等作用，开展预防艾滋病、禁毒、性与生殖健康等综合知识教育。

5. 故意传播艾滋病需承担法律责任

HIV 感染者和艾滋病病人在得知自己感染 HIV 后，应主动将自己的感染状况告知配偶或性伴。《艾滋病防治条例》规定，"艾滋病病毒感染者或者艾滋病病人故意传播艾滋病的，依法承担民事赔偿责任；构成犯罪的，依法追究刑事责任"。《最高人民法院、最高人民检察院关于办理组织、强迫、引诱、容留、介绍卖淫刑事案件适用法律若干问题的解释》规定，"明知自己感染艾滋病病毒而卖淫、嫖娼，或明知自己感染艾滋病病毒，故意不采取防范措施而与他人发生性关系，致使他人感染艾滋病病毒的，依照刑法第二百三十四条第二款的规定，以故意伤害罪定罪处罚。

（二）法律实施与社会责任

法律的实施需要社会各界的共同努力。政府、学校、家庭和社会组织在保护青少年的性与生殖健康方面，都有着不可推卸的责任。

1. **政府的责任**　政府在制定和实施性相关法律法规方面负有主要责任。通过完善法律体系和加强执法力度，可以为青年学生的性与生殖健康提供有力保障。①法律体系完善：政府应当不断完善性与生殖健康相关的法律法规，确保其覆盖面和执行力。②执法力度加强：通过加强执法力度，严厉打击性犯罪行为，保护青年学生的合法权益。

2. **学校的责任**　学校在教育和保护大学生安全方面起着关键作用。通过开展健康教育和法律教育，学校可以帮助学生掌握必要的知识和技能，增强自我保护意识。①健康教育：学校应当将性与生殖健康教育纳入课程体系，定期开展健康知识讲座和活动。②法律教育：通过法律知识普及和案例分析，帮助学生了解相关法律法规，增强法律意识。

3. **家庭的责任**　家庭是学生成长的第一环境，家长在保护孩子的性与生殖健康方面负有重要责任。通过有效的沟通和引导，家长可以帮助孩子建立正确的性观念和自我保护意识。①有效沟通：家长应当与孩子保持良好的沟通，及时了解他们的心理和生活状况。②正确引导：家长应通过正确的引导，帮助孩子建立健康的性观念和自我保护意识。

4. **社会组织的责任**　社会组织在保护大学生的性与生殖健康方面也发挥着重要作用。通过开展公益活动和提供专业服务，社会组织可以为大学生提供必要的支持和帮助。①公益活动：开展各种形式的公益活动，宣传性与生殖健康知识，增强社会公众的关注和支持。②专业服务：提供法律援助和心理辅导等专业服务，帮助受害者维护权益，恢复心理健康。

二、自我保护

理解和运用法律是大学生进行自我保护的重要手段。通过法律手段，可以有效预防和应对性侵害行为，保护自身的合法权益。以下是一些具体的自我保护策略和方法。

（一）学习法律知识，增强法律意识

大学生可通过学校教育、自学等途径，了解性与生殖健康相关的法律法规，增强法律意识。

1. **了解法律常识** 学习相关法律法规知识，包括《未成年人保护法》《刑法》等，《未成年人保护法》明确了家庭、学校、社会和政府在保护未成年人方面的责任，而《刑法》则对性犯罪行为作出了详细规定，包括对强奸、猥亵、性骚扰等行为的惩治措施。

2. **提高法治观念** 学习相关法律，树立法治观念，增强守法意识，理解法律在保护自己和他人方面的重要性。法律不仅是维护社会秩序的基础，也是保护个体权利的重要工具。在学习过程中，须逐步认识到法律的公正性和权威性，增强对法律的敬畏之心。

3. **预防违法行为** 了解性相关的违法行为，避免因无知而误入歧途，远离违法犯罪行为。例如，了解猥亵儿童罪的相关规定，明确即使是非暴力、非胁迫手段的猥亵行为也是犯罪，从而自觉地规范自己的行为，避免触犯法律。

（二）掌握自我保护技能

除了了解法律，大学生还需要掌握必要的自我保护技能，特别是在面对性侵害和性骚扰时，如何保护自己，如何寻求帮助。

1. **识别危险信号** 学会识别可能的性侵害和性骚扰行为，包括陌生人的不当接触、言语骚扰等。例如，在公共场所遇到陌生人过分接近或语言不当时，应立即提高警惕，避免进一步接触。

2. **学会拒绝和求助** 在面对性侵害或性骚扰时，要勇敢地明确拒绝，表明自己的态度。学会坚决且明确地说"不"，并在必要时采取果断的行动保护自己。在遇到性侵害或性骚扰时，应当及时向家长、教师或警方寻求帮助，不要独自忍受。

3. **掌握应对技巧** 掌握必要的应对技巧，如在公共场所保持警惕、不单独与陌生人接触等，在面对性侵害时进行自我保护，如利用身边的物品自卫，保持冷静，寻找机会逃离现场等，最大限度减少受害的可能性。

（三）促进心理健康

1. 建立自信和自尊 了解性相关法律和自我保护技能,树立自信和自尊,增强对自身的认同感和安全感。例如,了解如何合法地保护自己的权利,可以增强青少年的自信心和自尊心,减少因无助感带来的心理压力。

2. 减少心理压力 可通过心理辅导技巧的学习,帮助大学生学会如何处理因性问题引发的心理困扰和压力,保持良好的心理状态。

三、创造支持性环境

（一）学校支持

学校应当制定明确的性侵害防范和处理机制,提供必要的心理辅导和法律援助。学校可以设立专门的心理咨询室和法律咨询室,确保学生在遇到问题时有地方求助。学校还可联合相关社会组织,提供专业的心理辅导服务,帮助受害者恢复心理健康,重建正常生活。通过个案辅导、团体治疗、心理支持小组等多种形式,为受害者提供全方位的心理支持。

（二）家庭支持

家长应当关注孩子的身心健康,及时沟通,帮助孩子建立正确的性观念和自我保护意识。家长可以通过定期与孩子交流、参加学校组织的家长会等方式,了解孩子的心理状态和需求。学校和家庭应共同努力,创造一个安全、温馨的环境,避免学生在成长过程中受到不良影响。

（三）同伴支持

在与性健康相关法律与自我保护的相关内容中,应注重青少年的参与。通过组织开展同伴教育、小剧场等参与式活动,为他们创造和提供机会,让他们主导或承担一些法治宣讲、讨论和传播等倡导和宣传活动,充分提高青少年参与的潜力和积极性,支持青少年在与性健康相关的法律宣传和自我保护中做出有意义的贡献。

四、推荐培训活动

（一）活动时间

60 分钟。

（二）活动方法

专题讲座、情景分析。

（三）活动准备

1. **物料准备**　会议培训用大白纸（70cm×100cm）、红／黑／蓝 3 色油性记号笔、双面胶、笔记本电脑和投影仪。

2. **课件准备**　课前参考本教程准备好相关法律知识要点的教学课件。

3. **场地准备**　无特殊要求。

（四）活动步骤

1. **专题讲座（20 分钟）**　重点讲解《中华人民共和国未成年人保护法》《中华人民共和国刑法》中的性犯罪条款，《中华人民共和国基本医疗卫生与健康促进法》《中华人民共和国人口与计划生育法》《中华人民共和国母婴保健法》等法律法规，帮助学生了解法律保护和自我保护的重要性。

♥ **教学提示** ────────────────────────

　　讲座内容要有逻辑性，包括引言、主体和总结部分。确保信息逐步展开，层层递进。鼓励提问和讨论，避免单向的信息传递。

────────────────────────────

2. **情景分析（35 分钟）**　通过分析实际案例中的情景，帮助学生提高处理实际问题的能力。

（1）情景描述：小丽是一名高一女生，在地铁上，某男士故意用身体去蹭小丽，并触及小丽的敏感部位，小丽非常惊恐，不知道该怎么办。

（2）提问与解答：小丽遇到了什么问题？有哪些法律依据可以帮助到小丽？

小丽遇到了性骚扰的问题。性骚扰是指不受欢迎或者不被接受的语言，或带有性意识的接触，包括身体的接触，故意谈论有关性话题的言语接触，故意吹口哨、比动作、展示色情书刊等具有性暗示的非言语行为，以换取利益为理由，威胁、强迫同意进行性方面的接触。

（3）小组讨论：小丽应当如何处理这种情况？

小组讨论完毕，由各小组对"小丽应该如何处理？"这个问题分别阐述讨论结果。教师根据讨论结果，对遇到性骚扰的处理技巧进行总结。

1）首先让自己保持冷静，不要惊慌，确定自己是否受到性骚扰。选择相信自己，遇到不舒服的感觉时，一定要相信自己。一定清楚性骚扰的定义，不要害怕，更不要置之不理或者忍耐，因为逃避并不能解决任何问题，只会让对方更肆无忌惮。

2）明确立场并拒绝。无论男性还是女性，在遇到性骚扰时必须慎重地表明自己的立场，用坚决的态度，平静而清楚地直接告知对方你的拒绝，请对方互相尊重，转身离去或利用人群力量吓退对方。

3）倾诉或寻求帮助。如果事情已经解决了，可以选择与父母、朋友、老师或辅导员等人倾诉，寻求支持，防止再发生此类事情；如果事情还未解决，则必须向父母或老师寻求帮助，一起阻止事情继续发生。如果经常遭到性骚扰，一定将发生的时间、地点和对方的行为和语言内容用录音等方式记录下来，以便作为日后报案证据。

4）直接报警。

💜 **教学提示**

教师可在课前将上课的学生分为 5～7 人一组的不同小组，每组确定一名记录员，用大白纸将讨论内容记录在大白纸上。

• 《中华人民共和国民法典》第一千零一十条规定，违背他人意愿，以言语、文字、图像、肢体行为等方式对他人实施性骚扰的，受害人有权依法请求行为人承担民事责任。机关、企业、学校等单位应当采取合理的预防、受理投诉、调查处置等措施，防止和制止利用职权、从属关系等实施性骚扰。

• 《中华人民共和国治安管理处罚法》第四十二条规定有下列行为之

一的,处五日以下拘留或者五百元以下罚款;情节较重的,处五日以上十日以下拘留,可以并处五百元以下罚款:写恐吓信或者以其他方法威胁他人人身安全的;公然侮辱他人或者捏造事实诽谤他人的;捏造事实诬告陷害他人,企图使他人受到刑事追究或者受到治安管理处罚的;对证人及其近亲属进行威胁、侮辱、殴打或者打击报复的;多次发送淫秽、侮辱、恐吓或者其他信息,干扰他人正常生活的;偷窥、偷拍、窃听、散布他人隐私的。

• 根据《刑法》第二百三十七条的规定,以暴力、胁迫或者其他方法强制猥亵他人或者侮辱妇女的,处五年以下有期徒刑或者拘役。聚众或者在公共场所当众犯前款罪的,或者有其他恶劣情节的,处五年以上有期徒刑。

这些法律规定为性骚扰的受害者提供了法律依据和保障,同时也明确了对性骚扰行为的处罚措施。

3. 课堂小结(5分钟)

(1)必须学习和遵守我国与性健康相关的法律法规,学会自我保护。

(2)每个人都应当树立正确的性行为和性健康观念,并明确认识到,在性相关领域,遵守道德规范和法律准则是每个人的责任和义务。

(3)当个人的性权利受到侵害时,应采取正确且适当的方式进行应对。

(五)思考与探究

1. 说一说 在保护青年学生性健康方面,我国都有哪些相关的法律法规?

(★提示:可从未成年人保护、性犯罪惩治、性与生殖健康权利保障、性传播疾病预防等方面分别说明。)

2. 想一想 当遇到性骚扰或性侵犯时,如何拿起法律"武器"维权?

(★提示:可以向有关单位和国家机关投诉,或向公安机关报案,也可以向人民法院提起民事诉讼,依法请求行为人承担民事责任。《民法典》第一千零一十条规定,违背他人意愿,以言语、文字、图像、肢体行为等方式对他人实施性骚扰的,受害人有权依法请求行为人承担民事责任。机关、企业、学校等单位应当采取合理的预防、受理投诉、调查处置等措施,防止和制止利用职权、从属关系等实施性骚扰。

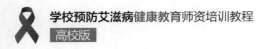

第五节 性传播疾病

性传播疾病是通过性行为、类似性行为直接或者间接接触传播的一类传染性疾病,此类疾病不仅可引起泌尿生殖器官病变,还可以经血液、淋巴系统入侵全身组织和器官,导致不孕不育、慢性疼痛和心理障碍等,部分疾病如艾滋病还可能危及生命。

一、性传播疾病概述

(一)性传播疾病的概念

性传播疾病(sexually transmitted diseases,STDs),是指以性行为为主要传播途径的一组传染病。在以前,性传播疾病指通过性行为传播的疾病,如梅毒、淋病、软下疳、性病性淋巴肉芽肿,它们被称为"经典性病"。随着社会的发展,特别是性观念和性关系的变化,性传播疾病的种类明显增多。20世纪70年代WHO把其他一些由于性接触或类似性行为所致的疾病也归为性传播疾病,中文简称"性病",英文简称STDs。20世纪90年代以来,科学家进一步认识到许多性传播疾病感染后没有症状,但这并不意味着没有危害,并且由于不及时治疗,导致性病更广泛的传播,对社会造成更大的危害。为了重视没有症状的性病感染,科学家提出了性传播感染这一概念。性传播感染,指与性行为或性活动相关的感染,其英文名称为"sexually transmitted infections",简称STIs。

经典性病、性传播疾病(STDs)与性传播感染(STIs)三个概念的区别主要在于涵盖范围的不同。经典性病的范围相对较窄,主要指几种严重且有明确诊断标准的性病。性传播疾病在经典性病的基础上有所扩展,而且性传播疾病还可以通过其他途径传播,后面提及的性病不只是经典性病,而是性传播疾病的中文简称。性传播感染的范围最广,包含了所有可能通过性传播的病原体感染,无论是否表现出明显症状。

我国《性病防治管理办法》(2012年)规定管理的性传播疾病有5种,分别是:梅毒、淋病、生殖道沙眼衣原体感染、尖锐湿疣、生殖器疱疹。梅毒和淋病为《中华人民共和国传染病防治法》规定严格管理的乙类传染病,艾滋病也是乙类传染病,其防治管理工作还依照国务院颁布的《艾滋病防治条例》的有关规定执行。

据 WHO 报道,每天有超过 100 万人受到性传播感染。2022 年,估计 15 ~ 49 岁的成年人有 800 万感染梅毒,5 亿以上患有生殖器单纯疱疹病毒感染,每年有 31.1 万余人死于人乳头状瘤病毒(human papilloma virus,HPV)感染导致的宫颈癌,有 110 万名孕妇感染梅毒,造成 39 万例不良分娩结局。性传播感染可导致污名化、不育症、癌症和妊娠并发症,对性健康和生殖健康产生直接影响,并可能增加感染 HIV 的风险。

(二)性传播疾病的病原体

STDs 的病原体主要有细菌、真菌、螺旋体、衣原体、支原体、病毒、寄生虫 7 大类。有的人可感染由一种病原体引起的性病;也有的人可同时感染多种性传播疾病的病原体,而导致同时患有多种性病,因此,当患有一种性病时,应同时做其他性病的检测筛查,如梅毒和艾滋病等。在治疗上应根据病原体的性质采取不同的治疗措施(表 1-4)。

表 1-4 性病病原体分类及临床特征

病原体	疾病	临床特征
单纯疱疹病毒	生殖器疱疹	生殖器反复发作的簇集性小水疱
人乳头状瘤病毒	宫颈癌、尖锐湿疣	乳头状、菜花状赘生物
人类免疫缺陷病毒	获得性免疫缺陷综合征,即艾滋病	免疫缺陷、机会性感染及恶性肿瘤
传染性软疣病毒	传染性软疣	脐窝状半球形丘疹,内含乳酪样物质
巨细胞病毒	巨细胞病毒感染	新生儿可能黄疸、肝脾肿大、发育异常;健康成人多无症状或类似流感;免疫低下者(艾滋病、器官移植)易引发肺炎、视力下降、脑炎等

续表

病原体	疾病	临床特征
沙眼衣原体	生殖道沙眼衣原体感染、宫颈炎(宫颈炎由 D-K 型引起);性病性淋巴肉芽肿(L 型引起)	尿道不适或有尿道分泌物,阴道分泌物异常,宫颈充血、水肿、接触性出血外生殖器、腹股沟肉芽肿
解脲支原体、人型支原体及生殖支原体	非淋菌性尿道炎(宫颈炎)	尿频、尿急、尿痛,白带增多、外阴灼热
淋病奈瑟菌	淋病	黄色、脓性尿道分泌物及排尿疼痛,绿色或黄绿色宫颈分泌物
肉芽肿荚膜杆菌	腹股沟肉芽肿	单个或多个皮下结节,可破溃形成溃疡。表面有灰白色分泌物,一般不痛不痒
杜克雷嗜血杆菌	软下疳	外生殖器瘤性溃疡
加特纳杆菌	细菌性阴道病	白带增多,呈绿色,有鱼腥味
梅毒螺旋体	梅毒	一期硬下疳,二期梅毒疹、扁平湿疣,三期树胶肿
念珠菌	念珠菌性包皮龟头炎	包皮龟头白色乳酪状斑片
	外阴阴道念珠菌病	外阴瘙痒、白带增多呈豆腐渣或凝乳块状
表浅部真菌	股癣	腹股沟、臀部境界清楚的红斑伴瘙痒
阴道毛滴虫	滴虫性阴道炎	外阴瘙痒、泡沫状脓性分泌物
溶组织阿米巴原虫	阿米巴病	腹泻、腹痛、胃肠胀气、恶心呕吐
疥螨	疥疮	剧烈瘙痒,造成丘疹、结节等皮肤病症
阴虱	阴虱	阵发性瘙痒,皮疹,浅青色灰斑

(三)性传播疾病的危害

性传播疾病是当今社会面临的社会问题和公共卫生问题,对个人身心健康、家庭和谐、社会稳定发展都会造成不良影响。

1. 危害个人 性传播疾病对个人的危害很大,如治疗不及时、不彻底可造成各种并发症、后遗症。如晚期梅毒可引起神经、心血管及骨的损害。此外,性传播疾病对病人心理上的创伤较大,尤其是在受到来自家庭、社会各方面的压力、歧视、恐吓后,可能产生严重的心理负担,影响正常的工作、生活,甚至使人丧失生活信心。

2. **危害家庭** 性传播疾病很容易传染给配偶,还可能通过污染的生活用品传染给其他家人,造成性传播疾病在家庭内的传播。常由此引发家庭风波、夫妻不和甚至婚姻危机。患病的母亲可将性传播疾病病原体传染给胎儿或婴幼儿。孕妇患梅毒,梅毒螺旋体可通过胎盘传染给胎儿,导致流产、早产、死产、先天梅毒的发生。沙眼衣原体可引起新生儿眼结膜炎或肺炎等疾病,增加新生儿的死亡率。孕妇如果患生殖器疱疹、尖锐湿疣等,同样可传染新生儿。

3. **危害社会** 嫖娼、卖淫、多个性伴侣、吸毒等是性传播疾病传播的高危因素,也是造成社会不安定的潜在因素。性传播疾病的蔓延不仅损害患者的身心健康,还会影响其劳动能力,更会增加国家的经济支出,有碍社会的发展。

二、性传播疾病的传播途径

性传播疾病的传播途径主要包括以下几种。

1. **性接触传播** 这是性传播疾病最主要的传播途径。包括阴道性交、肛交和口交等直接性接触,病原体可通过性器官的接触、摩擦和分泌物交换而传播。

2. **间接接触传播** 接触被病原体污染的物品,如共用毛巾、浴巾、浴盆、马桶坐垫、衣物等,可能会感染性病病原体。但这种传播方式相对较少见,通常需要病原体在外界环境中具有一定的存活能力和数量,并且接触部位有破损或黏膜暴露。

3. **母婴传播** 母亲患有性传播疾病时,病原体可以通过胎盘、产道或哺乳等途径传播给胎儿或新生儿。例如,梅毒螺旋体可通过胎盘感染胎儿,导致先天性梅毒;淋病奈瑟菌、沙眼衣原体等可在分娩时通过产道感染新生儿。

4. **血液传播** 输入被病原体污染的血液或血制品,以及共用注射器、针头等可能导致病原体通过血液传播。这种情况在艾滋病、乙肝、丙肝等疾病的传播中较为常见。

需要注意的是,不同的性传播疾病其传播途径可能有所侧重,预防措施也应根据具体疾病和传播特点进行有针对性的制定。

三、常见的性传播疾病

1. 梅毒　梅毒（syphilis）是由梅毒螺旋体（treponema pallidum，TP）引起的一种慢性、系统性性传播疾病，可引起人体多系统、多器官的损害，产生多种临床表现，导致组织破坏、功能失常，甚至危及生命。根据传播途径，梅毒可分为后天获得性梅毒和胎传梅毒（先天梅毒）。根据病程发展过程，又可将梅毒分成三期：一期梅毒，如感染部位溃疡或硬下疳；二期梅毒，包括但不仅限于皮疹、皮肤黏膜病变及淋巴结病变；三期梅毒，如心脏病变或树胶肿。根据其传染性大小，又可分为早期梅毒和晚期梅毒。此外，还可根据有无症状，分为隐性梅毒和显性梅毒。隐性梅毒也叫潜伏梅毒，凡是有梅毒感染史，无临床症状或者是临床症状已经消失，除梅毒血清学阳性外无任何阳性体征，并且脑脊液检查正常者，称为隐性梅毒。其中，一期梅毒、二期梅毒和早期隐性梅毒合称早期梅毒，传染性大；三期梅毒和晚期隐性梅毒称晚期梅毒，传染性小。

各期梅毒的首选治疗药物均为青霉素。根据分期和临床表现决定剂型、剂量和疗程。由于大量被灭杀的梅毒螺旋体释放的异种蛋白进入血液，可引起患者出现头痛、发热、肌肉疼痛等机体超敏反应，临床上称之为吉海反应，又称疗后剧增反应。大多数梅毒虽可治愈，但由于晚期梅毒可侵犯多系统，所以不能逆转病原体对器官的伤害。

2. 淋病　淋病（gonorrhea）是一种经典的性传播疾病，由淋病奈瑟菌（淋球菌）感染所致，主要表现为泌尿生殖系统黏膜的化脓性炎症。男性最常见的表现是尿道炎，女性则为宫颈炎。男性局部并发症主要为附睾炎，女性主要为盆腔炎。咽部、直肠和眼结膜亦可为原发性感染部位。

淋病的治疗应遵循及时、足量、规则应用抗生素的原则，根据不同的病情采用相应的治疗方案，性伴侣应同时进行检查和治疗。在急性期接受正规治疗，可完全治愈。

3. 生殖道沙眼衣原体感染　随着医学界对非淋菌性尿道炎的概念、检测、治疗等方面的认识的变化，现在已经基本不再使用非淋菌性尿道炎这一名称，代之以生殖道沙眼衣原体感染。生殖道沙眼衣原体感染（genital chlamydia trachomatis infection）是由沙眼衣原体引起的以生殖道部位炎症为主要表现的性传播疾病。

男性生殖道沙眼衣原体感染者多数症状轻微。有症状者主要表现为尿道刺痛或痒感,部分伴有轻重不等的尿频、尿急、尿痛、排尿困难及阴茎体局部疼痛。尿道口轻度红肿,可有少量稀薄浆液性或浆液脓性分泌物。女性生殖道沙眼衣原体感染者主要表现为白带异常及下腹部不适,可伴有轻度尿频、尿急、尿痛。可见宫颈充血、水肿及浆液性或浆液脓性分泌物,触之易出血。部分感染者并发急性输卵管炎、子宫内膜炎、盆腔炎等。

生殖道沙眼衣原体感染应早期诊断,早期治疗。及时、足量、规则用药,根据不同的病情采用相应的治疗方案。所有患者应做 HIV 和梅毒咨询与检测,性伴侣应同时进行检查和治疗。

4. 尖锐湿疣 尖锐湿疣(condyloma acuminata,CA),也称为肛门生殖器疣(anogenital warts,AW),是由人乳头瘤病毒(human papilloma virus,HPV)感染引起的以皮肤黏膜疣状增生性病变为主的性传播疾病,多发生于生殖器、肛门或肛周部位的皮肤、黏膜上,也可累及腹股沟或会阴等区域。

尖锐湿疣皮损初期表现为局部细小丘疹,针头至粟粒大小,逐渐增大或增多,向周围扩散、蔓延,逐渐发展为乳头状、鸡冠状、菜花状或团块状赘生物。病期一般无自觉症状,少数患者可有瘙痒、异物感、压迫感或灼痛感,可因皮损脆性增加、摩擦而发生破溃、糜烂、出血或继发感染而出现特殊气味。女性患者可有阴道分泌物增多。

尖锐湿疣的治疗以尽早去除疣体为目的,尽可能消除疣体周围亚临床感染以减少或预防复发。目前没有有效的针对 HPV 的抗病毒药。不能靠系统应用抗病毒药根除 HPV 感染。外科及物理疗法可以去除肉眼可见的疣体,但所有疗法均有可能复发。患者性伴侣都应接受性病筛查和体格检查。

5. 生殖器疱疹 生殖器疱疹(genital herpes,GH)是由单纯疱疹病毒(herpes simplex virus,HSV)感染泌尿生殖器及肛门部位皮肤黏膜而引起的性传播疾病。由于目前治疗尚不能将体内潜伏感染的疱疹病毒彻底清除,因而该病迁延复发,给患者的身心健康和生活质量带来很大影响。

男性生殖器疱疹好发于包皮、冠状沟、龟头、阴茎体、阴阜等,可伴有尿道炎表现。女性好发于大小阴唇、阴道、宫颈、会阴和阴阜等。初发在生殖器部位可出现多个丘疹、小水疱或脓疱,继而破溃糜烂、疼痛,可伴有全身症状如发热、头痛等。在损害消退后,部分患者可以间隔一段时间后复发,可多次复发。

生殖器疱疹的治疗的目的是消除症状,缩短排毒时间,减轻传染性,缩短病程,减少并发症,预防或减少复发。无症状或亚临床型生殖器 HSV 感染者通常无需药物治疗。有症状者治疗包括全身治疗和局部处理两方面。全身治疗主要是抗病毒治疗和治疗合并感染,局部处理包括清洁创面和防止继发感染。所有感染生殖器疱疹的患者都应接受梅毒及 HIV 检测。

四、性传播疾病的预防

(一)预防和控制性传播感染的全球战略

控制性传播感染是 WHO 的优先重点事项。WHO 通过与会员国和合作伙伴的广泛磋商,制定了一份加快预防和控制性传播感染的全球战略,并在 2006 年 5 月世界卫生大会上获得一致通过。该战略敦促所有国家通过实施以下干预措施来控制性传播感染。

(1)通过促进更安全的性行为进行预防。

(2)普及价格上可负担得起的高质量安全套。

(3)促进性传播感染患者及其伙伴及早到卫生机构求医。

(4)在基本卫生服务中纳入性传播感染的治疗。

(5)对发生频繁或意外高风险性行为的人群,诸如卖淫者、青少年、长途卡车司机、吸毒者等,提供特定服务。

(6)恰当治疗性传播感染,使用正确有效的药物,对性伴进行治疗,提供教育和指导。

(7)在可行的情况下,对无临床症状患者进行筛查(例如梅毒等)。

(8)提供关于 HIV 感染的咨询和自愿检测。

(9)预防和治疗先天梅毒与新生儿结膜炎。

(10)包括私立部门和社区在内的所有利益相关方参与性传播感染的预防和治疗。

（二）大学生预防性传播感染策略

大学生应充分认识性传播感染的严重性，选择健康的行为方式，以避免感染性传播疾病。

1. 降低性行为感染风险　性传播感染的主要途径是无保护的性行为，全程正确使用合格的安全套被证明是最有效的预防措施。多个性伴侣会增加感染风险，要保持固定的性伴侣，在发生性行为前，了解性伴侣的健康状况。

2. 养成良好的个人生活习惯　在日常生活中要养成良好的个人卫生习惯，不与他人共用内衣、毛巾、洗浴盆等贴身物品；尽量避免使用公共厕所的坐式马桶等；拔牙、针灸治疗等要到正规医院或诊所去进行；远离毒品等。

3. 接受全面、科学的性教育　大学生主动接受系统、全面的性教育是预防和避免性传播感染的有效途径。通过性教育，掌握性与生殖健康知识，从而提高自身对性传播感染的防范能力。

4. 疫苗接种　疫苗接种是预防疾病的重要手段。性传播疾病中人乳头瘤病毒（HPV）感染是生殖道常见的病毒性感染，接种 HPV 疫苗可以有效预防 HPV 感染，从而降低子宫颈癌和其他 HPV 相关疾病的发病率。HPV 有多种亚型，感染低危型 HPV 可导致尖锐湿疣，持续感染高危型 HPV 可导致宫颈癌、阴道癌、肛门癌等恶性肿瘤。2020 年，WHO 发布《加速消除子宫颈癌全球战略》，建议 9 ~ 14 岁未发生性行为的女孩作为 HPV 疫苗的首要接种对象，2030 年实现 90% 女孩在 15 岁之前完成 HPV 疫苗接种。2023 年 1 月 21 日，国家卫生健康委等十部门印发《加速消除子宫颈癌行动计划（2023—2030 年）》，提出试点推广适龄女孩 HPV 疫苗接种服务，提升适龄女孩 HPV 疫苗接种意愿。2025 年 1 月 8 日，国家药品监督管理局批准首个适用于 9 ~ 26 岁男性接种的 HPV 疫苗上市，用于预防 HPV 感染引起的尖锐湿疣以及肛门癌等相关肿瘤。WHO 认为，接种 HPV 疫苗是一级预防的最佳方案，是预防 HPV 感染和子宫颈癌等 HPV 相关肿瘤的最佳方法，建议大学生要及早接种 HPV 疫苗，在初次性行为前接种效果更好。

五、推荐培训活动

(一)活动时间

40 分钟。

(二)活动方法

视频播放、专题讲座、案例分析。

(三)活动准备

1. **物料准备** 小纸条(7cm×21cm,大小约为 A4 纸的 1/4)、会议培训用彩色卡纸(70cm×100cm)、A4 纸、双面胶。
2. **课件准备** 参考本教程课前准备好"性传播疾病"教学课件。
3. **场地准备** 配备电脑和投影仪的教室。

(四)活动步骤

1. **导入(5 分钟)** 视频播放:观看科普视频《揭秘性病界"戏精"们的日常》(中国疾病预防控制中心性病控制中心),让学生对"性传播疾病"的概念、传播途径等有一个初步的了解。

💟 **教学提示** ———————————————————————

　　注意把握宣教视频的分寸和来源,恐吓不是教育。建议参考"中国疾病预防控制中心性病控制中心"官方网站,"科普园地"——"知识园地"——"性传播疾病"的科普短视频,教师可自行下载。

———————————————————————————————

2. **专题讲座(15 分钟)**

(1)讲授环节:向学生介绍性传播疾病的定义、类型、传播途径、如何预防等方面的知识,使大学生对性传播疾病有一个全面的认识。

教学提示

讲授环节教师要引导学生树立正确就医观念。感染后怎么办也应该成为青少年性传播疾病教育的重要内容,一旦怀疑感染,切勿盲目自行买药治疗,勿相信街头小广告,而应该到正规医院接受规范诊治。

(2)"是真的吗?"谣言粉碎机环节:准备一系列关于"性传播疾病"常见误解或谣言的小盒子,将下面这些谣言写在小纸条上放进盒子里面。

1. 性病必须有过性接触才能感染。

2. 使用安全套就可以完全避免得性病。

3. 只有性生活混乱的人才会得性病。

4. 性病治愈后不会再感染。

5. 性病可以自愈。

6. 得了性病一定有明显的症状,很容易被察觉。

7. 性病都是不治之症。

8. 性病只会发生在特定人群。

学生分组,轮流从盒子里取出小纸条"粉碎"谣言,判断正误并解释原因,教师补充作答。这有助于纠正错误观念,建立正确的知识体系。

(3)"我的性健康承诺"活动:教师下发小纸条,鼓励每位学生写下自己在性健康方面的个人承诺,如正确使用安全套、提高拒绝风险的能力、培养生殖系统卫生保健个人技能等,然后贴在黑板上的大卡纸上,作为对自我行为的公开承诺和提醒。

3. 案例分析(10分钟)

(1)案例导入:选取具有代表性的、贴近大学生生活的案例。

【参考案例】

小刘和女友相恋已经三年了,临近毕业,两人决定来一次毕业旅行。快乐甜蜜的旅行很快结束了,就在两人着手准备毕业论文与找工作等事情的时候,小刘的身体却出了状况。他感觉生殖器周围的皮肤有些刺痛,偶尔还会有灼烧感,没过几天,还长出了一些红色的小疙瘩,紧接着这些小疙瘩就变成了小水疱。小刘便去了就近的医院检查,医生说可能是发炎,配了一些药给他。他用了药,症状也的确有了好转,过了几天症状就消失了,但令他没有想到的是,几个月之后,同样的地方竟然又长出了小水疱,他立刻去医院进行检查,经诊断,他被确诊为生殖器疱疹。

小刘赶紧去询问了女友的情况,果然女友也被感染了。那段时间小刘有着极大的心理负担,他夜夜失眠,每天都会查阅大量的关于生殖器疱疹的资料来打发时间,转移自己的注意力。

(2)小组分配:将班级分成若干小组,每组约 4 ~ 6 人。

(3)问题引导:教师制定一组引导性问题,帮助小组展开讨论。如:生殖器疱疹有哪些症状? 生殖器疱疹的传播途径有哪些? 生殖器官出现不适后应该怎么办?

(4)互动讨论与分享:每组派代表向全班展示分析结果,其他小组可以提问、补充或提出不同见解,促进小组间的思想碰撞。

(5)教师点评:对学生的分析进行点评,补充专业见解。通过此次分组案例分析活动,不仅要增强学生对生殖器疱疹等性传播疾病的认识,还要教学生学会如何在面对健康挑战时保持积极的心态,采取科学的应对策略。

4. 课堂思考与评价(10 分钟)

(1)前后衔接:在课堂的最后,我们来玩一个游戏"传递卷心菜",同学们可以畅所欲言。

♥ 教学提示

此游戏的目的是以有趣的方式让大家对课堂中的活动进行思考和评价。他们从活动中学到了什么,他们对讨论的"性传播疾病"问题有何感受,以及他们怎么才能行动起来促成改变,并就课堂活动反馈他们的意见和建议。

(2)具体步骤:

1)给每位学生分发 A4 纸,写下他们想对本堂课想说的话,包括疑问或困惑、学到了什么等,每页纸一个问题或一个想法。

2)教师也准备几张 A4 纸,每张纸上写一个问题,让抽到的同学作答(比如:说出你印象最深的一个知识点;青年群体中最常见的性传播感染类型有哪些;大学生应如何避免性传播感染等)。教师另外准备 A4 纸,每页纸写上一个小游戏,如"跳个舞""唱首歌"等,不宜多。

3)把写好问题的纸张叠好,揉成纸团,形似一颗"卷心菜"(图 1-4)(注意把教师和学生的问题与小游戏纸穿插叠放)。

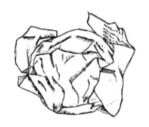

图 1-4 "卷心菜"示意图

4)播放音乐,以"击鼓传花"的形式传递"卷心菜"。当音乐声停止,拿着"卷心菜"的学生就剥开一张纸,回答问题或玩游戏,直到所有的纸都被剥开。

5)教师对本次活动进行总结:大学生是性活跃人群,也是性传播疾病的易感人群,需要主动学习获取科学防控性传播疾病知识,善于识别风险,提高抵御风险的生活技能。

知识拓展

如果您想了解更多"性传播疾病"相关知识,可以访问中国疾病预防控制中心性病控制中心官方网站。

(五)思考与探究

1. **说一说**　大学生要如何预防性传播疾病?

(★提示:从知识、态度、技能三方面入手。如:了解性知识及性病相关知识;树立正确的性观念;具有识别风险的能力;固定一个性伴侣;正确使用安全套;注意个人卫生等)

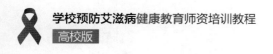

2. 想一想　性传播疾病有哪些危害？

（★提示：从个人身心健康的影响，社交和人际关系的影响，经济负担，及传播给下一代的风险等方面思考。）

第六节　优生优育与避孕

人是人类社会一切经济社会活动的基础，是所有战略和事业的出发点和落脚点。2021年7月，中共中央、国务院《关于优化生育政策促进人口长期均衡发展的决定》公布，明确提出"将婚嫁、生育、养育、教育一体考虑"，首次将未婚青年群体纳入优化生育政策的考虑范围，并将其面临的婚嫁问题作为积极生育配套支持体系的重要内容进行战略部署。

2020年第七次人口普查公布的数据显示，我国人口总数为14.4亿人，15～24岁青少年占总人口的17.1%，接近2.3亿。这些包括大学生群体在内的未来生育大军，肩负着为祖国优生优育的重大责任和历史使命，向大学生普及优生优育及避孕知识，维护和促进大学生生殖健康，引导大学生树立积极健康的婚恋观、生育观、家庭观，营造生育友好的舆论氛围和社会环境，是高校的一项重要任务。

一、优生优育相关知识

（一）优生优育概念

生命早期阶段是人类健康对各种风险因素最敏感时期，生命早期的发育正常与否也对出生后、成年后个体的健康起着极为重要的作用。优生优育是社会可持续发展的基础，包括优生和优育两个部分。

优生是指为了保证生下健康的孩子而采取的一些方法，包括婚前健康检查、科学备孕、孕前及孕期检查、孕期保健、孕产妇的营养提供以及出生缺陷筛查等。

优育是指孩子出生后需要给予好的营养、哺育以及教育培养，使之成为一个对社会有用的人,也是促使后代在其发育阶段各方面素质不断提高的一种科学教养方法。广义的优育时期,应包括从婴儿一直到身体发育完全成熟、成长为劳动力的整个阶段。狭义的优育时期,专指婴儿出生到学龄儿童前这一阶段。

(二)优生优育的主要措施

1. 国家宏观政策保障 为了做好优生优育工作,我国从宏观政策上对婚前检查和孕期保健等工作进行了各种探索和改革。自 1986 年卫生部和民政部共同下发《关于婚前健康检查的问题的通知》起,我国开始实施强制婚检政策,并在 1994 年和 1995 年分别将婚检制度写入法律法规。

在 1998—2002 年间,全国婚检率达到了 60% 以上,疾病检出率也在 8% ~ 10%。可见,婚前检查对抑制传染性疾病的传播和减少我国缺陷人口等都起到了非常重要的作用。

2003 年 10 月,全国开始实施新的《婚姻登记条例》,婚检从"必检"变为"自选",不少当事人缺乏自我保护意识和家庭责任感,将婚检看作一种不必要的行为。据统计,广州市婚检率由 2011 年 93% 降至 2003 年的 7%;2015 年,北京市的婚检率也仅为 9.44%,部分地区甚至不到 4%;而疾病的检出率却由 1990 年的 5% 上升至 2015 年的 11.94%。

为改变这种现状,我国探索健全体制机制,先后出台的《基本医疗卫生与健康促进法》《关于统筹推进婚前孕前保健工作的通知》《健康中国行动(2019—2030 年)》《民法典》等一系列法律法规都明确要求要贯彻全周期服务理念和预防为主方针,对统筹推进优生优育各项具体工作做了部署。目前,我国已经形成了政府主导,各大综合医院、妇幼保健院/所及一站式婚育服务中心提供的优生优育服务体制机制,为每一对新婚夫妇、计划怀孕夫妇提供免费婚前、孕前健康检查与指导、出生缺陷干预的惠民政策。其中包括"科学婚育和出生缺陷防治知识宣传""婚前孕前健康检查""婚前孕前风险评估和咨询指导""叶酸增补剂发放"和"出生缺陷筛查和干预"等。

2. 优生措施

(1)婚前检查:婚前男女双方进行全面的身体检查,包括家族遗传病史的询问。可以发现一些可能影响生育或遗传给下一代的疾病,如某些传染病(梅毒、艾滋病等)、遗传病(地中海贫血等)。如果发现问题,可以提前进行干预或给予正确的生育指导。

(2)遗传咨询:对于有遗传病家族史或生育过遗传病患儿的夫妇,遗传咨询尤为重要。专业人员会根据家族病史、遗传方式等,评估他们生育遗传病患儿的风险,并提供相应的预防措施,如是否需要进行产前诊断等。

(3)孕期保健:包括合理营养、避免不良因素影响、定期产检、产前诊断。

1)合理营养:孕妇要摄入均衡的营养,保证胎儿生长发育所需的各种营养素,如蛋白质、维生素、矿物质等。例如,叶酸的补充可以有效预防胎儿神经管畸形,一般建议在孕前 3 个月到孕早期 3 个月补充。

2)避免不良因素影响:孕妇应避免接触有毒有害物质,如远离辐射源(X射线等)、避免吸烟(包括二手烟)、酗酒以及避免使用某些可能致畸的药物等。

3)定期产检:孕期要进行多次产前检查。在孕早期确定孕周、判断胎儿是否存活等;孕中期进行唐氏筛查、排除各种畸形等检查;孕晚期监测胎儿生长发育情况、胎盘功能等。

4)产前诊断:对于高风险孕妇,如高龄产妇(年龄 ≥ 35 岁)、有遗传病家族史的孕妇等,可进行产前诊断技术,如羊水穿刺(可检测胎儿染色体疾病)、无创产前基因检测(主要针对胎儿常见染色体非整倍体异常检测)等。

3. 优育措施

(1)科学育儿

1)母乳喂养:母乳是婴儿最理想的食物,含有丰富的营养物质和免疫活性物质,有助于婴儿的消化吸收和免疫力提高。

2)合理添加辅食:在婴儿 4～6 个月时开始合理添加辅食,遵循由少到多、由稀到稠、由细到粗的原则,满足婴儿生长发育的营养需求。

3)免疫接种:按照国家免疫规划程序,按时为婴幼儿接种各类疫苗,预防传染病的发生,如卡介苗、乙肝疫苗等。

(2)早期教育和环境营造

1)早期教育:从婴幼儿时期开始进行适当的智力开发和感官训练,如通过颜色鲜艳的玩具刺激婴儿的视觉发育,轻柔的音乐刺激听觉发育等。

2）家庭环境：营造温馨、和谐、积极向上的家庭环境，有利于孩子的心理健康和人格发展。

二、常用的避孕方法及其优缺点

大学生尚处于学习专业知识的重要阶段，大多数社会成熟度和经济支撑度均达不到优生优育的条件，因此大学生掌握避孕的方法尤为重要。科学避孕能够保护女性的生育力。联合国人口基金（UNFPA）2022—2030 计划生育策略（UNFPA Strategy for Family Planning 2022—2030）报道，据统计在 2015—2019 年这 5 年期间，全球发生 1.21 亿次 / 年的意外妊娠，其中超过 60% 的意外妊娠最后以人工流产终止；超过 50% 的不安全人工流产手术发生在发展中国家。意外怀孕和频繁的人工流产等都会对女性的生育力造成不可逆转的损害。而科学避孕则能够避免这些风险，保护女性的生育健康。

避孕的原理通常包括阻止精子和卵子结合、抑制排卵、改变子宫内环境使其不利于受精卵着床等。

（一）安全套

作为一种物理屏障，安全套可以有效阻止精子与卵子的结合，达到避孕的目的。同时，它还能预防性传播疾病，是一种安全、简便且经济的避孕方法。

（二）口服避孕药

口服避孕药分为长效、短效和紧急避孕药等多种类型。它们通过调节体内激素水平，抑制排卵或改变子宫内膜环境等方式，达到避孕的效果。然而，需要注意的是，口服避孕药可能会对身体产生一定的副作用，如月经不规律、恶心等。

（三）宫内节育器

宫内节育器（intrauterine device，IUD）是一种放置在子宫腔内的避孕装置，通过机械和化学的双重作用，达到避孕的目的。它具有长效、安全、可逆等优点，但放置和取出需要由专业医生进行。

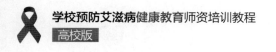
(四) 皮下埋植避孕法

该方法通过在皮下埋植含有激素的硅胶棒,缓慢释放激素以抑制排卵和改变子宫内膜环境,从而实现避孕。其优点是避孕效果持久且方便,但同样需要由专业医生进行操作。

(五) 结扎手术

包括男性输精管结扎和女性输卵管结扎。这两种手术通过阻断精子和卵子的结合通道,达到绝育的目的。然而,由于手术具有破坏性且难以复通,因此应谨慎选择。

(六) 其他的避孕方法

如安全期避孕、体外排精避孕等。但需要注意的是,这些方法的避孕效果并不可靠,容易意外怀孕,且容易受到多种因素的影响,因此不建议作为主要的避孕方式。

(七) 紧急避孕法

紧急避孕的方法包括在未保护的性生活后 72 小时内口服左炔诺孕酮、米非司酮或 120h 内口服醋酸乌利司他或放置 IUD。紧急避孕药的有效率约为 85%,常见的副作用包括恶心、头痛、乳房胀痛等,一般症状轻微,无须治疗。使用紧急避孕药以后,70% 妇女的下次月经会在预期的 7 天内来潮,一些女性会在服用紧急避孕药后出现少量出血。如果下次月经超过预期 1 周尚未来潮,应行尿妊娠试验以排除妊娠。

IUD 用于紧急避孕的优势,一是效果好,避孕失败率低;二是对多次未保护的性生活同样有效;三是可以实现长效避孕。

紧急避孕方法只作为常规避孕失败后的补救措施,不推荐长期使用。需要强调的是,无论选择哪种避孕措施,都应该在充分了解其优缺点、使用方法和注意事项的基础上进行。同时,青年学生应该树立正确的性观念,保持健康、负责任的性行为方式。

三、避孕失败的安全处理措施

生殖健康的男女在发生无保护性行为后,女性经期推迟一周左右,出现乏力、食欲不振、嗜酸物或厌油、恶心、呕吐、嗜睡、流涎、尿频,乳房胀痛等症状时,应高度怀疑妊娠可能,可用早孕试纸自测或去医院检查,以便及早发现是否怀孕。如属于非意愿妊娠,则可以用人工的方法终止妊娠,即人工流产。值得注意的是,人工流产是因为避孕失败后采取的终止妊娠的人工手段,是一种不得已的止损行为,绝对不能以此作为避孕的方法。

人工流产近期会出现出血、疼痛、心理压力增加和生殖道炎症等健康问题,远期会出现月经不调、瘢痕子宫,甚至存在习惯性流产、不孕不育等健康风险。青年学生应主动选择安全套等合适的避孕措施,避免非意愿妊娠而被动选择人工流产。无论采取何种流产的方式,都必须在正规的医院进行。切不可为了省钱或遮掩而私自购药进行药物流产。

四、推荐培训活动

(一)活动时间

45分钟。

(二)活动方法

专题讲座,分组讨论。

(三)活动准备

1. **物料准备** 笔记本电脑和投影仪、相关实物避孕药具、安全套、塑料香蕉模型、"常用避孕方法对照表"空白卡片。

2. **课件准备** 参考本教程课前准备好"优生优育与避孕"教学课件、安全套使用方法视频。

3. **场地准备** 无特殊要求。

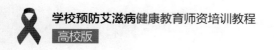

(四)活动步骤

1. 导入(10分钟)

(1)情景展示:活动前,参考下文准备好用于导课的情景,教师可以选择用角色扮演、教学课件、打印文稿或者旁白等形式展示导课情景。

💙 **教学提示** ——————————————————————————

如果选用角色扮演形式展示导课情景,教师应该在课前选择一男一女两名学生志愿者,也可增加一名旁白,分角色进行准备,课堂上请学生志愿者进行简短的角色扮演,引发学生的课堂讨论。

例如:小亮和小珂是一对大学情侣,小珂买来验孕棒发现自己怀孕了,赶紧惊慌失措地给小亮打电话。

小珂:(哭泣)亲,我好像怀孕了。

小亮:(震惊)什么?怎么会这样?小珂和小亮来到校园一角商量该怎么办。

小亮:要不我们给父母说一下,然后赶紧结婚生下这个孩子?

小珂:我爸妈会生气的,再说我们现在还没条件养育孩子啊!还是去做人工流产吧。两人该怎样抉择……

——————————————————————————————

可以将现场持不同看法的学生分2组:第一组为支持小珂的意见选择正规医院做人工流产;第二组则认为第一胎很宝贵,建议两人去医院做一下健康检查,征求双方父母意见,二人再进行平等友好协商,条件允许可以结婚生下孩子。每一组自行选出一个组长,负责搜集意见,代表本组总结发言。

(2)小组讨论:第一组负责为两人选择一种最优避孕方法;第二组负责向这对情侣宣教优生优育知识,特别是如何做好孕期保健及如何养育健康宝宝。

(3)每组组长代表本组总结发言。

💙 **教学提示** ——————————————————————————

教师可以用简短的语言归纳总结学生的发言,但尽量不要评判和否定学生的观点,要尊重不同的观点。对于这样的参与式培训而言,每一个观点都有价值!

——————————————————————————————

2. 专题讲座(15 分钟)

(1)刚才大家的讨论和分享都非常好！如何才能生育一个健康的孩子？没有计划要孩子且有婚前性行为的大学生情侣如何科学避孕？那就是我们今天的主题——优生优育与避孕。

(2)教师可以参考本教程在课前准备好教学课件,以专题讲座的方式向学生全面介绍我国目前面临的人口增长放缓呈现"少子老年化趋势",大学生需要保持生殖健康,承担起为祖国优生优育的历史使命。讲解什么是优生优育,如何才能做到有计划地优生优育,提醒大学生从现在开始就要为优生优育做好身体储备和知识技能的储备。向学生教授如何科学避孕,避孕失败后怎么办。

(3)优生优育和避孕知识可以简单讲解结合播放相关内容的科普视频。(视频举例:学习强国 APP"慕课"——"教你孕育健康宝贝")

温馨提示

专题讲座形式相对枯燥,因此建议教师可以尽可能多地结合学生们的实际生活举例进行讲解,以此提升学生的学习兴趣。此外,适当地设问,增加师生有效的教学互动也可以活跃课堂气氛,是一种不错的选择。

3. 课堂小结(5 分钟)

(1)对于大学生来说,尽量避免婚前性行为的发生是避免意外怀孕最可靠的办法。大学生避孕选择安全套,方便获得,各大高校校园都有安全套自动发放设备。选择尺寸合适、质量合格的安全套,正确使用安全套既可以避免怀孕又可以避免感染性传播疾病。另外,口服避孕药、宫内节育器、皮下埋置剂、避孕针、绝育术等也是目前常用的避孕方法,但需要考虑个人健康状况、生育需求、生活方式和性伴侣情况,充分了解每一种避孕方法的优缺点,权衡利弊,咨询专业医生或者计生服务人员,获取个性化的建议。

(2)教师对本次活动进行总结。大学生是性活跃人群,也是未来的生育大军,学习和掌握优生优育和避孕知识是维护生殖健康,获得家庭幸福的保障。

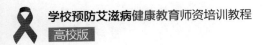
知识拓展

如果您想了解更多避孕相关知识，请查看中华医学会计划生育学分会及国家卫生健康委科学技术研究所《青少年避孕服务指南》。

（五）思考与探究

1. **说一说** 大学生掌握优生优育知识的重要意义？

（★提示：可以从国家的人口发展战略、大学生的成才保障、学生的健康保障等方面进行思考。）

2. **想一想** 大学生可以选择的避孕方法有哪些？其利弊如何？

（★提示：首选安全套，其他还有口服避孕药、宫内节育器、皮下埋植剂等方法。其利弊从避孕效果、对健康的影响、使用方便程度、是否易获得等方面考虑。）

第七节　全面性教育概述

全面性教育（comprehensive sexuality education，CSE）是一个基于课程，探讨性地认知、情感、身体和社会层面的意义的教学过程。其目的是使年轻人具备一定的知识、技能、态度和价值观，确保其健康、福祉和尊严。全面性教育培养相互尊重的社会关系和性关系，帮助年轻人学会思考他们的选择如何影响自身和他人的福祉，并终其一生懂得维护自身权益。2009 年，联合国教科文组织（UNESCO）、联合国艾滋病规划署（Joint United Nations Programme on HIV/AIDS，UNAIDS）、联合国人口基金（United Nations Population Fund，UNFPA）、联合国儿童基金会（United National International Children's Emergency Fund，UNICEF）、世界卫生组织（WHO）联合发布《国际性教育技术指导纲要》，它指出，"性教育指的是采取适合一定年龄、具有文化相关性的方式，通过提供在科学意义上准确的、真实的、不带任何评判色彩的信息，传授有关性和人与人之间关系方面的知识。性教育为人提供了探索自身价值观和态度的机会,有助于培养其就有关性的诸多问题做出决策、进行交流和减少风险的能力。"

2018 年 7 月 17 日,联合国教科文组织驻华代表处和联合国人口基金驻华代表处联合在北京发布了《国际性教育技术指导纲要(修订版)》中文翻译版。

全面性教育不仅包括生殖健康、疾病预防等性相关知识,更涉及人权、文化、性伦理道德等价值观教育,以及交流沟通、拒绝协商、媒介素养等生活技能训练。

一、全面性教育的具体内容

(一)全面性教育核心内容

《国际性教育技术指导纲要(修订版)》将全面性教育的内容划分为 8 个核心概念,这 8 个核心概念是:①关系;②价值观、权利、文化与性;③理解社会性别;④暴力与安全保障;⑤健康与福祉技能;⑥人体与发育;⑦性与性行为;⑧性与生殖健康。每个核心概念下又细分为不同主题,共有 27 个主题(表 1-5)。

表 1-5　全面性教育核心概念及其内容

核心概念 1: 关系	核心概念 2: 价值观、权利、文化与性	核心概念 3: 理解社会性别
主题: 1.1 家庭 1.2 友谊、爱及恋爱关系 1.3 容忍、包容及尊重 1.4 长期承诺及子女养育	主题: 2.1 价值观与性 2.2 人权与性 2.3 文化、社会与性	主题: 3.1 社会性别及其规范的社会建构 3.2 社会性别平等、刻板印象与偏见 3.3 基于社会性别的暴力
核心概念 4: 暴力与安全保障	核心概念 5: 健康与福祉技能	核心概念 6: 人体与发育
主题: 4.1 暴力 4.2 许可、隐私及身体完整性 4.3 信息与通信技术(ICTs)的安全使用	主题: 5.1 社会规范和同伴对性行为的影响 5.2 决策 5.3 沟通、拒绝与协商技巧 5.4 媒介素养与性 5.5 寻求帮助与支持	主题: 6.1 性与生殖解剖及生理 6.2 生殖 6.3 青春发育期 6.4 身体意象

续表

核心概念7： 性与性行为	核心概念8： 性与生殖健康
主题： 7.1 性与性的生命周期 7.2 性行为与性反应	主题： 8.1 怀孕与避孕 8.2 艾滋病病毒和艾滋病 的污名、关爱、治疗及支持 8.3 理解、认识与减少包括 艾滋病病毒在内的性传播 感染风险

根据《国际性教育技术指导纲要（修订版）》，全面性教育可以在正式和非正式条件下开展，共有以下10个主要特点。

1. 科学准确　全面性教育特别关注性与生殖健康、性行为的事实和证据，采用循证方式，重视科学事实，而非意见或观点，更非偏见，甚至谣言。

2. 循序渐进　全面性教育贯穿全生命周期。学习的内容不断丰富和加深，呈螺旋式上升。同一个主题在不同年龄阶段都会学习到，但深度和广度会逐渐增加。

3. 发展适宜　全面性教育关注不同年龄段成长的多样性需求，及时提供支持其可持续发展的性教育内容。

4. 基于课程　全面性教育是一套完整的课程体系。其学习目标包括知识、技能、态度及价值观，且层层递进。这就要求全面性教育贯穿在整个教育阶段，而不是只在某一阶段上一节课、做一个讲座、开展一个活动。

5. 综合全面　全面性教育不仅包括传统意义上"性教育"所讲的生理卫生或性行为，还包括青少年需要了解的与性有关的全部话题，其中也包括一些在社会和文化环境中可能具有挑战性的话题，并强调帮助青少年提升沟通、协商、拒绝、分析问题、独立思考、寻求帮助等生活技能。

6. 保护人权　全面性教育充分尊重青少年儿童的基本权利，倡导每一个青少年儿童都享有健康、教育、信息平等和不被歧视的权利，提升他们的权利意识，鼓励他们了解自己的权利，尊重他人的权利，帮助那些权利受到侵犯的人，并保护青少年儿童免受性暴力、性剥削、性欺凌和性侵害。

7. 倡导平等　全面性教育高度重视性别平等。对因社会性别规范而导致的各种不平等现象,给予严重关切。全面性教育可以帮助青少年儿童认识到社会性别的多元性及其在人们生活中的中心地位,鼓励他们基于同理心和理解建立相互尊重和平等的人际关系。性别平等是全面性教育的重要基石。

8. **促进和谐**　全面性教育主张对青少年儿童所生活的文化和社会环境给予适当关切,培养他们在人际关系中彼此尊重和负责,能够理解、审视、质疑所在环境的文化结构、性别规范和行为准则对个人选择和人际关系的复杂影响。

9. **增强责任**　全面性教育能够提升青少年儿童的批判性思维能力并强化其公民意识,鼓励他们探索并建立对性的积极态度和价值观,自己的决策、行为对自身和他人产生的影响负责。

10. **培养技能**　全面性教育注重培养青少年儿童有效沟通、自信表达、缜密思考、友好协商、合理拒绝、寻求帮助、明智决策等生活技能。

(二)如何开展大学生全面性教育

开展大学生全面性教育可以从以下几个方面入手。

1. **课程设置**　开设专门的性教育课程,纳入学校的教学体系。课程内容应系统、全面,涵盖性生理、性心理、性别平等、性道德、性审美、性法律等方面。可以采用多样化的教学方法,如讲座、小组讨论、案例分析、角色扮演等,以提高学生的参与度和积极性。

2. **师资培训**　对授课教师进行专业的培训,使其具备扎实的性教育知识和教学能力。邀请专家学者、医生、心理咨询师等参与教学,提供专业的指导和支持。

3. **校园活动**　组织与性教育相关的主题活动,如性健康知识竞赛、演讲比赛、文艺演出等。设立性教育宣传周或宣传月,通过海报、知识读本、校园广播等多种形式进行广泛宣传。

4. **个体咨询与辅导**　设立专门的心理咨询室,为有需要的学生提供个性化的咨询和辅导。保护学生的隐私,让他们能够放心地寻求帮助。

5. **利用网络平台**　建立性教育专题网站或在线课程平台,提供丰富的学习资源。利用社交媒体开展线上互动,解答学生的疑问。

6. **家校合作** 与家长保持沟通,让家长了解学校的性教育工作,鼓励家长在家庭中进行适当的性教育。举办家长讲座,提高家长的性教育意识和能力。

7. **与社会资源合作** 邀请相关社会组织、公益机构到校开展讲座和培训。组织学生参观性教育展览、科普基地等。

8. **营造良好的校园文化** 倡导尊重、包容、平等的性别观念,反对性别歧视和性暴力。建立支持性的校园环境,让学生能够自由地交流和探讨性相关话题。

通过以上多种途径的综合运用,可以有效地开展大学生全面性教育,帮助大学生树立正确的性观念,促进其身心健康发展。

二、推荐培训活动

(一)活动时间

30分钟。

(二)活动方法

头脑风暴、专题讲座。

(三)活动准备

1. **物料准备** 会议培训用大白纸板(70cm×100cm)、红/黑/蓝3色油性记号笔、双面胶、笔记本电脑和投影仪、参考"活动步骤"中的详细介绍用A4大小各色彩色卡纸准备好游戏用卡片。

2. **课件准备** 参考本教程,课前准备好"全面性教育概述"教学课件。

3. **场地准备** 无特殊要求。

(四)活动步骤

1. 导入(5分钟)

(1)头脑风暴:教师可以问学生"你觉得大学生性教育应该教哪些核心内

容？"教师用一张大白纸(黑板)上写上"全面性教育的内容"。可能出现下列答案：生殖系统的结构和功能、避孕知识、人工流产、女生月经知识、女生乳房保健知识、男生前列腺炎的预防知识、手淫与性梦、防性侵、性病艾滋病的预防知识等。

(2)前后衔接：刚才大家给出的内容几乎都是我们大学生性教育的内容。下面我想让大家再说一下目前为止你们的有关性教育的知识是通过哪些途径获取的？教师可以在白板纸或者黑板上写上"性知识获取的途径"可能有以下答案：网络、广播电视、老师、父母、报刊杂志、医学书籍、文艺书籍、性健康讲座、色情读物、社团同伴教育等。

💟 **教学提示**

要完全开放地通过"态度激励"鼓励学生给出答案，或者采取"规则激励"准备一个小玩偶"击鼓传花"，拿到玩偶的作答。教师把大家的答案都写上，不管对错，也不进行评判。答案多就进行梳理，答案少就鼓励往下学习。

2. 专题讲座(15分钟)

(1)刚才大家说出来了性教育的内容和获取途径，那这些内容是否全面涵盖了真正意义的全面性教育所要求的内容？这些途径当中我们怎么优选高效正确的途径去学习？那就是今天的学习内容"全面性教育概述"。

(2)教师可以参考本教程在课前准备好教学课件，以专题讲座的方式向学生全面介绍全面性教育的概念和具体内容。

温馨提示

专题讲座形式相对枯燥，因此建议教师可以尽可能多地结合学生们的实际生活进行举例讲解，以此提升学生的学习兴趣。此外，适当地设问，增加师生有效的教学互动也可以活跃课堂气氛，是一种不错的选择。

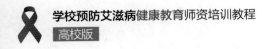

3. 课堂小结(5分钟)

(1)课前准备好8张A4大小的各色卡纸,在每一张纸上写"关系""价值观、权利、文化和性""理解社会性别""暴力与安全保障""健康与福祉技能""人体与发育""性与性行为""性与生殖健康"8个全面性教育的核心概念。在每一张卡纸后面贴上双面胶贴在白纸板上。

(2)教师将带有"友谊、爱及恋爱关系""人权与性""社会性别平等、刻板印象与偏见""许可、隐私及身体完整性""社会规范和同伴对性行为的影响""性与生殖解剖及生理""性行为与性反应""怀孕与避孕"8个主题内容的卡片分给8位学生。

(3)教师请每一位学生将自己手中的彩色卡纸根据内容对应张贴在大白纸板上相应的核心概念位置处。并简要讲述学习该内容需要达到哪些目标?

(4)8名学生讲述完之后,教师对本次活动进行总结。全面性教育是一套完备的课程体系,关乎一个人一生的幸福。大学生要加强学习,掌握科学而全面的信息,澄清态度和价值观,培养思辨与选择能力、人际交往技巧以及自我保护能力,建立社会责任感。

(五)思考与探究

1. **说一说** 对于青年学生而言,开展全面性教育有什么重要意义?

(★提示:建议可以结合全面性教育的概念、核心内容、大学生性教育现状及其重要性、紧迫性进行思考。)

2. **想一想** 高校要如何对大学生开展全面性教育?

(★提示:可以从课程设置、师资培训、发挥家庭及社会作用、发挥大学生主观能动性等方面思考。)

▶▶ 章末小测试

1. 常见外阴炎的诱发因素有哪些？

   A. 经血、阴道分泌物、尿液长期刺激导致外生殖器不洁

   B. 长期穿紧身化纤内裤

   C. 经期单次长时间使用卫生巾（或其他卫生用品）未更换

   D. 以上都是

2. 《中华人民共和国未成年人保护法》最早在哪一年施行？

   A. 1985 年　　　B. 1992 年　　　C. 1999 年　　　D. 2006 年

3. 常见的性传播疾病有哪些？

   A. 淋病

   B. 梅毒

   C. 尖锐湿疣

   D. 以上都是

4. 一个人患性传播疾病后应该怎么办？

   A. 让其自然发展

   B. 到正规的医院或诊所治疗

   C. 自己购药治疗

   D. 到路边"小广告"介绍的诊所治疗

5. 下列的表述中，哪一个表述是正确的？

   A. 性别的生理属性是天生的，而社会属性是后天形成的

   B. 性别仅是个体生物学特征的表达

   C. 性别的生理属性决定了个体的社会地位

   D. 性别的社会属性是不可改变的

6. 性别刻板印象可能对个体产生的负面影响包括什么？

   A. 增加个体的自信心

   B. 限制个体的兴趣和职业选择

   C. 促进个体在社会中的成功

   D. 提高个体的社会地位

7. 性健康和生殖健康权利的核心是什么？

    A. 禁止任何形式的性行为

    B. 倡导积极健康的性行为

    C. 忽视个人的身体自主权

    D. 限制个人的性取向和性别认同

8. 在建立亲密关系时，以下哪项是重要的？

    A. 忽视伴侣的感受和需求

    B. 相互尊重、赞同，平等对待对方

    C. 只关注个人利益

    D. 避免沟通和表达个人意愿

9. 性暴力包括以下哪种行为？

    A. 通过言语表达性需求

    B. 使用暴力的手段强迫性行为

    C. 给予伴侣性教育信息

    D. 通过协商达成性行为的共识

10. 亲密关系中的性胁迫是指什么？

    A. 伴侣间的正常性请求

    B. 通过诱导或欺骗进行性行为

    C. 一方强迫另一方进行性行为

    D. 双方同意下的性行为

11. 对于全面性教育的描述，下列哪项最恰当？

    A. 只针对青少年的性教育

    B. 贯穿人的一生的性教育

    C. 性教育要从初中高年级开始

    D. 性教育的目的只是让青少年规避意外怀孕、性病及性侵等风险

参考答案

1. D；2. B；3. D；4. B；5. A；6. B；7. B；8. B；9. B；10. C；11. B。

▶▶ 参考文献

[1] 石红梅.改革开放以来中国妇女/性别理论发展的回顾与展望[J].山东女子学院学报，2019，(2)：11-16.

[2] 黄盈盈.性之变：改革开放40年的梳理与思考[J].社会学评论，2020，8(2)：28-46.

[3] 张远.近二十年来我国大学生亲密关系研究综述[J].心理学进展，2022，12(12)：4087-4093.

[4] 联合国人口基金驻华代表处.制定性与生殖健康综合政策框架：案例研究[R/OL].(2014-01-01)[2025-02-21].https://china.unfpa.org/zh-Hans/publications.

[5] 潘旭明，潘虹宇，周思琦.亲密关系陷阱："情感诱惑"行为的质性研究[J].青年研究，2020，(5)：48-60，95.

[6] 苗世荣，洪苹，李立鹤.成长之道青春健康人生技能培训指南[M].北京人民卫生出版社，2023.

[7] JOHNSON T，RICHARDS C. Legal protections and adolescent health：A review of key legislation[J]. Journal of Adolescent Health，2010，47(2)：112-120.

[8] ROHRBECK C A. Peer relationships，adolescence[M].// GULLOTTA T P，BLOOM M，KOTCH J，et al. Encyclopedia of primary prevention and health promotion. Boston，MA：Springer，2003.

[9] 赵小云，赵凯冰，崔占军.全彩人体解剖学图谱[M].西安：西北大学出版社，2020.

[10] 欧叶涛，田顺亮，于兰.人体解剖学[M].武汉：湖北科学技术出版社，2022.

[11] 国家卫生和计划生育委员会.生殖器疱疹诊断：WS/T 236—2017[S].北京：中国标准出版社，2017.

[12] 中华医学会皮肤性病学分会，中国医师协会皮肤科医师分会，中国康复医学会皮肤性病委员会.中国尖锐湿疣临床诊疗指南(2021完整版)[J].中国皮肤性病学杂志，2021，35(4)：359-374.

[13] 茅倬彦，姬思敏，万琳琳.低生育率下当代大学生恋爱、婚姻与生育观念发展动向：基于全国32 282份调查数据的分析[J].青年探索，2024(2)：88-101.

[14] 李莉，樊明睿，刘国良.医学院校开展全面性教育干预研究[J].心理月刊，2023，18(16)：86-88，96.

[15] 联合国教科文组织.国际性教育技术指导纲要(修订版)[M].巴黎:联合国教科文组织,
2018.

[16] 刘文利,李雨朦.研发本土全面性教育指南推动中国学校性教育发展[J].中国学校卫
生,2020,41(10):1441-1445.

[17] 中华医学会计划生育学分会,国家卫生健康委科学技术研究所.青少年避孕服务指南
[J].中华妇产科杂志,2020,55(2):83-90.

第二章

预防艾滋病

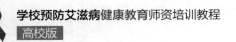
培训目标

1. 知识目标　说出艾滋病（AIDS）和艾滋病病毒（HIV）的全称；知晓HIV感染者和艾滋病病人的区别；列举艾滋病传播途径及易感染艾滋病的危险行为；概述艾滋病流行形势、危害、艾滋病检测和咨询，以及主要临床表现及治疗措施；了解国家艾滋病防控相关法律法规及政策，阐明预防艾滋病的策略与措施。

2. 态度目标　树立预防艾滋病法律意识，强化健康第一责任人意识；关爱HIV感染者和艾滋病病人，反对艾滋病相关歧视。

3. 技能目标　培养判断安全或不安全性行为的技能，学会识别易感染艾滋病的危险行为，学会拒绝技能，避免不安全性行为；掌握寻求帮助的途径和方法，学会利用艾滋病咨询检测或自我检测服务，掌握艾滋病药物预防措施。

推荐学时

5学时

核心信息

1. 艾滋病是一种危害大、病死率高的重大传染病，目前既不可治愈，也没有疫苗。

2. 目前我国青年学生中艾滋病主要传播方式为性途径，以男性同性性行为途径为主。

3. 日常学习和生活接触不会传播HIV。

4. 不能通过外表判断一个人是否感染了HIV，只有通过检测才能判断。

5. 拒绝不安全性行为，全程正确使用合格安全套；增强自我保护意识与技能，做自己健康的第一责任人。

6. 使用毒品、感染性病会增加感染HIV的风险。

7. 发生易感染艾滋病危险行为后，应该主动进行艾滋病检测与咨询，早发现、早诊断。必要时可采取药物阻断，降低HIV感染的风险。

8. 艾滋病分急性期、无症状期和艾滋病期。急性期可出现发热、腹泻等症状，无症状期仍具传染性，艾滋病期则出现严重免疫损害和机会性感染。

9. 高效抗反转录病毒疗法能有效抑制病毒复制，不仅可以延缓疾病进展，提高生命质量，还可以有效降低传播风险。要及时治疗、按时服药并终身坚持。

10. HIV 感染者和艾滋病病人得到"四免一关怀"政策支持，应反对歧视HIV 感染者和艾滋病病人。故意传播 HIV 要承担法律责任。

关键词

艾滋病，获得性免疫缺陷综合征（acquired immune deficiency syndrome，AIDS）

艾滋病病毒，人类免疫缺陷病毒（human immunodeficiency virus，HIV）

四免一关怀（four free & one care）

HIV 检测窗口期（window period of HIV testing）

高效抗反转录病毒疗法（highly active anti-retroviral therapy）

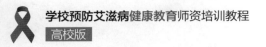

| 第一节 | 艾滋病概述 |

1981 年 6 月 5 日，美国疾病预防控制中心在《发病率与死亡率周刊》刊登了 5 例患有严重免疫缺陷疾病的病例的报告。1982 年，这种疾病被命名为"艾滋病"。随后，越来越多的 HIV 感染者和病人被诊断发现，艾滋病也逐渐蔓延至各大洲，成为威胁人类健康的重大传染病。1985 年我国报告首例 HIV 感染者，截至 2024 年 6 月底，全国报告现有 HIV 感染者和艾滋病病人超过 132.9 万例，累计死亡超过 47.4 万例。感染 HIV 给个人、家庭和社会均带来巨大危害。

一、基本概念

（一）艾滋病

艾滋病，即获得性免疫缺陷综合征（acquired immunodeficiency syndrome，AIDS），是一种由人类免疫缺陷病毒（human immunodeficiency virus，HIV），也称艾滋病病毒引起的严重传染病，是全球范围内严重影响公众健康的重大公共卫生问题。HIV 存在于人类血液、精液、阴道分泌物等体液中，传播途径主要为血液传播、性传播和母婴传播，主要攻击人体的免疫系统，特别是 $CD4^+T$ 淋巴细胞，使免疫系统逐渐丧失功能，引起人体各种机会性感染和肿瘤的发生，最终导致死亡。目前艾滋病既不可治愈，也没有相关疫苗。

（二）HIV 感染者和艾滋病病人

HIV 感染者和艾滋病病人是两个不同的概念。HIV 感染者是指感染 HIV 后尚未发展到艾滋病阶段的人，通常也泛指所有感染了 HIV 的人。感染 HIV 后在临床上会经历 3 个时期，分别是：急性感染期、无症状期、艾滋病期。只有处在艾滋病期的感染者才可以被称为艾滋病病人。艾滋病病人是感染 HIV 后发展到艾滋病阶段的病人。

二、艾滋病的病理机制

（一）HIV 特性

HIV 分为 HIV-1 型和 HIV-2 型，在病毒分类学上都属于反转录病毒科慢病毒属中的人类慢病毒组，为直径 100 ~ 120 nm 的球形颗粒，由核心和包膜两部分组成。这两种类型病毒在致病机制上一致，但相较于 HIV-2，HIV-1 有更短的潜伏期，更高的发病率和传播率。HIV-2 相对来说病毒载量较低，感染的死亡率也比 HIV-1 低。我国 HIV 感染人群以 HIV-1 型为主。

HIV 在外界环境中的生存能力较弱，对物理因素和化学因素的抵抗力较低。一般消毒剂如：碘酊、过氧乙酸、戊二醛、次氯酸钠等对乙肝病毒（HBV）有效的消毒剂，对 HIV 也都有良好的灭活作用。除此之外，70% 的酒精也可灭活 HIV，但紫外线或 γ 射线不能灭活 HIV。HIV 对热很敏感，对低温耐受性强于高温。56℃处理 30 分钟可使 HIV 在体外对人的 T 淋巴细胞失去感染性，但不能完全灭活血清中的 HIV；100℃处理 20 分钟可将 HIV 完全灭活。

（二）HIV 感染人体的病理机制

HIV 在侵入人体后，会与 $CD4^+T$ 淋巴细胞表面的特定受体结合，并进入细胞内部。病毒的 RNA 基因组在细胞内被反转录成 DNA，并进入细胞核整合到宿主细胞的基因组中。这种整合使得病毒能够在宿主细胞内形成储存库并长期潜伏，这一特性与 HIV 高变异性使得人体清除 HIV 变得异常困难。HIV 在体内不断复制并释放到血液中持续感染新的 $CD4^+T$ 细胞。这一过程持续不断地进行，可能不表现出任何症状，但会不断破坏免疫系统。随着时间的推移，体内的 $CD4^+T$ 细胞数量不断减少，免疫系统的功能逐渐丧失，最终导致各种机会性感染和肿瘤的发生。此外 HIV 感染也会导致心血管疾病、骨病、肾病和肝功能不全等疾病的发病风险增加。

（三）HIV 的免疫逃逸

免疫逃逸是免疫抑制病原体通过其结构和非结构产物，拮抗、阻断和抑制机体的免疫应答。通俗地说，就是病原体通过多种机制逃避机体免疫系统识别和攻击，从而得以在体内生存和增殖的现象。HIV 可通过多种机制实现免疫逃逸，包括表面糖蛋白的高变异性、隐藏在中枢神经系统以及通过感染免疫细胞（如 CD4$^+$T 细胞和巨噬细胞）实现潜伏。病毒的快速变异和高复制率使得免疫系统难以形成有效的长期免疫记忆，从而导致持续性感染。

三、艾滋病相关政策与法律

（一）艾滋病相关的国际政策与防治目标

2000 年，联合国首脑会议通过千年发展目标，其中包括了控制艾滋病。2001 年联合国大会第 26 届特别会议通过了《关于艾滋病问题的政治宣言》。2010 年联合国艾滋病规划署（UNAIDS）提出了三个零的艾滋病防治愿景，即"艾滋病零新发感染、零死亡、零歧视"。2014 年，UNAIDS 提出了"2030 年终结艾滋病公共卫生威胁"的全球目标，包括：2030 年将 HIV 新感染人数和艾滋病相关死亡数降低 90%（以 2010 年为基线），还提出了到 2020 年的阶段性目标，即将新感染人数和艾滋病相关死亡降低到 50 万以下，实现 HIV 检测和治疗的"三个 90%"的防治目标，即 90% 的感染者知晓自己的感染状况，90% 的已诊断的感染者接受抗病毒治疗，90% 的接受抗病毒治疗的感染者达到病毒抑制。2016 年在联合国大会举行的艾滋病问题高级别会议上，将"2030 年终结艾滋病公共卫生威胁"写入新的《政治宣言》。到 2020 年底，UNAIDS 制定的到 2020 年将艾滋病新感染人数和相关死亡人数均降低到 50 万以下和艾滋病检测发现、治疗覆盖和治疗成功率达到 90% 的阶段性目标均未能如期实现。在 2021 年联合国大会艾滋病问题高级别会议上，UNAIDS 提出了《2021—2026 年全球艾滋病战略》明确到 2025 年实现诊断发现、治疗覆盖和治疗成功的三个 95% 的目标，即到 2025 年，实现 95% 的 HIV 感染者知晓自己的感染状况；95% 的已诊断感染者接受抗病毒治疗；95% 的接受抗病毒治疗的感染者达到病毒抑制水平，以期推动"2030 年终结艾滋病公共卫生威胁"目标的实现。

（二）我国艾滋病相关的法律法规和政策

2004 年我国出台《传染病防治法》，明确了"任何单位和个人不得歧视传染病病人、病原携带者和疑似传染病病人"。2006 年国务院发布我国首部单病种防治法律《艾滋病防治条例》，明确规定，"任何单位和个人不得歧视艾滋病病毒感染者、艾滋病病人及其家属。艾滋病病毒感染者、艾滋病病人及其家属享有的婚姻、就业、就医、入学等合法权益受法律保护"。同时该条例也明确指出"艾滋病病毒感染者或者艾滋病病人故意传播艾滋病的，依法承担民事赔偿责任；构成犯罪的，依法追究刑事责任"。

自 2003 年，我国实施了在艾滋病防治历史上具有重要意义的"四免一关怀"政策，即：对农村居民和城镇未参加基本医疗保险等保障制度的经济困难人员中的艾滋病病人免费提供抗病毒药物；在全国范围内为自愿接受艾滋病咨询检测的人员免费提供咨询和初筛检测；为感染 HIV 的孕妇提供免费母婴阻断药物及婴儿检测试剂；对艾滋病病人的孤儿免收上学费用。将生活困难的艾滋病病人纳入政府救助范围，按照国家有关规定给予必要的生活救济。积极扶持有生产能力的感染者和病人，从事力所能及的生产和工作。2006 年"四免一关怀"政策被列入《艾滋病防治条例》。

1998 年、2004 年和 2010 年国务院先后发布了《中国预防与控制艾滋病中长期规划(1998—2010 年)》《国务院关于切实加强艾滋病防治工作的通知》(国发〔2004〕7 号)《国务院关于进一步加强艾滋病防治工作的通知》(国发〔2010〕48 号)。国务院办公厅先后印发了《中国遏制与防治艾滋病行动计划(2001—2005 年)》《中国遏制与防治艾滋病行动计划(2006—2010 年)》《中国遏制与防治艾滋病"十二五"行动计划》《中国遏制与防治艾滋病"十三五"行动计划》《中国与防治艾滋病规划(2024—2030 年)》。2013 年和 2019 年多部门分别联合发布了《进一步推进艾滋病防治工作的通知》《遏制艾滋病传播实施方案(2019—2022 年)》。这些不同时期的艾滋病防治专项规划和政策，根据疫情特点的变化，有针对性地指导艾滋病防治工作的开展，有力推动了艾滋病防治工作。此外，2016 年中共中央、国务院印发的《"健康中国 2030"规划纲要》、2019 年国务院下发的《健康中国行动(2019—2030 年)》、2022 年 5 月国务院办公厅印发的《"十四五"国民健康规划》等，均对艾滋病防治工作作出了具体要求和部署。这些不断完善的艾滋病防治政策体系,为不同时期艾滋病防治工作的开展奠定了坚实的基础,推进了我国艾滋病防治工作不断深入开展并取得显著成效。

四、推荐培训活动

(一)活动时间

30 分钟。

(二)活动方法

专题讲座、分组讨论、卡片接龙。

(三)活动准备

1. **物料准备**　会议培训用大白纸(70cm×100cm)、红/黑/蓝 3 色油性记号笔、双面胶、笔记本电脑和投影仪、参考"活动步骤"中的详细介绍用 A4 大小各色彩色卡纸准备好游戏用卡片。

2. **课件准备**　参考本教程课前准备好"艾滋病基本概念"教学课件。

3. **场地准备**　无特殊要求。

(四)活动步骤

1. **导入**(10 分钟)

(1)情景展示:活动前,参考下文准备好用于导课的情景,教师可以选择用角色扮演、教学课件、打印文稿或者旁白等形式展示导课情景。

例如,情景可以描述青年学生在参加篝火晚会时,被告知一同参加活动的有一位是 HIV 感染者。大家会怎么办?

♥ **教学提示** ————————————————————

如果选用角色扮演形式展示导课情景,教师可以邀请 7 ~ 8 名学生来到讲台上,男女生不限;手拉手围成一圈。接下来的任务是请他们彼此给对方一个拥抱。但是此时告诉他们其中一位是 HIV 感染者,一位是艾滋病病人。观察台上学生的反应,并引导学生们进行讨论。

(2) 分享感受:请参与活动的学生分享感受,如"在拥抱他人的时候的想法和感受"。

(3) 分组讨论:请大家分成 4 ~ 5 人一组,就"艾滋病病人""HIV 感染者""如何看待 HIV 感染者和艾滋病病人"进行讨论。每组讨论时间约为 5 分钟。

2. 专题讲座(15 分钟)

(1) 前后衔接:刚才大家的讨论和分享都非常好! 我们需要了解艾滋病相关的正确知识,才能树立正确的态度。这也是我们今天的主题——艾滋病的基本概念。

(2) 教学讲解:教师可以参考本教程在课前准备好教学课件,以专题讲座的方式向学生全面介绍艾滋病的定义、病理机制、流行病学情况和相关的法律政策。

(3) 讨论发言:每个知识点的讲解,都邀请每组派代表根据之前讨论的结果进行发言。教师再趁机展示 PPT 的内容进行讲解。

♡ 教学提示

教师尽量不要评判和否定学生的观点,要引导学生思考。对于这样的参与式培训而言,每一个观点都有价值!

3. 课堂小结(5 分钟)

可采用小组抢答的方式进行知识点的总结。教师课前在每张大白纸上写上问题(背面酌情写上提示答案),建议 10 ~ 15 个问题。在互动中进行知识点的强化和总结。回答完问题,教师进行鼓励和肯定。

【示例问题】

- HIV 的全称是什么?
- AIDS 的全称是什么?
- HIV 感染者和艾滋病病人是一回事吗?

- HIV 的主要传播途径有哪些？
- 艾滋病有疫苗可以预防吗？
- HIV 是反转录病毒吗？
- 在体外，可以用什么灭活 HIV？
- 目前可以完全清除体内的 HIV 吗？
- UNAIDS 提出的艾滋病防治目标是什么？
- "三个 95%"是指什么？
- 什么是"四免一关怀"？
- HIV 感染者可以结婚生子吗？
- 未告知性伴侣自己的 HIV 感染情况，而导致性伴感染，是否应承担法律责任？

（五）思考与探究

1. **说一说** 了解艾滋病基本概念对于预防艾滋病有什么重要意义？

（★提示：结合艾滋病的定义、HIV 的特点和流行病学特征进行思考，了解这些基本概念有助于学生不仅知其然，而且知其所以然，从而采取正确的态度进行预防。）

2. **想一想** 在日常生活中，尤其是校园中，我们如何对待 HIV 感染者？

（★提示：从艾滋病相关的法律和政策进行思考，HIV 感染者同样拥有上学、工作、结婚等权利；此外，也可以从如果歧视 HIV 感染者，不仅给感染者个人带来巨大的心理压力，也可能导致 HIV 的进一步传播来思考。）

第二节　艾滋病的流行及危害

一些青年学生由于缺乏对艾滋病流行和危害的充分认识，可能会误认为"艾滋病离自己很遥远"，放松对 HIV 感染的警惕，忽视对预防艾滋病知识和防护技能学习。殊不知，艾滋病在我国青年群体中依然流行，感染 HIV 不仅给个人的身体健康带来严重危害,也造成个人心理上的巨大负担,为个人、家庭以及社会带来一系列负面影响。

一、艾滋病流行情况

自 1981 年美国首次报道艾滋病以来,截至 2023 年底,全球约有 3 990 万 HIV 感染者和艾滋病病人。2023 年全球新发 HIV 感染 130 万例,死亡 63 万例,与 UNAIDS 最新提出的"到 2030 年,将新发感染者降至 33.5 万例以下,将艾滋病相关死亡降至 24 万例以下,实现终结艾滋病对公共卫生威胁"的目标尚有较大差距。我国自 1985 年发现第一例艾滋病以来,截至 2023 年底,诊断报告现存 HIV 感染者和病人达 129 万例。我国自 2014 年以来,每年报告 HIV 感染者和病人均超过 10 万例,2019 年达到高峰,超过 15 万例。目前性传播成为我国艾滋病传播的主要途径。2023 年新报告的感染者和病人中,性传播占 98.5%,其中异性性传播占 72.8%,男性同性性传播占 25.7%;新诊断报告感染者中,15 ~ 24 岁青年学生 3 010 例,其中男性同性性传播占 84.7%。

二、艾滋病的危害

艾滋病仍然是威胁人类健康和公共安全的重大传染病。感染艾滋病给个人、家庭、社会带来巨大的危害。

(一)对个人的影响

1. **对个人生理健康的影响** HIV 会破坏人体的免疫系统,尤其是 CD4$^+$T 淋巴细胞,导致免疫系统功能逐渐丧失。未经抗病毒治疗的感染者几乎都会发展为艾滋病,最终会导致死亡。

由于免疫系统被破坏,艾滋病病人会受到各种机会性感染和肿瘤等的侵袭。常见的机会性感染包括以下几种。①肺孢子菌肺炎(Pneumocystis carinii pneumonia,PCP):一种严重的肺部感染,常见于艾滋病病人。②结核病(tuberculosis,TB):HIV 感染者比普通人群更容易患上结核病,且病情往往更为严重。③巨细胞病毒(cytomegalovirus,CMV)感染:可引起视网膜炎、肠炎等严重并发症。④口腔和食管的真菌感染:如由念珠菌感染引起的鹅口疮等。

除了机会性感染,艾滋病病人还容易患上某些类型的肿瘤,如卡波西肉瘤和非霍奇金淋巴瘤。这些肿瘤的发生同样与免疫系统的破坏有关。卡波西肉瘤由人类疱疹病毒8型(HHV-8)引起,主要表现为皮肤和黏膜的紫红色斑块或结节。卡波西肉瘤在免疫功能正常的人群中极为罕见,但在艾滋病病人中很常见。非霍奇金淋巴瘤起源于淋巴系统,在HIV感染者中发生率显著增加。非霍奇金淋巴瘤的症状包括淋巴结肿大、发热、盗汗和体重减轻。

由于目前艾滋病尚不可治愈,须终身服用抗病毒治疗的药物也可能会出现各种副反应,并增加其他疾病的发病风险,生活质量显著下降。艾滋病相关疾病多达20余种,在诊治过程中,病人还可能会受到不同程度的医源性损伤,增加了治疗的复杂性。终身服用抗病毒药物,需要保持严格的服药依从性,如出现漏服,则可能导致抗病毒治疗的失败或耐药性的发生,严重影响治疗效果。

2. 对个人心理健康的影响　心理健康问题在HIV感染者中普遍存在,并成为影响其生活质量和治疗效果的重要因素。由于艾滋病的传播途径和社会污名化,感染者往往承受巨大的心理压力。2022年《柳叶刀》全球健康报告指出,在全球HIV感染者中,焦虑和抑郁症状的发生率分别为25%和31%。感染者通常担心自己的病情暴露会引发社会歧视,导致孤立和排斥。2023年UNAIDS报告显示,超过50%的HIV感染者因害怕被歧视而隐瞒病情,长期的压抑状态可能诱发更严重的心理问题,包括自伤和自杀行为。心理问题不仅对患者本身构成威胁,也可能降低其对治疗的依从性,增加治疗中断的风险,进而加重病情发展。同时,社会污名和歧视还会导致患者的社会支持网络被削弱,使他们更加孤立无援。解决感染者的心理健康问题需要全社会的共同努力,通过减少污名和歧视、加强心理支持服务和提供专业的心理健康干预,帮助他们更好地适应生活和治疗。

(二)对家庭的影响

艾滋病对家庭生活的影响主要体现在经济负担和家庭关系冲突上。

1. 经济负担　艾滋病的长期治疗和护理对家庭经济造成了沉重的负担。尽管我国的"四免一关怀"政策提供了免费的抗病毒药物,但患者仍需承担常规检查、并发症治疗等医疗费用。此外,艾滋病病人往往因健康问题失去工作能力,家庭收入因此大幅减少。与此同时,家庭成员(尤其是主要照顾者)为照顾患者可能减少工作时间甚至完全退出工作岗位,从而进一步加剧经济压力。经济问题不仅削弱了家庭抵御疾病的能力,还对家庭成员的心理健康造成影响,使整个家庭陷入长期的困境。

2. **家庭关系冲突**　艾滋病相关的污名和歧视不仅对患者个人造成心理压力,也对家庭关系产生了深远影响。HIV感染者常被指责为"不道德"或"行为不检点",尤其是通过性途径感染的患者,这种偏见导致家庭成员间的信任和情感危机,引起家庭重大变故,包括离婚或长期分居。患者本身的自责心理也可能使他们疏远家庭,拒绝与家人沟通,进一步加剧家庭关系的紧张。此外,家庭成员因担心承受社会的压力而产生焦虑和抑郁情绪,这种心理和情感上的创伤可能在家庭中代际传递,使家庭成员长期处于心理困境之中。

(三)对社会的影响

艾滋病的危害不仅限于个体和家庭,对整个社会经济的影响也是巨大的。艾滋病影响中青年群体,这些人是社会的主要劳动力。感染HIV后如不能得到有效治疗,导致其劳动能力丧失,人均期望寿命下降,将给国民经济带来严重损失。例如,美国估计,每个未经治疗的HIV感染者从发病到死亡,减少的经济贡献在54.1万～62.3万美元之间。在一些受艾滋病严重影响的地区,国民生产总值的损失可达5%。

除了生产力的损失,艾滋病还消耗了大量的卫生资源。自发现艾滋病以来,许多国家都投入了大量经费用于防治和研究。2022年,全球用于HIV项目的资金达208亿美元。在我国每年用于艾滋病防治的专项经费达数十亿元。

艾滋病还可能成为社会不稳定的重要因素。艾滋病传播与卖淫嫖娼、吸毒贩毒等社会问题密切相关,感染者人数的增加及其所面临的歧视和污名问题可能引发社会矛盾。2023年发布的全球艾滋病流行报告指出,约45%的HIV感染者无法正常获得医疗、就业或教育机会,这种社会排斥可能导致犯罪率上升和社会安全感下降。

此外,艾滋病疫情严重的国家可能面临国际社会对其公共卫生治理能力的质疑,这将影响国际投资者的信心以及国际形象的维护。因此,防控艾滋病不仅是国家公共卫生治理的重要内容,也是展示国家治理能力和责任担当的重要窗口。

三、推荐培训活动

(一)活动时间

30 分钟。

(二)活动方法

头脑风暴、分组讨论、案例研究、视频播放。

💗 **教学提示**

通过头脑风暴、分组讨论、案例研究等形式,结合传统教学方法开展培训,加深学生对艾滋病危害的认识。

(三)活动准备

1. **物料准备** 会议培训用大白纸(70cm×100cm)、红/黑/蓝 3 色油性记号笔、双面胶、笔记本电脑和多媒体教室、参考"活动步骤"中的详细介绍用 A4 大小各色彩色卡纸准备好活动用卡片。

2. **课件准备** 参考本教程课前准备好"艾滋病的危害"教学课件。

3. **场地准备** 无特殊要求。

(四)活动步骤

1. 导入(10 分钟)

(1)活动简介:通过真实的案例帮助学生更具体地了解艾滋病的危害。教师准备若干个关于艾滋病的真实案例,包括感染者的生活经历、治疗过程和心理挑战等。

(2)案例研究活动:学生分成小组,每组分配一个案例,阅读并分析案例内容,思考案例中的主要问题和挑战。每组讨论时间约为 7 分钟。

(3)分享发言:讨论结束后,每组选出一名代表分享案例研究的结果和主要发现。

💟 **教学提示** ——————————————————————————

教师可以提问几个与案例内容相关的问题,引导学生思考和讨论,为后续的讨论做铺垫。

示例问题:

(1)案例中,艾滋病病人面临的主要挑战是什么?

(2)艾滋病对个人健康和家庭的影响有哪些?

(3)我们在日常生活中应该如何防范艾滋病的感染?

案例一:艾滋病与劳动力丧失

李明(化名)45 岁,是一位来自农村的打工者。两个月前,他因口腔念珠菌感染在医院就诊时被诊断感染 HIV。由于诊断延迟,且已经发生机会性感染,他不得不住院治疗。他的妻子也辞去了工作在医院陪护。家里不仅断掉了经济来源,还得支付数目不小的住院治疗费用。本来夫妻关系和谐的他们,经常也说不上几句话。李明觉得对不起妻子和家庭,同时也很担心自己免疫力能否恢复,需要多久时间,因为他是家里的经济支柱,他内心非常懊恼和痛苦。

案例二:艾滋病与经济压力

王伟(化名)是一名即将毕业的大学生,两年前不幸感染了 HIV。毕业季到来,考虑到需要持续服药和自己的身体状况,就业选择有限,理想的职业逐渐变得遥不可及,王伟的自信心受到严重打击。他隐瞒了自己的病情,不敢向家人和朋友倾诉,经济压力日益加剧。在心理层面,王伟常感到深深的孤立和自卑。他害怕他人知道自己的病情后会对他产生偏见和歧视，因此变得越来越封闭。他对未来充满迷茫，甚至一度产生了自杀的念头。

案例三：艾滋病与家庭关系

刘强（化名）是一名50岁的企业总经理，他帅气、事业有成，有贤惠的妻子和两个懂事的孩子。在一次住院检查时，他被诊断感染了HIV。他的妻子对他产生了极大的愤怒和失望，认为他背叛了家庭。家庭关系急剧恶化，妻子提出离婚，孩子也开始疏远他。刘强不仅要面对疾病的折磨，还要承受家庭破裂带来的巨大心理压力和对事业发展的影响。

案例四：艾滋病与心理健康

张丽（化名）是一名大学生，与网恋对象发生无保护性行为，感染了HIV。在得知病情后，她陷入了深深的抑郁和焦虑中，对未来的生活充满绝望。她不敢向学生和朋友透露病情，害怕被排斥和歧视，心理负担越来越重，导致学业成绩下降，甚至有了退学的念头。

2. 头脑风暴（5分钟）

（1）活动简介：头脑风暴活动旨在激发学生对艾滋病危害的思考和讨论。教师可以提问一些开放性的问题，如"艾滋病对个体健康有哪些具体危害？""HIV感染者在心理健康方面面临哪些挑战？"等。

（2）头脑风暴活动：学生自由发言，提出他们对艾滋病危害的看法和疑问。教师记录下主要观点。

♡ 教学提示

教师在总结时，可以引导学生思考并补充关键内容，确保学生对艾滋病的危害有全面的认识。

3. 分组讨论（15分钟）

（1）活动简介：分组讨论活动旨在深入探讨艾滋病对个体、家庭和社会的具体危害。每组讨论一个特定主题,如"艾滋病对个体健康的影响""艾滋病对家庭的影响""艾滋病对社会的影响"等。

(2)分组讨论活动:学生分成小组,每组围绕分配的主题进行讨论,分析艾滋病在该领域的具体危害。每组讨论时间约为7分钟。

(3)分享发言:讨论结束后,每组选出一名代表分享讨论结果和主要观点。

知识链接

2022年12月1日,世界艾滋病日主题宣传活动在京举行。活动现场上演了预防艾滋病情景剧《温暖的爱》,主要讲述发生在艾防员、志愿者和疾控工作人员身边的故事,呼吁全社会共同抗击艾滋病,共享健康生活。可在中国疾病预防控制中心官网下载该情景剧。

(五)思考与探究

1. **辩一辩** 如何正确认识艾滋病?

(★提示:一方面,要提高学生预防艾滋病的警觉性,降低艾滋病相关的歧视,关心关爱感染者,为感染者营造人性化的生存空间,本身就是降低艾滋病传播的重要手段;另一方面,让学生认识到:虽然抗病毒治疗能有效控制HIV的复制,但是也不能盲目地"乐观化",不把预防艾滋病当回事儿,可能导致感染HIV的严重后果。)

2. **想一想** 我之前是怎么看待艾滋病的,这次课后我对艾滋病的认识有了怎样的改变?

(★提示:做好自我反思,对比自己对艾滋病危害的认识是否有改变,不能过于乐观,也不能过于悲观。)

3. **说一说** 如果大学生感染了HIV,会有哪些后果?

(★提示:从大学生的身体健康、心理压力、经济压力、在学校里和学生的关系、就业压力、婚姻压力、生育压力等方面进行思考。)

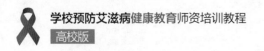

第三节　艾滋病的传播

艾滋病是一种传染性疾病,其传播需要具备传染源、传播途径和易感人群三个环节。HIV 存在于 HIV 感染者和艾滋病病人的血液、精液、阴道分泌物等体液中,存在体液交换才会引起 HIV 的传播。人群对 HIV 普遍易感。

一、HIV 传播途径

(一)性传播及高危性行为

性传播是艾滋病最主要的传播途径。据 UNAIDS 2024 年全球艾滋病报告显示,2023 年全球约 85% 的 HIV 新感染者是通过性接触感染。无保护的性行为是 HIV 感染的主要方式,包括异性性行为和男性同性性行为。性交过程中,HIV 通过生殖器、直肠或口腔黏膜进入体内。

1. 无保护的异性性行为　男性和女性均可通过无保护的异性性接触而感染 HIV。在异性性行为中,女性更易感染 HIV,这与女性生理结构有关,因为女性阴道和宫颈具有较大的黏膜表面积,使得病毒更容易进入体内;也与 HIV 在男性精液中的含量远高于阴道分泌物有关。在一些文化和社会背景下,性行为中的性别不平等使得女性更难以谈论和要求使用安全套,从而增加了她们感染 HIV 的风险。

2. 无保护的男性同性性行为　研究表明,男性同性性行为方式传播 HIV 的风险显著高于异性性行为方式。一是因为男性同性性行为的主要方式是肛交,而肛交由于直肠黏膜较薄且易破损,精液或直肠分泌物中的 HIV 可以通过破损的直肠黏膜进入体内。二是男性同性性行为者(men who have sex with men,MSM)易发生频繁更换性伴、群交、不坚持使用安全套等不安全性行为,因此增加了 HIV 的传播风险。

3. 患有性病时发生无保护性行为　无论男性或女性,在患有性病时发生无保护性行为均会增加感染 HIV 的风险。性病的溃疡和炎症使得生殖器官黏膜屏障受到破坏,从而增加了 HIV 进入体内的风险。研究显示,患有性病的男性感染 HIV 的风险是未患性病者的 2 ~ 5 倍。此外,WHO 的数据显示,在发展中国家,性病与 HIV 共同感染的比例显著增加。例如,在撒哈拉以南非洲地区,约有 30% 的 HIV 感染者同时患有性病。

4. **使用物质后发生的性行为**　使用毒品或饮酒可刺激或抑制中枢神经活动,影响人的判断力和自控力,增加无保护性行为和多性伴行为的发生。例如,一项在美国进行的研究发现,使用甲基安非他明(冰毒)的 MSM 比不使用该物质的人更有可能发生无保护性行为,其感染 HIV 的风险也显著增加。此外,酒精使用与 HIV 传播风险之间存在显著关联,饮酒后发生无保护性行为的概率比不饮酒者增加了 1.5 倍。因此青年学生应特别警惕,远离毒品,不要过量饮酒。

(二)血液传播

血液传播是指 HIV 通过受污染的血液或血液制品传染给他人,包括以下几种方式:①输注含有 HIV 的血液或血液制品;②共用未消毒或消毒不严格的注射器、针头和侵入性器械;③使用消毒不严格的被 HIV 污染的工具文眉、打耳洞、拔牙;④与感染者共用剃须刀、牙刷等。

(三)母婴传播

母婴传播是指感染 HIV 的母亲在怀孕、分娩或哺乳过程中将 HIV 传给婴儿。在怀孕期间,HIV 可以通过胎盘传染给胎儿。在分娩过程中,婴儿在产道可接触到母亲的血液和阴道分泌物而感染 HIV。在哺乳过程中,母乳中的 HIV 病毒可以通过喂养传染给婴儿。感染 HIV 的孕妇在医生的指导下,通过服用抗病毒药物、采用剖宫产、避免母乳喂养等方式,可以显著降低母婴传播的概率。

二、艾滋病传播的必要条件

社会上对艾滋病的传播途径和高危行为存在一些误解,导致不必要的恐慌和对 HIV 感染者的歧视。科学研究表明,艾滋病的传播需要满足以下三个必要条件。

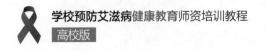

（一）存在传染源，即必须有存活的 HIV

必须有存活的 HIV 存在，才可能发生传播。如果没有 HIV 的存在，无论发生什么行为，都不会造成感染。

（二）足量的 HIV 从感染者体内排出

只有当 HIV 病毒的数量达到一定水平时，才可能导致感染。例如，HIV 主要存在于感染者的血液、精液、阴道分泌物和乳汁中，接触这些体液的感染风险较高。而唾液、泪水、汗液和尿液中的病毒含量极低，不足以传播，因此生活中的日常接触行为并不会传播 HIV。

（三）HIV 必须进入易感者的体内

接触含有 HIV 的体液并不一定感染 HIV，因为健康、无破损的皮肤能够有效阻止病毒进入机体。病毒可以通过破损皮肤、伤口、溃疡，或通过黏膜（如肛门、生殖道、口腔、眼睛）进入人体。

因此，足量、存活的 HIV 从感染者体内排出，进入另一个人的体内，才会造成 HIV 的传播。日常生活中，与 HIV 感染者共餐、握手、拥抱或礼节性亲吻、蚊虫叮咬、在公共游泳池游泳、一起上课、使用公共设施（如卫生间、淋浴间）等行为，不会传播 HIV。另外，乘坐公共交通工具（如公交车、地铁）、在公共场所共用设备（如健身房器材）、在办公室或学校共用电脑、电话等办公设备等也不会传播 HIV。

三、艾滋病重点人群及易感染艾滋病危险行为人群

根据 UNAIDS 数据显示，2023 年全球新增的 130 万 HIV 感染者中，超过 55% 来自易感染艾滋病危险行为人群。这一比例较 2010 年的 45% 明显上升，了解并关注易感染艾滋病危险行为人群和重点人群对于艾滋病防治至关重要。

（一）易感染艾滋病危险行为人群

易感染艾滋病危险行为人群是指有卖淫、嫖娼、多性伴、男性同性性行为、注射吸毒等行为人群。针对这些人群，应制定和实施专门的干预措施，如推广安全套和安全性行为、提供清洁针具，早期检测发现和治疗感染者、打击卖淫

嫖娼等违法行为等。此外,心理支持和社会服务对于帮助重点人群和易感染艾滋病危险行为人群改变高风险行为也具有重要意义。

(二)艾滋病重点人群

艾滋病重点人群是基于艾滋病流行的形势和特点,为突出重点有针对性地开展艾滋病防治工作而确定的,通常艾滋病重点人群包括流动人口、青年学生、老年人、出国劳务人员、监管场所被监管人员等人群。针对重点人群,应当强化艾滋病感染风险及道德法治教育,提高自我防护能力,避免和减少易感染艾滋病行为。

1. 流动人口 流动人口因迁徙频繁、社会网络不稳定及医疗资源获取困难,成为艾滋病防治关注的重点人群。据统计,我国流动人口的 HIV 检测率不足 50%,远低于常住人口平均水平。流动人口中发生无保护性行为和多性伴行为的比例较高,这种情况在建筑工地、沿海工业园区等男性集中就业地区尤为突出。此外,流动人口普遍缺乏艾滋病相关知识,对 HIV 传播途径和检测手段了解不足,增加了高危行为的发生概率。例如,2021 年的一项调查显示,超过 60% 的流动人口无法正确回答 HIV 传播途径相关问题。流动性还导致许多人未能长期接受医疗监测和干预服务,增加了感染者被发现和管理的难度。因此,加强对流动人口的健康教育、HIV 检测服务和安全性行为干预,是控制艾滋病传播的重要策略。

2. 青年学生 青年学生因性观念尚未成熟、好奇心强且性健康知识不足,成为 HIV 预防的重点人群。据中国疾病预防控制中心数据,2023 年我国 15～24 岁青年学生中新报告的 HIV 感染者为 3 010 例,其中男性同性性行为传播占主导地位,占比高达 84%。虽然许多学校开始开展性健康教育,但内容仍集中于生理知识,对安全性行为、性伴管理和心理健康的教育不足,导致学生在生活中缺乏防护意识。例如,一项针对高校的研究显示,仅有 28% 的学生在临时性伴关系中坚持使用安全套。此外,部分学生对 HIV 感染的后果认识不足,认为现代医疗技术已经可以完全控制艾滋病,导致预防意识进一步削弱。因此,针对青年学生的干预措施应包括完善性健康课程、推广安全套使用、增加校园 HIV 检测点和提供心理咨询服务等。

四、推荐培训活动

（一）活动时间
60分钟。

（二）活动方法
情景分析、专题讲座、危险行为分级、野火游戏等主题游戏。

💜 **教学提示** ────────────────────────

通过情景分析、专题讲座、危险行为分级、野火游戏等主题游戏，结合传统教学方法开展培训，增强学生对艾滋病传播途径及危险行为的认识。

────────────────────────────────

（三）活动准备

1. **物料准备**　会议培训用大白纸(70cm×100cm)、红/黑/蓝3色油性记号笔、双面胶、笔记本电脑和多媒体设备、参考"活动步骤"中的详细介绍用A4大小各色彩色卡纸准备好游戏用卡片。

2. **课件准备**　参考本教程课前准备好"艾滋病传播途径及危险行为"教学课件。

3. **场地准备**　无特殊要求。

（四）活动步骤

1. **导入(10分钟)**

(1)情景分析:准备几个常见的情景,如"年轻人在派对后和对象一起回家""在酒吧被教唆而使用新型毒品""受好朋友邀约一起去文身"等。将这些情景分发给学生进行讨论和分析。

💜 **教学提示** ────────────────────────

教师可以提问几个与情景内容相关的问题,引导学生思考和讨论,为后续的讨论做铺垫。

【示例问题】

• 在"年轻人在派对后和对象一起回家"情景中,如何识别潜在的不安全性行为？你会如何应对这种情况？

• 面对"在酒吧被教唆而使用新型毒品"的情景,为什么使用毒品是危险的？这些行为可能带来哪些后果？

• 如果你"受好朋友邀约一起去文身",你会提供什么样的建议？

(2)分组讨论:请大家分成 4 ~ 5 人一组,每组就分配的情景进行讨论,分析情景中的危险行为和潜在的传播风险。每组讨论时间约为 10 分钟。

【示例情境】

1. 情景一　大学生小 C 有时会通过社交软件认识陌生人并与其发生性行为,但并不是每一次都会使用安全套。虽然小 C 知道要用安全套保护自己,但是他认为一次、两次没有使用安全套应该不会有事,"自己不会那么不幸就中招"。最近小 C 有点感冒症状,心里不免有些犯嘀咕,自己会不会感染了 HIV？

讨论要点:

(1)如何评价小 C 的这种行为？

(2)如何评价小 C 的行为逻辑？这种逻辑的后果是什么？

(3)如果小 C 担心自己可能感染了 HIV,他接下来应该如何做？

2. 情景二　小张和其对象建立恋爱关系已经有半年了,他们之前已经发生过几次性行为,但从未使用过安全套,也没有进行过任何性健康检查。他们觉得谈恋爱就要彼此信任,彼此忠诚,固定伴侣之间不需要"安全套"。

讨论要点:

(1)小张和其对象的这种行为面临哪些健康风险？

(2)你觉得固定性伴侣之间是否需要使用安全套？为什么？

3. 情景三　在一次学校组织的户外活动途中,学生们遇到发生车祸的伤员,大家积极参与到伤员救助中,待伤员被救护车接走后,小刘发现自己手上沾上了伤员的血液,小刘开始担心自己是否有感染 HIV 的风险。

讨论要点:

(1)在这种情况下,HIV 传播的风险有多大?

(2)小刘应该如何正确处理和应对这种情况?

4. 情景四　小美怀孕了,她在一次产前检查中得知自己感染了 HIV。医生告诉她,如果不采取适当的预防措施,HIV 可能会通过母婴传播的途径传播给肚子里的宝宝。小美非常担心,不知道该怎么办。

讨论要点:

(1)HIV 母婴传播的机制是什么?

(2)小美可以采取哪些措施来降低 HIV 母婴传播的风险?

(3)医生和社会可以采取哪些措施来减少 HIV 母婴传播?

2. 专题讲座(20 分钟)

(1)前后衔接:刚才大家的讨论和分享都非常好! 青年学生正处于性活跃期,艾滋病感染的风险随时可在。正确而敏感地认识到危险行为,才有可能避免其发生。今天我们就一起来学习艾滋病的传播途径及危险行为。

(2)教学讲解:教师可以参考本教程在课前准备好教学课件,以专题讲座的方式向学生全面介绍艾滋病的传播途径和危险行为。

温馨提示

专题讲座形式相对枯燥,因此建议教师可以尽可能多地结合学生们的实际生活举例进行讲解,以此提升学生的学习兴趣。此外,适当地设问,增加师生有效的教学互动也可以活跃课堂气氛。每讲解一种传播途径,就请相应案例组的学生代表发言,教师进行点评,并进行 PPT 讲解。充分调动学生参与互动和分享。

3. 技能训练(30分钟)

(1)野火游戏(20分钟)

1)游戏简介:野火游戏旨在让参与者亲身体验HIV传播速度、传播途径、感染者的内心感受等,增强对HIV感染者的理解。提高对HIV传播的警觉性,鼓励参与者从个人的角度积极投入到艾滋病预防和关怀的工作中。

2)游戏流程:游戏共分为六步。

第一步,学员围着主持人站成一圈(也可以让学员坐着围成圆圈)。

第二步,主持人说:"我们要做一个游戏:野火游戏。这是一个有关HIV传播的体验游戏,为保证游戏顺利进行,我们要不要制定几条参与规则呢?"(可能的答案:尊重、参与、保密、守则、倾听等)。

第三步,主持人让4个人做观察员,先退出圆圈(注意从圆心辐射的四个不同方向选人),并告诉大家,他们四个人只参加一次握手。

第四步,主持人说:"现在请大家闭上眼睛。我是'艾滋病病人',现在我要从每一个人的身后走过,同时我会轻拍2个人的肩膀,被拍肩膀的人即是'HIV感染者'了。请注意,我拍了你的肩膀后,请你一定要不露声色,尤其是睁开眼睛以后,更要不露声色,越自然越好。"(主持人边走边说,同时轻拍2个人的肩膀)。

第五步,主持人说:"好的,现在请大家睁开眼睛。""下面,我们要做野火游戏,就是大家互相握手。请注意,互相握手时,被拍肩膀的人即'HIV感染者',与别人握手时要抠一下对方的手心。被抠手心的人再与别人握手时同样要抠对方的手心。"(主持人与一学员示范握手方法)。"这里的游戏规则是:被拍肩膀的人即'HIV感染者'与别人握手时以及被抠到手心时都要不露声色,越自然越好;没有被拍到肩膀和没有被抠到手心的人,握手时不能随意地去抠对方手心;每一次握手只能跟一个人握手;已经握过手的人之间不能重复握手。"

第六步,主持人站到圈外,要求学员开始第一次握手,握完后返回原地站好。在第二次握手的口令发出后,学员开始与没有握过手的学员第二次握手,之后是第三次与没有握过手的学员握手(注意,第三次握手时,请4位观察员参与握手)。握手完毕后,请大家回到原来的位置。

【主持人注意】

参加活动的人数一定是偶数。握几次手取决于参与游戏的人数,一般来说,30 ~ 40 人左右,握 3 次手即可。如果是 40 ~ 50 人可以握 4 次。总之,握手后被"感染"的人,既不能太少,也不能全都被感染。

第七步,主持人开始带领全体讨论问题。

①我是一个"艾滋病病人",当我从每一个人的身后走过,你在想些什么?有什么感受?

②我准备拍 2 个人的肩膀时,你们心里在想些什么? 说明什么?

③当大家睁开眼睛后,我们中间已经有了两位"感染者",大家能看出是谁吗? 说明什么?

④现在,我请两位被拍肩膀的人即"HIV 感染者"站在圆圈中间。请问,当你被拍肩膀时心里想了些什么? 抠别人手心时想了什么? 为什么?

第八步,主持人说,刚才的握手抠手心动作,模拟的是不安全的性行为。现在我们中间有多少感染者呢? 现在请被抠到手心的人,包括两位被拍肩膀的人,都集中到这边来站成一排。没有被抠到手心的人到他们的对面站成一排。

主持人问全体学员:开始我们中间只有 2 名"感染者",经过三轮握手后与感染者有过不完全接触的达到 X 人,说明什么?

第九步,主持人问被抠到手心的人:

①当你被抠手心时心里什么感受? 为什么?

②当你知道自己是感染者,在与别人握手时,有什么想法? 为什么?

③你已知道自己可能感染上 HIV,你今后还会再进行这样的高危险行为吗? (如果有观察员也被感染了,这是极好的效果,向他们发问)你只有这么一次不安全的性行为就被感染了,此时此刻,你的感受是什么? 你想说点什么?

④站在你们对面的朋友没有被感染,你们想对他们说点什么?

第十步,主持人问没有被抠到手心的人。

①在这么一次高危的不安全性行为中你们没有被感染,此时此刻,你们想说些什么?

②看到和你有一样行为的人可能感染了 HIV,你会改变你的高危险行为吗?

③站在你们对面的朋友被感染了,你们如何看待他们? 你们想对他们说点什么?

第十一步,主持人问被抠到手心的人。

刚才的握手抠手心动作,模拟的是不安全的性行为,你们可能被感染,想不想最后检测一下是否真的被感染了,当然,你可以选择检测或者不检测。

现在发给每人一个信封(要求先不要打开),里面有检测结果,如果写有"阳性"则代表你真的是"HIV感染者"了。主持人可以再问:现在你在想什么?想不想打开?

现在请检测结果为阴性的人站到对面去(没有被抠到手心人的这边)。

【主持人注意】

1. 有多少被抠到手心的人就准备多少张纸条。

2. 要在多数纸条上写"阳性"。

3. 发纸条时一定要保证被你拍肩膀的两个人拿到是"阳性"检测条。

第十二步,主持人问检测结果为阳性的人。

①面对这样一个检测结果,此时此刻你们内心有怎样的感受,有什么想法?

②你会把感染HIV的事告诉别人吗? 如果会? 会告诉谁? 为什么?

③此时此刻,你最想做些什么? 为什么?

④你需要帮助吗? 如果需要,你最需要的帮助是什么?

第十三步,主持人问没有被抠手心和检测结果为阴性的人:你们能理解到此时此刻他们(感染者)最需要什么? 我们应该为他们(感染者)做些什么?

第十四步,我们的游戏即将结束,请每个人用一句话表达参加游戏的感受。

第十五步,最后,请大家互相握手致意,以此来结束游戏。同时表明:握手是不会传播HIV的。

【主持人注意】

野火游戏的内涵是十分丰富的,在时间紧迫的情况下,你可以通过这个游戏展示几乎涵盖所有环节的知识点,例如:HIV的传播;在选择抠与不抠之间是"选择与做决定";在参与者对普遍追问第一个人抠手心的人是谁并很想找出这个人"绳之以法",这涉及"对艾滋病病人的理解";被抠手心以后,有人特别乐意再去抠其他人,但是有些人就不再和其他人握手,这涉及"感染HIV后的心理";从参与者不知道谁是第一个,可以引出"从外表看不出一个人是否感染了HIV",因为HIV可以长期潜伏在身体内而不表现出任何症状或体征等

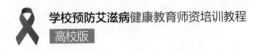

等。所以,在互动中把预防艾滋病的相关知识传达给学员,这才是游戏的目的。

(五)思考与探究

1. 说一说 青年学生可能面临的艾滋病高危行为有哪些?

(★提示:无套的性行为,比如与固定性伴发生性行为、商业性性行为、偶然性行为、饮酒和物质使用后发生性行为等。)

> **知识链接**
>
> #### 公益宣传片——《青春无艾 美好未来》
>
> 2022 年 12 月 1 日下午,中国疾病预防控制中心主办的 2022 年世界艾滋病日主题宣传活动在京举行。活动现场发布了针对大众人群的不同特点的预防艾滋病公益宣传片。青年学生预防艾滋病公益宣传片《青春无艾 美好未来》,重在引导青年学生树立正确的健康观念,提高艾滋病防治知识水平和自我保护意识,养成健康行为方式。可在中国疾病预防控制中心官网下载观看。

2. 想一想 当你遇到潜在的艾滋病危险行为时,你有多大的信心规避?你将采取什么措施?为什么?

(★提示:评估安全性行为的自我效能。可以从安全行为的重要性进行反向推理。)

第四节 艾滋病的咨询与检测

虽然感染 HIV 会对机体造成伤害,但是伤害的程度取决于机体免疫功能受损的程度。因此,做到早检测、早发现、早治疗,可以在很大程度上保护或重建机体的免疫功能,避免发生机会性感染,延缓疾病的进展,提高生活质量。

一、相关概念

(一)艾滋病自愿咨询检测

艾滋病自愿咨询检测(voluntary counseling and testing, VCT)是指怀疑发生 HIV 感染风险的个人,通过咨询专业人员,在充分知情和完全保密的情况下,自愿接受 HIV 检测及相关转介和延伸服务的过程。

VCT 是我国艾滋病防治措施的重要组成部分,"国家实行艾滋病自愿咨询和自愿检测制度"被写入《艾滋病防治条例》。VCT 是我国主动发现艾滋病病例的一项重要手段,也是预防艾滋病传播和蔓延的有效措施。VCT 是在自愿的前提下开展的咨询与检测服务。

(二)艾滋病咨询

艾滋病咨询是指经过培训的咨询员与求询者之间的交流,在充分了解求询者的具体情况后,结合咨询员在艾滋病防治方面的专业知识和经验,为求询者提供帮助和支持的过程。根据 WHO 的定义,艾滋病咨询是求询者与咨询员之间在保密的情况下进行的对话,目的是帮助求询者应对 HIV 感染带来的心理压力,并使其能够做出自己的决定。咨询过程应包括对求询者感染风险的评估,并为其提供减少 HIV 感染或传播的行为建议。

(三)艾滋病检测

在自愿的前提下为求询者提供 HIV 检测服务,对个体是否感染 HIV 做出实验室诊断,有条件的地方可同时为求询者提供梅毒螺旋体与丙型肝炎病毒感染的检测服务。

二、艾滋病咨询与检测的意义

咨询和检测在艾滋病防治工作中具有相互促进、互为补充的作用。首先,通过检测前咨询,可促进有 HIV 感染风险的求询者进行 HIV 检测;其次,检测结果作为检测后咨询的基础,可更有针对性地指导开展检测后咨询;再次,检测后咨询是检测的进一步延续,通过检测后咨询,可为检测后的个体制定个性化的健康教育处方并提供有针对性的转介与延伸服务;最终,两者相辅相成,达到未感染 HIV 的求询者避免感染,已感染 HIV 的求询者不再感染他人并及时接受抗病毒治疗等服务的目的。

此外,艾滋病检测与咨询还可以帮助青年学生树立正确的健康观念和行为规范,培养他们识别风险,增强寻求帮助的能力。通过咨询,求询者可以全面了解艾滋病相关知识,打破对疾病的误解。咨询还可以帮助求询者正确应对检测结果,提供专业的医学建议和心理支持,增强其应对疾病的信心和能力。

三、艾滋病检测的基本信息

(一)艾滋病初筛检测

艾滋病的初筛检测可通过检测点检测和自我检测的形式进行。如结果出现可疑阳性或者阳性,须采集血液样本送到确证实验室进行确证检测。确证结果阳性才能诊断为 HIV 感染。

艾滋病检测点的检测采用现场快速检测或采集血液样本送到实验室检测的方式进行。此外,还可采用基于尿液样本的自我采样传递检测模式。在艾滋病检测服务过程中,可根据受检者的需求,灵活采用多种检测模式。

HIV 快速检测通过采指尖血、口腔黏膜渗出液或尿液样本进行检测,能够在短时间内获得结果,适用于初筛和紧急情况。其中采指尖血、口腔黏膜渗出液检测需要由经过培训的人员进行,尿液快速检测可用于自我检测。

艾滋病自我检测是个体在独自或在其信任的人陪伴下,自我采集样本、检测和读取结果的过程。自我检测能及时了解自身可能的 HIV 感染状态,如结果可疑或出现阳性,须尽快到医疗卫生机构确诊,以便尽早获得治疗、关怀服务。这种检测方式有助于个体隐私保护,提高艾滋病检测的主动性,增强艾滋病检测的可及性和方便性。艾滋病自我检测是现有艾滋病检测咨询服务的重要补充。

(二)艾滋病检测地点

1. **医疗机构或疾病预防控制中心(CDC)** 就诊者如有检测需求可直接前往医院、社区卫生服务中心、CDC 等机构进行检测。流程通常包括登记信息、咨询和知情同意、采样检测、等待结果以及结果解读等步骤。如果检测结果为阳性，还需要进行进一步确认检测，如确证阳性，则需要安排后续的抗病毒治疗。我国二级以上医疗机构和部分社区卫生服务中心，以及各级 CDC 均可提供 HIV 初筛检测服务，其中各级 CDC 提供的 HIV 检测是免费的。此外，许多社会公益组织也与卫生部门合作，提供针对重点人群和易感染艾滋病高危行为人群的检测服务。

2. 艾滋病自我检测　目前我国已经批准上市的有艾滋病尿液自检试剂。在进行自我检测时，务必认真、仔细阅读并理解试剂盒说明书，严格按照说明书的要求、步骤和指导进行操作。需要提醒的是，自检仅用于筛查，若自检结果为阳性，还应尽早到疾控中心或医疗机构进行再次检测与确认。

艾滋病自我检测包括以下几个步骤：①仔细阅读试剂盒内操作说明书；②按照试剂盒说明书的指导采集相应的样本；③试剂平衡至室温后按照说明书步骤进行检测操作；④读取结果；⑤检验结果的解释；⑥获取进一步支持服务（检验结果咨询、治疗、关怀等）。

（三）艾滋病检测的时机

HIV 检测的时机至关重要。适当的检测时间应根据窗口期来决定。窗口期指从 HIV 感染人体到血液中能检出 HIV 核酸、抗原或抗体等感染标志物的一段时期。不同检测技术的窗口期存在差异：基于抗体的检测通常需要数周时间，更高灵敏度的抗原抗体联合检测或核酸检测则能更早发现感染。需要注意的是，在窗口期内即使检测结果呈阴性，感染者体内仍可能存在病毒并具有传播风险。

对于易感染艾滋病危险行为人群，如 MSM，应每年进行 2 ~ 4 次的检测。这是因为定期检测有助于早期发现和控制感染。此外，任何发生无保护性行为或其他易感染艾滋病行为（如共用注射器等）的人，都应在窗口期结束后尽快接受检测，以确保及时干预和治疗。

四、结果的解释与应对

艾滋病快速检测试剂的检验结果是在结果显示窗口出现两条线，分别为

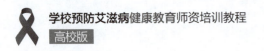
对照线(位于对照区)、检测线(位于检测区)。根据检测线、对照线的显色情况，检验结果分为无反应性(阴性)、反应性(阳性)和无效(图 2-1)。

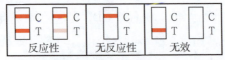

注:C 为对照线;T 为检测线。

图 2-1　艾滋病快速检测试剂的检验结果示例

若结果显示窗口出现对照线和检测线,可判断检验结果为有反应性,提示受检者可能感染了 HIV。即使检测线的颜色较浅,检验结果也是反应性,因为检测线颜色的深浅与样本中 HIV 抗体的浓度不一定相关;若结果显示窗口仅出现对照线(位于对照区),可判断检验结果为无反应性,提示受检者可能尚未感染 HIV,或者处于 HIV 感染的窗口期;若结果显示窗口内未出现任何线,或者出现检测线(位于检测区),判断检验结果为无效,建议受检者采用新的试剂盒重新检测。

获得 HIV 初次检测结果后,如果结果呈反应性,则需要进行后续测试以确认结果。采用任何类型的快速检测或自我检测并得到反应性结果时,建议前往当地医疗机构或 CDC 进行确认检测。如果在医疗机构或实验室中进行的检测结果呈反应性,则表明已经感染了 HIV。被诊断出感染 HIV 后,不论 $CD4^+T$ 细胞的数量多少,均应当尽快开始治疗,尽早控制 HIV 对机体免疫功能的损害。早期治疗并规律服药可以避免发展到艾滋病期。如果确认检测结果表明没有感染 HIV,仍然需要接受健康教育,了解无保护性行为或其他高危行为的风险,并接受相关的预防教育,建议在未来采取预防措施,例如使用安全套和定期检测。

需要注意的两点,一是 HIV 检测是判断个人是否感染 HIV 的唯一方式;二是 HIV 检测结果仅反映个人的 HIV 状况,建议伴侣也进行检测,以便双方了解彼此的 HIV 状况并采取措施保持健康。

五、推荐培训活动

（一）活动时间

30 分钟。

（二）活动方法

分组讨论、情景分析、现场模拟。

（三）活动准备

1. **物料准备**　大白纸（70cm×100cm）、红/黑/蓝三色油性记号笔、双面胶、笔记本电脑和投影仪、各色彩色卡纸用于情景分析和现场模拟的卡片。

2. **课件准备**　准备"艾滋病咨询与检测"教学课件。

3. **场地准备**　无特殊要求。

（四）活动步骤

1. **导入（10 分钟）**

（1）情景展示：教师可以准备一个情景故事，借助角色扮演、教学课件、打印文稿或旁白等形式展示导入情景。

【示例情景】

小张在一次与网友无保护性行为发生 15 天后，感觉有咽痛、发热等不适，他犹豫是否要进行艾滋病检测。他的朋友小李建议他做一个快速检测，但小张担心检测结果会影响他的生活和心理。

（2）分组讨论：学生分组讨论以下问题：小张是否应该进行艾滋病检测？如果需要，应在什么时间检测比较好？如果不检测可能有哪些后果？讨论时间约为 2 分钟。

（3）讨论分享：每组选出一名代表分享讨论结果。

2. **情景分析（15 分钟）**

（1）前后衔接：解释刚才的讨论情景，并引入艾滋病检测与咨询的重要性。

（2）具体案例分析：每个小组分配一个具体的情景案例进行分析。情景案例可以包括：

• 小张选择了进行艾滋病快速检测，结果是阳性，他该如何应对这个结果？

• 小张因为高风险行为而担心自己感染了 HIV，他该如何选择合适的检测方法？

• 小张选择了进行艾滋病快速检测，结果是阴性，他该如何应对这个结果？

(3)分析和讨论：小组成员讨论案例中的问题，提出解决方案，并记录下讨论结果。教师进行适当小结。

3. 课堂小结(5 分钟)

(1)总结讨论：请学生总结本次活动的主要收获，分享对艾滋病检测与咨询的认识和理解。

(2)总结陈述：教师总结活动内容，强调艾滋病检测与咨询的重要性及其在实际生活中的应用，鼓励学生积极参与检测与咨询，保护自己和他人的健康。

知识链接

如果您想了解更多"艾滋病检测与咨询"相关知识，可以访问中国疾病预防控制中心性病艾滋病预防控制中心官方网站和世界卫生组织官方网站。

(五)思考与探究

1. 想一想 为什么青年学生了解检测咨询知识很重要？

(★提示：青年学生往往有认识误区，一是"看上去很健康"，从外表来判断是否感染 HIV；二是"艾滋病离校园很遥远"，艾滋病是成年人才会有的疾病；三是"一次没有关系"，抱有侥幸心理。作为知晓艾滋病感染状况的唯一途径，及时检测和咨询至关重要。青年学生应掌握安全性行为的方法，发生无保护性行为后应及时做检测和咨询。进行艾滋病早期检测咨询有重要意义：一是帮助感染者尽早启动诊断和治疗,避免 HIV 对机体免疫功能造成更大损害;二是可以提供心理支持,提高感染者生存质量;三是促使咨询者(无论感染与否)减少艾滋病危险行为,预防 HIV 传播。

2. **说一说** HIV 检测阴性意味着什么?

(★提示:检测在发生易感染艾滋病危险行为 4 周后。如果结果为阴性,且期间没有艾滋病感染的相关危险行为,基本可以排除 HIV 感染;如果后续仍有相关危险行为,建议定期复查。)

第五节　艾滋病的临床表现和治疗

　　从初始感染 HIV 到艾滋病终末期是一个较为漫长而复杂的过程。在这一过程中,不同阶段的临床表现多种多样。根据感染后的症状、体征等临床表现,HIV 感染的全过程可分为急性期、无症状期和艾滋病期。然而,由于个体差异,在临床上可表现为典型进展、快速进展和长期缓慢进展三种转归,相应的临床表现也有所不同。

一、艾滋病的临床表现

　　1. **急性期**　通常发生在初次感染 HIV 后的 6 个月内。这一阶段,部分感染者会出现 HIV 病毒血症和免疫系统急性损伤的临床表现。大多数患者的临床症状较轻,持续 1～3 周后缓解。临床表现以发热最为常见,伴有咽喉痛、盗汗、恶心、呕吐、腹泻、皮疹、关节疼痛、淋巴结肿大及神经系统症状。部分患者可能会出现轻度白细胞和血小板减少或肝功能异常。

　　2. **无症状期**　可从急性期进入此期或无明显的急性期症状进入此期,到出现艾滋病症状和体征的时间。无症状期如无治疗,一般可持续 4～8 年。无症状期长短与感染病毒的数量和类型、感染途径、机体免疫状况、营养条件及生活习惯等因素有关。处于无症状期的感染者的血液、精液、阴道分泌物、乳汁、脏器中含有 HIV,具有传染性。

3. **艾滋病期**　HIV 感染的终末阶段,患者的 CD4$^+$T 淋巴细胞计数通常降至 200 个 /μL 以下,血浆 HIV 的病毒载量显著升高。这一阶段的主要临床表现包括 HIV 感染相关症状和体征(表 2-1),以及各种机会性感染和肿瘤。

表 2-1　艾滋病相关症状及体征

症状及体征	描述
发热	持续 1 个月以上的发热
盗汗	夜间盗汗,持续时间较长
腹泻	长期腹泻,持续时间超过 1 个月
体重减轻	体重较原体重的减少超过 10%
神经精神症状	记忆力减退、精神淡漠、性格改变、头痛、癫痫和痴呆等
持续性全身性淋巴结肿大	除腹股沟以外,两个或两个以上部位的淋巴结肿大,淋巴结直径大于或等于 1 厘米,无压痛,无粘连,且肿大持续时间超过 3 个月

二、艾滋病的治疗

高效抗反转录病毒治疗(highly active anti-retroviral therapy,HAART),通常称抗病毒治疗,是一种用于治疗 HIV 感染的综合疗法。HAART 通过联合使用多种抗反转录病毒药物,抑制 HIV 的复制,减少病毒在体内的数量,从而提高免疫系统功能,延缓疾病进展,减少并发症的发生。

艾滋病治疗的主要目标是通过最大程度地抑制病毒复制,使病毒载量降低至检测下限,减少病毒变异,同时重建或改善免疫功能,进而降低 HIV 感染者的发病率和死亡率,使患者获得接近正常的期望寿命,并提高生活质量。艾滋病治疗的另一目标是减少 HIV 的传播,包括预防母婴传播。

对于成人及青少年患者,一旦确诊 HIV 感染,无论 CD4$^+$T 淋巴细胞水平如何,建议立即开始治疗。尤其在妊娠期、确诊艾滋病、急性机会性感染、CD4$^+$T 淋巴细胞低于 200 个 /μL、HIV 相关肾病、急性期感染以及合并活动性乙型肝炎或丙型肝炎时,应加快启动治疗。在开始 HAART 前,应取得患者的配合和同意,并对其进行服药依从性教育;如患者存在严重的机会性感染或慢性疾病急性发作,应在病情稳定后再开始治疗。启动 HAART 后,须终身坚持治疗。

无论选择哪种治疗方案,按时服药是关键。患者需要严格按照医生的建议服用药物,不能擅自更改药物剂量或停药。患者应定期到医院进行随访,监测病毒载量、CD4$^+$T 细胞计数和药物副作用,以确保治疗的有效性和安全性。

艾滋病治疗需要注意三点。

(1)早治疗:感染 HIV 后,及早接受规范的抗病毒治疗并持续接受治疗对提高生活质量和减少病毒传播至关重要。通过早期接受抗反转录病毒治疗(ART),可以有效地抑制病毒的复制,降低体内病毒的数量,帮助免疫系统恢复和维持正常功能,减少并发症的发生,让患者保持较好的身体状况,并显著降低艾滋病相关疾病的发生率和死亡率。

(2)按时服药:遵医嘱,保持每天定时、定量服药,才能有效抑制病毒复制,降低病毒载量,预防耐药性的产生,提高治疗的长期效果。

(3)坚持终身治疗:目前艾滋病尚不可治愈,坚持终身治疗可有效抑制病毒复制,降低对机体免疫功能的损害,降低传播概率。研究表明,坚持抗病毒治疗的 HIV 感染人群,在治疗后 10 年的生存率超过 87.5%,停药的 HIV 感染者 9 年的生存率仅仅在 50.0%,而未治疗的艾滋病病人 2 年的生存率不到 50.0%。当病毒载量控制在检测不到的水平时,其传染性几乎为零,从而有效地减少艾滋病的传播。

三、抗病毒治疗的副反应

抗病毒治疗虽然在抑制 HIV 病毒复制方面非常有效,但也可能引起一些副作用。

患者常见的副反应包括胃肠道不适,如恶心、呕吐、腹泻和胃痛,这些症状可以通过进食时服药和使用止吐药及止泻药来缓解。此外,皮肤反应如皮疹、瘙痒和过敏也较为常见,通常可通过局部用药或口服抗组胺药物进行管理,严重时可能需要更换药物。肝脏毒性表现为肝酶升高、黄疸和疲劳,患者须定期监测肝功能,避免饮酒,并在必要时调整或更换药物。肾脏毒性方面,症状包括肾功能下降和电解质失衡,需要通过定期监测肾功能、保持水分摄入以及调整药物剂量来管理。代谢紊乱则表现为高血糖、高血脂和脂肪重新分布,如面部、腹部脂肪堆积和四肢脂肪减少,可以通过饮食控制、定期监测血糖和血脂以及药物治疗来应对。抗病毒治疗还可能导致骨密度降低,增加骨质疏松和骨折的风险。患者应补充钙和维生素 D,定期进行骨密度检测,并适当进行运动。神经系统反应如头痛、头晕、失眠、抑郁和神经痛也可能发生,这些症状可以通过调整药物剂量、使用止痛药和提供心理支持等来管理。血液学异常如贫血、中性粒细胞减少和血小板减少需要定期监测血常规,补充营养并在必要时调整药物。

为了有效管理这些副作用,患者需要定期进行血液检查,包括肝肾功能、血糖血脂和骨密度等,以及时发现并处理副作用。

此外,抗病毒治疗的耐药性问题也是一个挑战。耐药性是指 HIV 在患者体内发生变异,使其对抗病毒药物产生抵抗力,导致治疗效果下降或失效。患者的药物依从性较差,如不按时服药或擅自更改药物剂量,病毒复制得不到有效控制,病毒变异的概率就会增加,从而产生耐药性。耐药性一旦发生,患者体内的病毒就可能对当前使用的药物失去敏感性,治疗效果减弱,甚至完全失效。

耐药性的发生不仅会导致病毒载量重新升高,还可能导致患者的免疫功能进一步受损,增加艾滋病相关并发症和机会性感染的风险。为了应对耐药性,患者需要进行耐药性测试,以确定病毒对哪些药物产生了耐药。根据测试结果,医生会调整治疗方案,选择其他仍然有效的抗病毒药物。

预防耐药性的关键在于严格遵守治疗方案,保持高依从性。患者需要按时服药,不能擅自停药或更改剂量,并定期进行随访和病毒监测。一旦发现病毒载量异常或出现耐药性迹象,应及时与医生沟通,调整治疗方案。

四、推荐培训活动

(一)活动时间

30 分钟。

(二)活动方法

专题讲座、分组讨论、卡片游戏。

（三）活动准备

1. 物料准备 大白纸（70cm×100cm）、红/黑/蓝三色油性记号笔、双面胶、笔记本电脑和投影仪、各色彩色卡纸用于卡片游戏。

2. 课件准备 准备"艾滋病的临床症状和治疗"教学课件。

3. 场地准备 无特殊要求。

（四）活动步骤

1. 导入与专题讲座（10分钟）

（1）导入：教师简要介绍本次培训主题。

（2）专题讲座：利用课件详细讲解艾滋病的临床症状和治疗方法。内容包括急性期、无症状期和艾滋病期的症状及体征；抗反转录病毒治疗（ART）的基本原理、常见药物种类和治疗方案。重点强调早发现、早诊断、早治疗对艾滋病病人的重要性。

💜 **教学提示**

通过提问互动方式提高学生参与度，并结合实际案例说明各阶段的症状和治疗效果。强调早期发现和干预如何能显著改善患者的生活质量和预期寿命，并降低病毒传播风险。

2. 分组讨论（10分钟）

（1）分组讨论主题：将学生分成若干小组，每组讨论指定的主题或问题。

- 主题一：如何在日常生活中识别艾滋病的早期症状？
- 主题二：为什么早期接受抗病毒治疗对艾滋病病人如此重要？
- 主题三：如何支持和帮助HIV感染者进行长期治疗和心理调适？

（2）讨论分享：每组选出一名代表分享讨论结果，教师总结并补充。

💜 **教学提示**

鼓励学生在讨论中表达各自的观点，倾听并尊重他人的意见，培养团队合作和沟通能力。通过讨论让学生更深刻地认识到早期发现和治疗的

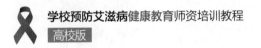
重要性,理解早期诊断对控制疾病进展和提高生活质量的关键作用。

3. 卡片游戏(10分钟)

(1)课前准备好 10 张 A4 大小的各色卡纸,在每一张纸上分别写上"症状""传播途径""预防方法""治疗方法"和"支持措施"中的内容;在每一张卡纸后面贴上双面胶;再准备五张大白纸,分别写上"症状""传播途径""预防方法""治疗方法"和"支持措施"。卡纸内容如下。

- 症状:发烧、夜汗、体重减轻。
- 传播途径:不安全的性行为、共用针具、母婴传播。
- 预防方法:使用安全套、避免共用针具、孕期母婴阻断。
- 治疗方法:抗反转录病毒治疗、抗感染治疗、免疫调节治疗。
- 支持措施:营养支持、心理支持、社会支持。

(2)教师将不同颜色的卡片随机分发给学生,每个学生一张。在黑板上张贴好写有五列分类的大白纸。

(3)教师请每位学生将自己手中的卡片根据内容归类,张贴在大白纸上相应的位置;学生们在张贴时,用简短的语言解释卡片内容的含义以及归类的理由。

(4)所有学生归类完毕后,教师对每列卡片进行核对,确认归类是否正确,并补充说明。随后教师进行简短总结,强调艾滋病的症状、传播途径、预防方法、治疗方法和支持措施的正确分类,强调艾滋病知识,尤其是艾滋病临床症状和治疗相关知识的重要性,鼓励学生不断学习和提升自我应对能力。

(五)思考与探究

1. **说一说** 如果HIV检测阳性,但是没有临床症状是不是就没有传染性?

(★提示:艾滋病无症状期通常持续 7 ~ 10 年,长则可达20年以上,其时间长短受感染病毒数量和类型、感染途径、机体免疫状况、营养条件及生活习惯等因素的影响。在此期间没有特异性症状和体征,不足以作为艾滋病的诊断依据,只有进行艾滋病检测才可以确定机体是否被感染。在急性期、无症状期的感染者均具有传染性。)

2. **想一想** 某男大学生无明显诱因出现了腹泻、低热,身上也有皮疹,他严重怀疑自己得了艾滋病。作为好朋友,你如何指导他?

(★提示:可以结合一些常见病症状,如流感,进行比较;可以引入"恐艾症"这一概念;艾滋病作为一种传染性疾病,传染源、传播途径、易感人群三个要素缺一不可,思考如何应用症状识别和治疗知识。)

第六节　艾滋病预防策略与措施

为应对艾滋病的流行,国际社会采取了一系列重要行动。1985 年,世界艾滋病大会制度成立,旨在汇聚全球力量共同应对艾滋病的挑战。自 1988 年起,每年的 12 月 1 日被定为"世界艾滋病日",以提高各国政府和公众对艾滋病的认识和关注。1996 年,联合国在日内瓦正式成立了联合国艾滋病规划署(UNAIDS),目的是加强联合国各机构在防治艾滋病方面的协调与合作,并向发展中国家提供技术支持。目前,虽然艾滋病尚不可治愈,也没有有效的疫苗,但通过科学和系统的防治策略,HIV 的传播风险可以显著降低。有效应对艾滋病并实现终结艾滋病公共卫生威胁的目标必须采取综合防治的策略和措施,从促进个人行为的改变、应用有效的药物和检测技术手段开展预防和治疗,到良好的政策和社会支持性环境,形成全方位的防治体系。

一、艾滋病的预防策略与措施

(一)个体层面

安全性行为教育是艾滋病个体层面健康教育的主要内容。对高校学生群体而言,主要指"1A、2B、3C、4D"的安全性教育原则。

1. 1A 原指"禁欲(abstinence)",对青年学生而言,主要是控制性冲动,推迟首次性行为年龄。

2. 2B 是指"忠诚(be faithful)"和"负责任(be responsible)"。忠诚意味着保持唯一性伴侣,减少多性伴关系。研究表明,性伴数量的增加与 HIV 感染风险呈正相关。例如,在 MSM 群体中,性伴侣数量超过 5 人的个体的感染风险是单一性伴侣者的 3 倍以上。

负责任即对发生的性行为要负责,既不对双方的身体和心理产生伤害,也不对他人和社会带来负面影响。也就是说,性行为前要有足够的知识和能力,对自己的性行为做出负责任的明智决策,考虑清楚发生性行为的可能结果自己能否承担?对方是否能够承担?将来是否带来不良后果?是否会伤害到他人?是否违反道德和法律(如以金钱或商品获取性利益的性交易活动)等。

3. 3C 是指"观念(concept)""安全套(condom)"和"咨询与检测(consulting and testing)"。要使青年学生认识到预防 HIV 感染不仅是对自身健康负责,也是对家庭和社会的责任,切实增强"每个人是自己健康第一责任人"的理念;主动学习预防艾滋病知识、拒绝易感染艾滋病的危险行为,做好自身防护。

青年学生每次发生性行为一定要坚持全程、正确使用合格的安全套,既可以预防意外怀孕,也可以预防艾滋病等性传播疾病。青年学生应了解和掌握安全套的防病作用和正确使用的方法。使用安全套是对自己健康和自己人生负责任的表现。如果万一发生了无保护性性行为,在窗口期过后,应主动进行咨询和检测,做到早发现、早诊断和早治疗。

4. 4D 是指"暴露前预防用药(drug pre-exposure prophylaxis)""暴露后预防用药(drug post-exposure prophylaxis)""治疗性病等疾病(disease treatment)"和"抗病毒治疗(drug antiretroviral therapy)"。

暴露前预防(pre-exposure prophylaxis,PrEP)是一项针对易感染艾滋病危险行为人群的重要预防措施。是指 HIV 阴性者在发生有感染风险的行为发生前持续服用抗病毒药物,来预防 HIV 感染的生物学预防方法。PrEP 已经被证明可以降低易感染艾滋病行为人群感染 HIV 的风险。研究表明,在依从性良好的情况下,PrEP 的预防效果可以降低 HIV 感染风险高达 99%。然而,PrEP 的使用需要医生的评估和指导,且其有效性高度依赖于个体的服药依从性和正确使用,如果未按方案服药,其效果会显著降低。此外,PrEP 并非适合所有人,主要推荐给持续暴露于高感染风险的个体。在推广过程中,还需要结合心理咨询、检测服务和行为干预,以提高使用人群的依从性和覆盖率,确保 PrEP 的实际效果。

暴露后预防(post-exposure prophylaxis,PEP)是一种在可能暴露于 HIV 后 72 小时内,通过服用特定抗病毒药物来降低感染风险的紧急干预措施。启动 PEP 的时间越早,效果越好,建议尽可能在暴露后 2 小时内开始,最好不超过 24 小时,最晚不超过 72 小时。PEP 的标准疗程为连续服用 28 天,其间须严格遵循医嘱,确保每日按时服药,以提高阻断成功率。在服药期间和疗程结束后,应进行随访检测,包括在服药 28 天后、暴露后 3 个月和 6 个月分别检测 HIV 抗体,以判断是否阻断成功。此外,还需要监测肝肾功能和血常规,以及时发现和处理可能的药物副作用(如恶心、疲劳)。需要注意的是,PEP 并非万能,超过 72 小时启动则无效,因此快速干预尤为重要。同时,PEP 期间仍应坚持使用安全套等预防措施。

此外,性传播疾病与 HIV 的感染和传播有着密切关系。因为当患有性传播疾病时,生殖器溃疡和炎症增加了黏膜破损的风险,从而增加了 HIV 的感染概率;反之,HIV 感染者由于其免疫功能下降,也更易感染性传播疾病。一项在坦桑尼亚的研究表明,通过加强性病的早诊早治服务,使新发 HIV 感染者减少了 40%。因此,青年学生应及时检测、诊断和治疗性传播疾病,掌握常见性病的症状和体征,掌握预防性病的技能。

对于 HIV 感染者而言,抗病毒治疗是改善其健康状况、并控制 HIV 传播的关键手段。如果感染者治疗的依从性不佳,不仅将影响疗效,也存在潜在的 HIV 传播风险。感染者一定要提高坚持治疗的认知和毅力,可通过多种措施提高自己的服药依从性,如通过电子药盒、手机闹钟及健康管理应用程序等技术手段提醒按时服药;可从家人、朋友和感染者互助小组获得情感支持等。并坚持复诊,确保治疗效果最大化。

(二)群体层面

针对青年学生开展群体层面的艾滋病预防策略和措施,主要指基于校园开展的健康教育、行为干预、扩大检测和心理支持等。

1. **开展性健康教育** 性健康教育是艾滋病群体防治工作的基础,旨在帮助公众了解性生理、性心理、性与人际关系等以帮助建立尊重、平等、安全的性观念,减低健康风险,提高生活质量。通过性健康教育提高对艾滋病的传播方式、预防策略以及安全性行为的重要性的理解和认识。特别是针对青年学生,通过课堂教学、宣传手册、线上课程和同伴教育等形式开展教育活动,可以显著提高对艾滋病和性传播疾病的认知水平。我国教育部明确要求:落实普通高等学校、职业院校预防艾滋病教学任务,在新生入学体检中发放预防艾滋病教育处方,每学年开设不少于1课时的艾滋病防控专题教育讲座。这一政策为性健康教育的推广奠定了基础。

在具体实施方面,许多高校开展了创新性的性教育课程和项目。例如,福建某高校开设了"艾滋病健康教育及宣传"选修课程。该课程采用成果导向教育(OBE)理念,课程内容包括艾滋病传播机制、预防策略、科普作品制作、社会宣传等,全面提升学生对艾滋病预防的认知和社会实践能力。北京某高校通过多媒体教学、情景模拟和互动问答等形式,使新生能够更直观地了解HIV传播和预防知识,并设置了课后检测环节以检验学习效果。此外,部分高校还为学生提供性健康教育的选修课程,帮助学生形成科学的性健康观念和防护意识。

2. **开展行为干预** 易感染艾滋病危险行为人群的干预是艾滋病防治工作的重点,如针对MSM人群,通过综合性行为干预措施,可以显著降低HIV的传播风险。其中,推广使用安全套、社区支持和外展服务是核心手段。针对静脉吸毒者可以通过参加美沙酮维持治疗和针具交换等减低危害的干预策略减少或避免HIV感染。同伴教育项目是行为干预中的重要策略。通过招募关键意见领袖在目标人群中开展健康教育,能够显著提升干预的参与度和信任度。

3. **推进性伴告知** 性伴告知不仅提高了HIV检测的覆盖率,也是切断HIV传播链条的重要策略之一,其核心在于通过科学合理的方式向感染者的性伴侣提供检测服务,以尽早发现潜在的HIV感染者并实施预防和治疗措施。

WHO关于性伴告知的指南指出,采用辅助性伴告知服务(如卫生服务人员协助、协定告知或双重告知)可以显著提高性伴HIV检测率,比被动告知(感染者自行告知)高出1.5 ~ 2.0倍。研究显示,协定告知方式不仅能保护感染者的隐私,还显著提高了性伴的检测率和后续治疗依从性(即:HIV阳性感染者与受过培训的卫生服务人员达成一致,同意在特定的时间段内,由感染者本人向其性伴披露感染状况,以及 HIV 暴露的潜在风险,并将其性伴推介到艾滋病检测服务。如果在该时间段内,HIV 阳性感染者的性伴没有接受艾滋病检测服务或联系卫生服务人员,那么卫生服务人员将直接联系该性伴,并提供基于自愿的艾滋病检测服务)。

4. 扩大 HIV 检测覆盖面 扩大 HIV 检测覆盖面是艾滋病防治工作中的关键环节。早检测、早发现并及时转介、及时治疗可以有效降低 HIV 的传播。基于校园的 HIV 扩大检测措施可包括以下几种。

(1)多样化检测手段:提供自我检测试剂盒,有资质的药房或线上平台售卖、校园安装自检申领设备、校园活动领取等,确保检测方便可及。

(2)政策支持与社区合作:利用学校健康教育课程和活动宣传 HIV 检测的重要性,同时在校园内医务室设立检测咨询点。

(3)同伴驱动检测:通过同伴教育项目,让学生群体中的有影响力的同伴积极参与 HIV 检测的宣传和实施,支持有易感染艾滋病危险行为的学生进行检测,鼓励检测后的性伴告知,建立互信的检测网络,有针对性地推广检测服务。

(4)技术和心理支持:设置热线电话、网络咨询和支持小组,为学生提供转介服务、检测前后的心理疏导和健康咨询服务。

5. 感染者的随访关怀 针对青年学生感染者的随访关怀不仅是提高其治疗效果的关键,也是改善心理健康、助力其成长成才的重要手段。校医院、相关教师等对已知的学生感染者要提供积极的心理支持,帮助感染者缓解焦虑与抑郁,避免感染者发生高危行为。此外,随访关怀还应整合就业指导、法律支持和社区资源等,为感染者营造包容友好的学校和社会环境,帮助他们重建自信,努力学习,成长成才。

(三)社会层面

针对青年学生开展的艾滋病预防策略还涉及社会层面协同的艾滋病预防措施和相关的支持政策和社会环境。

1. 宣传教育和反歧视

(1)提高艾滋病相关知识:根据"知信行"理论,知晓艾滋病相关的知识是进行艾滋病预防的第一步。艾滋病相关知识包括艾滋病的基本概念、艾滋病的发病机制、艾滋病的传播途径、传染源和易感人群、艾滋病相关检测、预防和治疗知识等。目前我国青年学生对艾滋病知识知晓率不断提高，但青年学生群体存在"知行分离"现象，艾滋病的知识教育必须走心入脑，必须与行为干预相结合。

(2)增强对于预防艾滋病重要性的认识：过去几十年的校园艾滋病预防教育显著降低了青年学生对艾滋病的恐惧和相关歧视。但另外一方面，青年学生对感染 HIV 的严重性认识不足，对艾滋病治疗的长期性和复杂性预期不够，降低了对预防 HIV 感染的重视程度。因此，艾滋病的宣传教育一定要精准，利用学生感染者案例，加强警示性教育。

2. 惩处故意传播行为　惩处故意传播 HIV 行为是防控艾滋病的一种法律手段。我国法律明确规定，明知感染 HIV 而故意传播的行为属于违法行为，可依法追究其刑事责任。《艾滋病防治条例》第 38 条明确指出，HIV 感染者不得以任何方式故意传播艾滋病。例如，一些典型案件通过公开处理，不仅向公众传递了法律的严肃性，也起到了警示作用。

3. 加强毒品管控　毒品的滥用，尤其是新型合成毒品的流行，是艾滋病传播的重要推动因素之一。研究表明，吸毒行为，无论是注射吸毒还是新型毒品的使用，会降低吸毒者的风险意识，导致无保护性行为的发生率增加，显著增加了 HIV 传播的风险。我国加强了合成毒品的管控力度。推动社区、学校开展禁毒宣传教育，提高青年学生对新型毒品的识别能力、防范能力，强化不好奇、不尝试、远离毒品教育。

4. 清理网络社交媒体的不良信息　随着社交媒体的普及，网络已成为传播与艾滋病相关不良信息的重要渠道，对公众尤其是年轻人产生了极大的负面影响，增加了高危行为的发生概率。我国政府加强了对网络内容的监管，通过严格审查和举报机制，清理涉及非法交易、不当言论和虚假信息的平台。为营造安全的网络环境提供了有力保障。同时，与主流社交媒体合作，推广科学的艾滋病防治知识。通过"互联网＋"技术精准推送 HIV 检测和预防信息。

5. 构建公序良俗的社会环境　良好的社会环境是艾滋病防治的长效保障，而社会主义核心价值观的融入则为构建健康、和谐的社会氛围提供了精神指引。通过倡导健康的性观念和负责任的性行为,帮助青年学生树立正确的性观念,强调对性伴侣忠诚、对家庭负责、对社会有益的行为模式。例如,高校的新生入学教育课程结合社会主义核心价值观,重点推广责任意识和健康理念,通过案例教学和伦理讨论,帮助学生建立科学的性观念和健康的生活方式。

全社会参与在社会环境建设中也发挥了重要作用。通过社会团体、社区组织、志愿者开展的社区支持和心理干预活动,帮助 HIV 感染者减轻歧视压力,融入社会,减少对艾滋病的污名与歧视。这种关爱与包容的社会氛围有助于感染者积极应对疾病,同时也提升了公众对艾滋病科学认知的接受度。

此外,优秀传统文化与社会主义核心价值观的结合也为构建健康的社会文化提供了重要支撑。以文化人、以美化人、以正压邪,学校和社区在健康教育中融入传统文化精髓,例如中华传统文化中的家国责任观和道德修养,培养年轻人自尊自爱的价值观念。这不仅帮助个人建立积极健康的生活方式,也对不良文化的渗透形成有效抵制,营造出健康、向善的社会环境。

二、推荐培训活动

(一)活动时间

70 分钟。

(二)活动方法

角色扮演、演示与示范、分组讨论、专题讲座。

(三)活动准备

1. **物料准备** 会议培训用大白纸(70cm×100cm)、红／黑／蓝 3 色油性记号笔、双面胶、笔记本电脑和多媒体设备、练习用的阴茎模型或较生的香蕉、参考"活动步骤"中的详细介绍用 A4 大小各色彩色卡纸准备好游戏用卡片。

2. **课件准备** 参考本教程课前准备好"艾滋病预防策略与措施"教学课件。

3. **场地准备** 无特殊要求。

(四)活动步骤

1. 导入(15分钟)

(1)情景展示:活动前,参考下文准备好用于导课的情景,教师可以选择用角色扮演、教学课件、打印文稿或者旁白等形式展示导课情景。

💚 **教学提示** ─────────────

　　如果选用角色扮演形式展示导课情景,教师应该在课前选择好学生志愿者,或者增加一名旁白,分角色进行准备,课堂上请学生志愿者进行简短的角色扮演,引发学生们的课堂讨论。

　　【示例情景】

　　1. 情景一　小红和她在网上认识的网友见面,刚刚经历了一次无保护的性行为,她非常担心感染HIV。作为朋友的你,如何建议她进行暴露后预防(PEP)?

　　2. 情景二　小铁经常被学生嘲笑不够阳刚,其实他一直有个小秘密不敢和任何人说,连自己的父母也不敢告诉。他一直生活在巨大的压力下,为了赢得尊重,他努力学习,是学校里的学霸。但是每当一个人的时候他就特别孤单,很想冲动地放纵一次。作为好朋友的你,观察到他的情绪不对后,你如何开导他呢?

─────────────────────────

(2)分组讨论:请大家分成3组,就"如何预防艾滋病传播"进行讨论。每组讨论时间约为5分钟。

(3)讨论发言:讨论结束后,教师请每组选出一名代表分享讨论结果(10分钟)。

2. 专题讲座(20分钟)

(1)前后衔接:刚才大家的讨论和分享都非常好!面对艾滋病的高传播风险,我们需要了解正确的预防策略和措施才能有效应对。这也是我们今天的主题——艾滋病预防策略与措施。

(2)教学讲解:教师可以参考本教程在课前准备好教学课件,以专题讲座的方式向学生全面介绍艾滋病的预防策略与措施,包括心理行为学预防措施和生物医学预防措施等。

温馨提示

专题讲座可结合前面几个案例,当讲到相应的内容时,请相应组别的代表对本组的案例进行分析,其他学生进行讨论和评价。此外,也建议多采用启发式教学,适当地设问,增加师生有效的教学互动,活跃课堂气氛。

示例问题:什么是暴露前预防(PrEP)? 如何正确使用安全套? 社区在艾滋病预防中扮演什么角色? 男学生有无包皮过长的现象呢?

3. 演示与示范(20分钟) 当教师讲到推广使用安全套时,教师通过演示和示范,向学生展示正确的安全套使用方法(如教学提示中图2-2至图2-7所示)等。利用投影仪和实物展示,确保学生能够清楚地看到每一个步骤。之后,学生在教师的指导下进行实践操作,亲自体验和学习预防措施。教师在学生操作过程中提供即时反馈和指导,确保每个学生都能掌握正确的方法。

♡ **教学提示**

1. 正确使用安全套的步骤(如图2-2至图2-7所示)

(1)检查保质期,确保安全套在有效期内。过期的安全套可能会破裂。

(2)小心打开包装,使用手指小心地撕开包装,不要用剪刀或牙齿,以免撕破安全套。

(3)确定安全套的正反面。

(4)用拇指和食指指腹捏住安全套顶端排出储精囊的空气,延展安全套至勃起的阴茎根部。

(5)射精后,握住安全套的根部,阴茎疲软前退出。

(6)小心地取下安全套,打结以防漏出,将其包在纸巾中,丢入垃圾桶。不要将安全套丢入马桶。

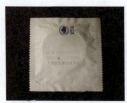

图 2-2　检查安全套的　　图 2-3　小心撕开安　　图 2-4　确定安全套的
　　有效期、密封性　　　　全套包装　　　　　　正反面

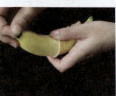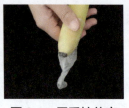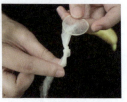

图 2-5　用拇指和食指　　图 2-6　用手按住安　　图 2-7　安全套打结
捏住安全套顶端排出储　　全套底部,小心将安　　后扔进垃圾桶
精囊的空气,延展安全　　全套取下
　套至勃起的阴茎根部

2. 注意事项:

(1)每次性交时都要使用新的安全套。

(2)不要同时使用两个安全套,这会增加破裂的风险。

(3)使用适当的润滑剂(水性或硅基),避免使用油性润滑剂,因为它们
会破坏乳胶安全套。

4. 课堂小结(15 分钟)

(1)准备阶段:教师准备一组艾滋病预防措施的知识卡片,每张卡片上写
一个具体的预防措施(如"使用安全套以减少性传播风险"),并附加一段简短
的背景说明和实际意义。

【教学卡片】

卡片 1 :使用安全套

说明:正确使用安全套可以有效阻止 HIV 通过性传播,预防性传播
疾病。

卡片 2：安全处理针具

说明：不共用注射器，医护人员使用一次性针具并妥善处理，可减少血液传播风险。

卡片 3：定期 HIV 检测

说明：发生易感染 HIV 行为，通过定期检测可以早发现、早治疗，同时减少传播风险。

卡片 4：母婴阻断技术

说明：对感染 HIV 的孕妇提供抗病毒治疗，可以有效阻止母婴传播。

(2) 游戏环节：知识接力。

1) 分组：将全班学生分成两到三组，每组轮流回答问题或完成任务。

2) 任务开始：教师随机抽取一张知识卡片，阅读内容后提问，如"为什么使用安全套可以预防艾滋病传播"或"为什么医护人员需要妥善处理针具"。

3) 回答：每组学生轮流回答问题，答对即可得分。如果某组未能回答正确，其他组可以抢答获得额外分数。

(3) 总结阶段：知识树绘制。

1) 拼图替代活动：每次有学生回答正确，教师或小组代表将对应的知识点写在一张大白纸上，逐步构建一个"艾滋病预防知识树"。

2) 知识树结构：①树干，写"艾滋病预防措施"作为主题；②树枝，每个树枝写一个类别(如性传播预防、血液传播预防、母婴传播预防)；③树叶，每片叶子标注一个具体措施(如"使用安全套""定期检测""安全处理针具")。

(五)思考与探究

1. **说一说**　你都了解了哪些预防艾滋病的措施？你觉得对你来说最关键的措施是什么？

(★提示：结合行为学预防措施和生物医学预防措施的内容进行思考，对于大学生来说，确保每次性行为都使用安全套是最重要的。)

2. **想一想**　在日常生活中，哪些行为可能会增加感染艾滋病的风险？我们应该如何避免这些行为？

(★提示：比如到非正规的医疗机构拔牙、文身，和同学到酒吧放纵，和恋

121

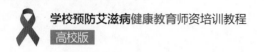

爱对象发生无保护的性行为等。特别值得注意的是,即使是和男朋友或女朋友,发生无保护的性行为也不能保证是安全的。）

（王　润　李现红　梁　露）

▶▶ 章末小测试

一、判断题

1. 艾滋病是一种由人类免疫缺陷病毒（HIV）引起的严重传染病。（　　）

2. HIV 感染者与艾滋病病人是同一个概念。（　　）

3. HIV 暴露后预防用药仅在高危行为后 24 小时内使用有效,超过时间则无意义。（　　）

4. 性传播是我国青年学生中艾滋病的主要传播方式。（　　）

5. 高效抗反转录病毒治疗可以将 HIV 病毒控制至"检测不到"水平。（　　）

二、单选题

1. HIV 的主要传播途径不包括（　　）

    A. 血液传播　　　　　　　　B. 性传播

    C. 母婴传播　　　　　　　　D. 空气传播

2. 在感染 HIV 后的三个临床阶段中,哪一个阶段的病毒复制速度最快（　　）

    A. 急性感染期　　　　　　　B. 无症状期

    C. 艾滋病期　　　　　　　　D. 恢复期

3. 艾滋病窗口期指的是从病毒进入人体到血液中产生足够量（　　）的时期

    A. 白细胞　　　　　　　　　B. 红细胞

    C. HIV 抗体　　　　　　　　D. 免疫球蛋白

4. 艾滋病期的主要临床表现不包括（　　）

    A. 机会性感染　　　　　　　B. 各种肿瘤

    C. 症状完全消失　　　　　　D. $CD4^+T$ 细胞计数下降

5. "95-95-95"目标不包括以下哪一项（　　）

　　A. 95% 的 HIV 感染者知晓自己的感染状态

　　B. 95% 的确诊感染者接受持续的抗反转录病毒治疗

　　C. 95% 的治疗患者达到病毒抑制水平

　　D. 95% 的感染者可以完全治愈

三、多选题

1. 以下哪些行为会增加感染 HIV 的风险（　　）

　　A. 无保护的性行为　　　　　　　B. 使用毒品

　　C. 共同使用注射器　　　　　　　D. 与感染者握手

2. 关于艾滋病窗口期的说法正确的是（　　）

　　A. 窗口期内感染者通过抗体检测结果为阴性时,可以完全排除 HIV 感染

　　B. 不同检测技术（如抗体检测、抗原抗体联合检测、核酸检测）的窗口期长短不同

　　C. 窗口期感染者体内可能已存在病毒,并具有传染性

　　D. 个体免疫系统差异可能影响窗口期检测结果的准确性

3. 易感染艾滋病危险行为人群包括（　　）

　　A. MSM 人群　　　　　　　　　　B. 卖淫人员

　　C. 注射吸毒者　　　　　　　　　D. 儿童

4. 艾滋病病人的"四免一关怀"政策包括（　　）

　　A. 免费提供抗反转录病毒药物

　　B. 免费提供艾滋病咨询检测

　　C. 免费为艾滋病感染的孕妇提供母婴阻断措施

　　D. 免费为所有患者提供营养补助

5. HIV 感染人体后的病理机制包括（　　）

　　A. 病毒的 RNA 基因组被反转录成 DNA

　　B. 病毒整合到宿主细胞的基因组中

　　C. $CD4^+T$ 淋巴细胞数量减少

　　D. 增加红细胞数量

参考答案

一、判断题　1. 对；2. 错；3. 错；4. 对；5. 对。

二、单选题　1. D；2. A；3. C；4. C；5. D。

三、多选题　1. ABC；2. BCD；3. ABC；4. ABC；5. ABC。

▶▶ 参考文献

[1]　World Health Organization. New report flags major increase in sexually transmitted infections, amidst challenges in HIV and hepatitis [EB/OL]. (2024-05-21)[2025-02-23]. https://www.who.int/news/item/21-05-2024-new-report-flags-major-increase-in-sexually-transmitted-infections---amidst-challenges-in-hiv-and-hepatitis.

[2]　ELSAYED B, ELMARASI M, MADZIME R J, et al. Estimates of the prevalence of male circumcision in sub-Saharan Africa from 2010-2023: A systematic review and meta-analysis [J]. PLoS One, 2024, 19(3): e0298387.

[3]　UNICEF. Elimination of mother-to-child transmission [EB/OL]. (2023-07-01)[2025-02-23]. https://data.unicef.org/topic/hivaids/emtct/.

[4]　NAIDOO K, HOQUE M, BUCKUS S, et al. Prevention-of-mother-to-child-transmission (PMTCT) program outcomes in South Africa in the pre-COVID and COVID eras [J]. BMC Public Health, 2023, 23(1): 1395.

[5]　MASHINGAIDZE R, MOODIE Z, ALLEN M, et al. Sexually transmitted infections amongst men who have sex with men (MSM) in South Africa [J]. PLOS Glob Public Health, 2023, 3(4): e0001782.

[6]　LUSENO W K, RENNIE S, GILBERTSON A. A review of public health, social and ethical implications of voluntary medical male circumcision programs for HIV prevention in sub-Saharan Africa [J]. Int J Impot Res, 2023, 35(3): 269-278.

[7]　USCDC. Pre-Exposure Prophylaxis (PrEP) [EB/OL]. (2022-07-05)[2025-02-23]. https://www.cdc.gov/hiv/risk/prep/index.html.

[8]　HAEUSER E, SERFES A L, CORK M A, et al. Mapping age-and sex-specific HIV prevalence in adults in sub-Saharan Africa, 2000-2018 [J]. BMC Med, 2022, 20(1): 488.

[9] 中国疾病预防控制中心.《2022 年全球结核病报告》发布:权威解读报告中的关键数据 [EB/OL]. (2022-11-20)[2025-02-23]. https://www.chinacdc.cn/jkzt/crb/zl/jhb/zstd/202211/t20221120_262637.html.

[10] UNAIDS. The path that ends aids[EB/OL]. (2023-07-13)[2025-02-23]. https://thepath.unaids.org/wp-content/themes/unaids2023/assets/files/2023_report.pdf.

[11] UNAIDS. Global HIV & AIDS statistics:Fact sheet 2022 [EB/OL]. (2023-01-18)[2025-02-23]. https://www.unaids.org/en/resources/fact-sheet.

[12] OPERARIO D,SUN S,BERMUDEZ A N,et al. Integrating HIV and mental health interventions to address a global syndemic among men who have sex with men [J]. Lancet HIV,2022,9(8):e574-e584.

[13] CLUVER L D,SHERR L,TOSKA E,et al. From surviving to thriving:integrating mental health care into HIV,community,and family services for adolescents living with HIV [J]. Lancet Child Adolesc Health,2022,6(8):582-592.

[14] 中国疾病预防控制中心.《艾滋病自愿咨询检测工作指南》发布 [EB/OL].(2022-11-11)[2025-02-23]. https://www.chinacdc.cn/jkzt/crb/zl/azb/jszl_2219/202211/t20221111_262074.html.

[15] UNAIDS. Global HIV & AIDS statistics:Fact sheet 2022 [M/OL].(2023-01-18)[2025-02-23]. https://www.unaids.org/en/resources/fact-sheet.

[16] 中国疾控预防控制中心. 2021 全国(不包括港澳台)艾滋病感染数据大全 [M/OL].(2021-12-01)[2025-02-23]. https://baijiahao.baidu.com/s?id=1717903626368646380&wfr=spider&for=pc.

[17] UNAIDS. Full report—In Danger:UNAIDS global AIDS update 2022[M/OL]. (2023-01-18)[2025-02-23]. https://www.unaids.org/en/resources/documents/2022/in-danger-global-aids-update.

第三章

艾滋病与
物质滥用

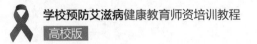

培训目标

1. **知识目标**　掌握物质滥用的基本概念;熟悉常见滥用物质种类及其危害;理解掌握艾滋病与物质滥用的联系。

2. **态度目标**　正确认识物质滥用危害,坚定树立拒绝物质滥用的意识。

3. **技能目标**　训练提升有效拒绝物质滥用的能力。

推荐学时

4 ～ 6学时

核心信息

1. 物质滥用是指一种对物质使用的不良适应方式,它会导致明显的临床损害或痛苦,并在长时间内持续或间断复发。物质滥用所引起的行为可以增加个体感染 HIV 的风险。

2. 药物滥用是物质滥用的一种形式,是指反复、大量地使用具有依赖性特性或依赖性潜力的药物,这种用药与公认的医疗需要无关,属于非医疗目的用药。滥用的药物有非医药制剂和医药制剂。药物滥用可导致药物成瘾以及其他行为障碍,引发严重的公共卫生和社会问题,等同于吸毒。物质滥用与药物滥用两个概念是种属关系,即物质滥用包含药物滥用。

3. 青少年药物滥用已成为当今世界严重的公共卫生问题之一。青春期是开始使用药物的关键风险期。在 15 ～ 64 岁人群中,18 ～ 25 岁人群的药物使用水平最高。药物滥用的行为会使青少年陷入一个负面的循环。在这个循环中,如果得不到社会、家庭、学校的正确引导和帮助,药物滥用的趋势将会加剧。

4. 毒品按照流行年代进行分类,可分为传统毒品、合成毒品、新精神活性物质三类。当前我国青少年滥用合成大麻素等新精神活性物质、依托咪酯等管制麻醉、精神药品、"笑气"等非列管替代物质的问题仍较为突出。

5. 使用毒品会增加感染 HIV 的风险。使用传统毒品海洛因,使用者会通过共用针具而感染 HIV；使用冰毒等合成毒品以及氯胺酮等新精神活性物质，将会导致中枢神经系统兴奋或抑制，降低判断力和风险意识，导致多性伴和无保护性行为，增加感染 HIV 和性病的风险。

6. 应提高对"换装"毒品的辨识力，毒品可能化身成"电子烟""可乐""奶茶""跳跳糖"等，要增强对毒品的警惕性和识别能力，远离毒品，保持身心健康。

7. 酒精属于成瘾性物质，会对使用者的健康带来危害，因酒精滥用造成的中枢神经系统兴奋或抑制，降低风险意识，发生不安全性行为而导致艾滋病的传播，以及其他公共卫生和公共安全问题。

8. 烟草属于成瘾性物质，会对使用者的健康带来危害，个体有可能因烟草滥用的耐受性增强转向使用毒品，从而导致发生高危性行为，造成艾滋病的传播。

9. 青年学生应当正确认识物质滥用的本质特征，主动学习相关知识，防范物质滥用，进而有效防范感染 HIV，做自己生命健康的第一责任人。

关键词

物质滥用（substance abuse）

药物滥用（drug abuse）

耐受性（tolerance）

戒断反应（withdrawal reaction）

物质成瘾（substance addiction）

物质依赖（substance dependence）

新精神活性物质（new psychoactive substances）

辨识力（discriminability）

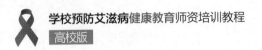

<table><tr><td>第一节</td><td></td></tr></table>

认识物质滥用

物质滥用是全球性问题,青少年是最大的受害群体。

首先需要明确的是,物质滥用本身不会导致 HIV 感染,但是物质滥用行为中,共用针具注射传统毒品海洛因,会导致 HIV 经血液渠道传播;使用具有兴奋、致幻效应的冰毒、摇头丸、合成大麻素等合成毒品和新精神活性物质,将极大地降低人的警觉和判断力、自控力,引发高危性行为,从而导致 HIV 性传播。

近年来,我国麻醉药品和精神药品(简称"麻精药品")等成瘾性物质滥用问题日渐突出,一些不法分子将麻精药品等成瘾性物质作为传统毒品的替代物进行贩卖,迷惑性强,对青少年危害极大。因此,学习物质滥用知识、防范物质滥用,是禁毒防艾宣传教育的主要内容,是青少年健康成长的治本之策。

一、物质滥用的概念

(一)物质滥用的概念

物质滥用中的物质(substance)指的是会导致个体产生心理及身体依赖的精神活性物质,包括酒精、尼古丁、安非他明、阿片、大麻、笑气、化学溶剂等。

物质滥用是指一种对物质使用的不良适应方式,它涉及反复大量地使用与医疗目的无关的药物或化学物质,这些物质通常具有依赖性,会导致躯体或心理健康损害,以及社会功能受损。物质滥用的后果可能包括健康问题、社会功能受损以及强迫性地觅药和用药的特殊精神效应,这些问题可能会持续或间断复发,对个人健康和公共卫生造成严重影响。

(二)物质滥用的条件

1. 非医疗目的使用某种精神活性物质,明知使用该物质会引起或加重社会、职业或本人身心损害,但仍不能停止或减少使用。

2. 使用该物质造成个体健康,以及社会和职业性功能损害。

3. 持续使用,且使用该物质造成的症状存在至少一个月,或在一段更长的时间内反复出现。

物质滥用将导致以下一些问题,满足以下标准的人被心理学家称为"物质滥用者":一是不能履行重要的义务,如忽视学业、家人、朋友或逃学、旷工;二是使自己或他人有身体伤害或生病的危险,如酒驾、毒驾、吸烟;三是违法行为,如因不法行为被捕;四是严重的社交和人际关系问题,如态度暴躁,动辄与家人或同伴争吵。

(三)物质依赖性

根据所滥用的物质作用的特点,物质依赖性分为身体依赖性和精神依赖性。身体依赖性又称为生理依赖性,是由于反复用药造成的一种机体适应状态,主要表现为耐受性和戒断反应;精神依赖性又称为心理依赖性,是使用药者产生一种愉快满足体验,并在精神上驱使用药者产生一种要继续或周期性用药的欲望,以图获得满足或避免不适感。

二、物质滥用的病因学解释

(一)生物学因素

1. **大脑奖赏机制** 从生理心理学的"快乐中枢"理论去解释物质滥用的成因,研究者认为兴奋性药物可以刺激产生中枢奖赏作用,而镇静性药物则可以阻断惩罚系统的兴奋作用,具体作用机制可能是药物对多巴胺和去甲肾上腺素的代谢产生调节作用。

2. **神经内分泌系统的作用** 由于很多物质滥用行为有较明显的人群特征,所以物质滥用可能与个体的神经内分泌系统的特点有关。推测神经活性物质作用的机制为:药物摄入可以通过神经内分泌系统的变化而产生精神、行为效应,这种效应又可反馈影响药物摄入行为。而这种效应的产生则与药物引起的神经内分泌系统的反应类型有关。具有"正强化效应"的人可能造成物质滥用,而具有"负强化效应"的人则不会。

3. **遗传因素** 目前还没有发现物质滥用具有遗传性的证据,但是有一些研究表明,酒精中毒具有遗传倾向。但是这种遗传倾向并不普遍,而且也没有找到遗传物质方面的证据,因此尚不能形成定论。

(二)精神因素

1. **心理因素** 物质滥用的初始原因一般是以下几种:接受暗示、顺从、模仿和逆反心理。在这几种原因当中,都包含着好奇心的因素。另外,社会习俗在一些合法的精神活性物质的成瘾原因中也比较重要。

2. **心理冲突与精神病理学因素** 研究与调查表明,突出的精神病理学因素是使用麻醉品的原始理由,其目的是缓解内心冲突、紧张和压抑。个体的精神创伤越大,就越可能形成物质滥用。物质滥用还可能与人格特征有关。反社会人格者出现物质滥用的可能性较大,并且可能在形成物质依赖之后加剧这种人格障碍。

(三)社会原因

1. 一些被滥用的物质容易获得,被轻易使用,会带来意想不到的危害,尤其是不知情的人,如涉世未深的青年学生。

2. 家庭原因,如家庭矛盾、单亲家庭、家庭成员间交流差、家庭成员吸毒等情形是青少年吸毒的重要原因。

3. 具有相同或相似经历的同伴之间相互影响,形成物质滥用的一些社会小团体,可能在同伴之间产生较大的压力。

4. 文化背景、社会环境原因,比如不良影视作品的影响,或者错误地追求所谓的"时尚文化"等。

(四)生理依赖性与心理依赖性

生理依赖性和精神依赖性是物质依赖的两个方面。神经活性物质的作用是,一方面让使用者产生心理依赖性。另一方面,由于使用者机体内部的生理过程的平衡被打破,必须建立新的平衡,从而导致耐受性,产生生理依赖。

三、物质滥用的危害

（一）药物的毒性作用

毒性作用是指用药剂量过大或用药时间过长引起的对机体的一种有害作用，通常伴有机体功能失调和组织病理变化。物质滥用的毒性分为急性和慢性两种过程。毒性反应一般是由药物导致的耐受性和戒断反应造成的。药物的毒性作用，可能导致滥用者的生理功能受到损害，甚至死亡。

（二）物质滥用造成的精神障碍

物质滥用导致的精神障碍包括幻觉、思维障碍和人格障碍等，还可能导致自杀。物质滥用造成的精神障碍与个体使用药物之后的主观体验有直接关系，因此有较明显的个体差异。

（三）戒断反应

戒断反应是指由于长期使用具有成瘾性的精神活性物质形成依赖，当突然中断或减轻使用后产生的症状群，主要包括兴奋、失眠、焦虑、谵妄、幻视、幻听等。这些症状会严重影响患者的生活质量，有时还会带来生命危险或引发自伤、自残甚至自杀行为。

（四）传播传染病

部分物质被滥用后，可能会出现两种情况，一是发生共用针具的不洁注射，导致艾滋病、性病等传染病的传播；二是使中枢神经系统发生抑制、兴奋、致幻，丧失独立思考能力、减弱判断能力，极大地降低警觉和防范意识，易发生无保护、多性伴等高危性行为，引发艾滋病等传染病的传播。

四、常见被滥用的物质

（一）传统毒品

传统毒品包括阿片类、大麻类、古柯类。其中阿片类的使用历史非常长，合法用途为医疗用药,来源包括从罂粟中提取和人工合成两类。阿片制剂及其提取物吗啡、可待因、海洛因在医疗中具有镇静、止咳作用,但也成为滥用时间最长、滥用范围最广、毒性最强、危害最大的精神活性物质之一。

1. 阿片的药理作用　阿片含有的生物碱包括两大类:一类是吗啡类生物碱,以吗啡、可待因和蒂巴因等为代表,可作用于神经系统,具有镇痛、镇静、催眠的作用,可能导致药物依赖性;另一类是苄基异喹啉类生物碱,包括罂粟碱、那可汀,无镇痛作用,不产生药物依赖性。阿片对神经系统、呼吸系统、心血管系统、胃肠道和支气管平滑肌都有显著的毒理作用,并且会导致很强的戒断反应和耐受性。

2. 阿片类物质滥用的成因

(1)生物学原因:人脑内的阿片受体与阿片类药物相互作用,会造成内源性阿片肽的抑制。而外源性阿片肽会使阿片受体功能降低,从而造成耐受性和戒断反应。

(2)社会心理原因:阿片依赖的心理因素有以下三种——逃避现实、寻求刺激、避免戒断反应的痛苦。

(3)阿片类物质依赖的治疗:治疗阿片类物质依赖,除了使用美沙酮、丁丙诺啡等戒毒药物治疗来解决躯体戒断反应之外,还应结合心理治疗。目前针对阿片类物质依赖的心理治疗方法主要是行为疗法、认知疗法、家庭治疗和集体治疗等。

3. 阿片类物质滥用与艾滋病的关系　阿片类物质滥用的代表是海洛因。海洛因滥用者在吸毒初期一般采用呼吸道吸入的方式,后期由于耐受性不断增加,会转为注射吸毒。由于滥用者存在共用针具的现象,其注射行为属于不洁注射,就会使 HIV 经血液传播,造成艾滋病、肝炎、性病的流行。

(二)合成毒品和新精神活性物质

1. 合成毒品　合成毒品是以化学合成为主的一类精神药品,它直接作用于人的中枢神经系统,具有兴奋、致幻或抑制作用。又因为是最近二十多年在我国出现滥用,并且多发生在娱乐场所,所以又被称为"新型毒品"和"俱乐部毒品"。

新型毒品是相对于阿片、海洛因等传统毒品而言,主要是指人工化学合成的致幻剂、兴奋剂类毒品,是由国际禁毒公约和我国法律法规所规定管制的、直接作用于人的中枢神经系统,使人兴奋或抑制,连续使用能使人产生依赖性的精神药品。

合成毒品滥用后会产生强烈持续的欣快感,导致性欲亢进,滥用者更容易发生无保护或多性伴等高危性行为,增加了艾滋病的传播风险。常见的合成毒品滥用种类主要包括甲基苯丙胺及其衍生物(冰毒、麻古、摇头丸等)。

2. 新精神活性物质

(1)新精神活性物质(new psychoactive substances,NPS)的概念:2013年《世界毒品报告》首次提出新精神活性物质的概念,即存在滥用并会对公众健康带来威胁的成瘾性物质,又称"策划药"或"实验室毒品"。我国将新精神活性物质描述为,不法分子为逃避打击而对管制毒品进行化学结构修饰得到的毒品类似物,具有与管制毒品相似或更强的兴奋、致幻、麻醉等效果,已成为继传统毒品、合成毒品后全球流行的第三代毒品。新精神活性物质包括化学合成物质和一些植物。

(2)新精神活性物质的危害:由于新精神活性物质以中枢兴奋、抑制和致幻作用为主,因此,滥用后主要表现为不可控制的兴奋、易激惹、冲动、性乱行为,并由此导致性病、艾滋病、肝炎等传染性疾病的感染传播,造成严重的社会和公共卫生问题。如含有合成大麻素的电子烟、香料等,稍有不慎即会"中招",出现头晕、精神恍惚、亢奋、致幻等反应,吸食过量还可能导致休克、窒息、猝死等情况;氯胺酮类的K粉、氟胺酮,亚硝酸异类的Rush、色胺类的零号胶囊,常被用作男性同性性行为中的"助性剂"。上述新精神活性物质的滥用,会促使发生无保护、多性伴等高危性行为,从而导致艾滋病、性病、肝炎等传染病的传播。

(3)新精神活性物质的种类:根据联合国毒品与犯罪办公室的分类,新精神活性物质被分为15个大类:合成大麻素类、卡西酮类、苯乙胺类、哌嗪类、氯胺酮、芬太尼类、色胺类、氨基茚类、苯二氮䓬类、麦角菌酸胺、苯环利定类、酚酸盐类、苯美嗪类、植物类和其他。目前全球滥用最为严重的新精神活性物质主要是合成大麻素类、卡西酮类、氯胺酮类、芬太尼类和恰特草等。截至2024年7月1日,我国列管的新精神活性物质为234种,并对芬太尼类物质、合成大麻素类物质施行整类列管。我国吸毒者滥用新精神活性物质则以合成大麻素、氯胺酮、氟胺酮、卡西酮、色胺类物质为主。人群以年轻人居多,滥用形式多样,主要包括烫吸、注射和吞服。滥用场所方面,KTV、酒吧等公共娱乐场所越来越少,私人住宅、出租屋、机动车内等隐蔽场所逐渐成为查获吸毒人员主要场所。越来越多的吸毒人员通过网络视频聊天聚众吸毒,涉案人数众多。

（4）新精神活性物质的防范

1）学会识别：从新精神活性物质的外观看,多以香料、花瓣、烟草及电子烟油、茶包、跳跳糖、药片、胶囊等形态出现,与海洛因、冰毒等常见毒品相比伪装性更强；从新精神活性物质的成分看,多数混合了苯丙胺、氯胺酮、咖啡因、γ-羟基丁酸、卡西酮等多种物质,具有多种搭配和组合,呈现多种颜色和气味。

2）增强防范：当前,新精神活性物质不断翻新、层出不穷,其外观、颜色、气味五花八门、花样百出,极具时尚性、诱惑性、欺骗性。因此青年学生应当认真学习掌握物质滥用知识,减弱好奇心、攀比心,坚决拒绝有危险的邀请。要建立科学健康的生活方式,不要用毒品来满足某种心理需求,学会合理安排学习、工作和娱乐时间,正确应对压力,遵照医嘱合理用药。

根据中国疾病预防控制中心对 2020 年和 2021 年 5 130 名感染 HIV 的学生的毒品使用和检测情况的调查,这些学生中 8.0% 曾使用过成瘾性物质,主要是使用新精神活性物质 Rush、零号胶囊等,占使用成瘾物质的 97.6%。其中,2 人使用过海洛因等传统毒品,3 人使用过冰毒等新型毒品,5 人使用过零号胶囊。

（三）烟草

烟草的滥用不会传播艾滋病。但是烟草滥用的成瘾机制与毒品滥用成瘾机制极其相似,由于烟草滥用的耐受性特征,滥用者容易成为吸毒者的后备军。现实中,吸毒人员绝大多数都有烟草滥用的经历。防范烟草滥用,不仅是为了消除烟草对健康的直接危害,也是有效杜绝吸毒行为发生的解决之道。

1. 烟草含有有害物质　烟草燃烧产生的烟雾中有 4 000 多种化学物质,其中 400 多种具有毒性,超过 50 种能够致癌。其中对人体危害最大的包括尼古丁、焦油、一氧化碳和多种其他有害金属化合物。香烟点燃后产生对人体有害的物质大致可以分为六大类：①醛类、氮化物、烯烃类，对呼吸道有刺激作用；②尼古丁类，可刺激交感神经，引起血管内膜损害；③胺类、氰化物和重金属，属毒性物质；④苯丙芘、砷、镉、甲基肼、氨基酚、其他放射性物质，均有致癌作用；⑤酚类化合物和甲醛等，具有加速癌变的作用；⑥一氧化碳能降低红细胞将氧气输送到全身的能力。

吸烟对人体最大的危害是罹患肺癌，尤其是中心型肺癌。烟草既有"化学武器"，含有 3 000 余种化学成分，又有"放射武器"，一般地说，香烟中放射性物质含量是粮食中的 20 倍，是蔬菜和水果中的 30 倍。

香烟中所含的放射性物质，可释放出高能量射线，直接杀伤人体组织细胞。每天吸一包半香烟的人，其肺部一年所受到的放射线量，累积起来相当于接受 300 次胸部 X 光透视。

经过国内外大规模的调查研究，从流行病学的角度，无可辩驳地证实了吸烟是引起肺癌的罪魁祸首之一。每天吸入别人呼出的烟雾，如果时间达到 15 分钟以上，这种情况被称为吸二手烟或被动吸烟。

2. 青少年吸烟的危害　青少年吸烟问题的严重性不容忽视。青少年正处于生理和心理快速发育阶段，身体对烟草中有害物质的抵抗力较弱，长期吸烟或过早接触烟草可能导致多种健康问题，如影响肺部功能发育、增加呼吸道感染、诱发心血管疾病等，甚至可能对智力发展和心理健康产生负面影响。而且，青少年时期形成的吸烟习惯往往延续至成年，成为终身难以摆脱的尼古丁依赖，大大增加其成年罹患烟草相关疾病的风险。因此，防止青少年吸烟不仅是保护青少年个体健康的关键举措，也是降低全社会未来医疗负担、提高整体人口健康水平的战略需求。

影响青少年吸烟的因素，包括烟草广告、青少年生活环境和成年人的吸烟行为。社会各界应当行动起来，为青少年创造无烟的环境，保护青少年，避免使他们未来进入吸烟者的行列。

3. 健康中国行动的控烟目标　健康中国行动的控烟目标为到 2030 年，成人吸烟率降到 20%。要实现这个目标，防止青少年成为吸烟者尤为重要。儿童青少年身心健康成长的问题，关系到一个国家民族的未来，意义重大，需要多部门的重视和配合,在公共健康的政策领域、卫生教育领域、立法执法等领域完善相关法律法规并严格规定执法的力度,为儿童青少年营造一个健康无烟的环境。

(四)酒精

防范酒精滥用,是因为酒精对人体健康带来直接的危害,同时,由于酒精会导致大脑神经系统兴奋、致幻,降低人的判断力和感觉,造成分辨力、记忆力减退,个体因此容易发生高危性行为,导致 HIV 性传播。

1. 酒精的神经药理学作用 酒精对脑组织影响较大,对高级神经功能产生抑制作用。这种抑制作用首先抑制大脑皮层,其次抑制脊髓,最后抑制延脑。行为表现为首先表现出脑反射亢进、身体稳定性、协调性、反应时间、运动能力和知觉力降低;其次表现为分辨力、记忆力、洞察力减退;最后言语、判断力和感觉失常,分辨力、记忆力、注意力进一步减退,甚至丧失。

2. 酒精依赖 酒精依赖是由于反复或持续性饮酒所致的渴求酒精的特殊心理状态,以及减少或停饮后出现的心理、躯体的特殊反应(戒断综合征)。主要表现为对酒精的强烈愿望,导致控制使用酒精的能力受损、酒精使用优先于其他活动,尽管已经因为饮酒导致了伤害或不良后果,却仍然持续摄入酒精。

3. 酒精中毒 酒精中毒,是指已对酒精产生依赖性的长期过度饮酒的酒徒在醉酒时产生的各种神经、精神障碍,包括对个人的影响,以及对人际关系和社会及工作能力的损害和干扰。表现为对酒精的渴求,失控,存在戒断症状,对社会、家庭不负责任等。

酒精中毒的临床表现如下。

(1)急性酒精中毒:一次大量饮酒而引起的一种暂时性神经、精神功能和行为障碍。按时间顺序,表现为兴奋期,共济失调期、抑制期。

(2)慢性酒精中毒:由于长期、过量饮酒造成的,以脑器质病变为特征的疾病。一般有以下类型:震颤性谵妄、酒精中毒性幻觉、科尔萨科夫综合征、韦尼克脑病、酒精中毒性痴呆、酒精中毒性嫉妒妄想、酒精中毒性遗忘症。

由于慢性酒精中毒而产生的明显认知功能障碍,可由韦尼克脑病或科尔萨科夫综合征发展而来,表现为个人生活能力显著下降,不修边幅,个人卫生差,而且对饮酒的需求超过一切。晚期言语功能也严重受损,仅能只字片语,最后卧床不起,尿便失禁,多因各种并发症而死亡。

五、推荐培训活动

(一)活动时间

45 分钟。

(二)活动方法

蜂音小组讨论、专题讲座、卡片游戏。

(三)活动准备

1. **物料准备**　各类成瘾性物质的图片、会议培训用大白纸(70cm×100cm)、红 / 黑 / 蓝 3 色油性记号笔、双面胶、笔记本电脑和投影仪。

2. **课件准备**　参考本教程课前准备好"物质滥用的概念和内容"教学课件。

3. **场地准备**　无特殊要求。

(四)活动步骤

1. **导入**(5 分钟)

(1)情景展示:活动前,参考下文准备好用于导入的情景,教师可以选择用教学课件、图片或者旁白等形式展示导课情景。

💗 **教学提示** ─────────────────────────

选用图片形式展示导课情景,教师应该在课前选择 3 名学生志愿者做好准备,按照教师提示,在课堂上向同学们有序展示全部图片内容,请学生志愿者按照成瘾性物质的分类分别进行展示,引发同学们的课堂讨论。

(2)蜂音小组讨论:请大家找邻近的 1 ～ 2 名同学,用你们能够听到的最小声音讨论:图片中的物质在生活中见到过吗? 你能识别成瘾性物质吗? 讨论时间约为 3 分钟。

(3)讨论结束后,教师请 2 ～ 3 名同学简单分享各小组的讨论结果。

💛 **教学提示**

教师可以用简短的语言归纳总结学生的发言,但尽量不要评判和否定学生的观点,要尊重不同的观点。教师要善用讨论式、启发式教学方法,鼓励学生独立思考,充分发表意见,营造平等和谐的学习氛围。

2. 专题讲座(25 分钟)

(1)前后衔接:刚才大家的讨论和分享都非常好! 在我们的生活中,不仅有着明媚的阳光、美丽的鲜花、美酒美食,还会有阴暗的、丑陋的,甚至是罪恶的东西。比如 2024 年我国禁毒宣传教育的主题是"防范青少年药物滥用",我们都知道的毒品,它是人类公敌、世界公害,毒品有着巨大的危害,想要了解应当怎样认识毒品、拒绝毒品,这就需要很好地学习。我们今天的主题——物质滥用,就将带领我们一起去探索这个既熟悉,又很陌生的领域。

(2)教师可以参考本教程在课前准备好教学课件、毒品模型,以专题讲座的方式向学生全面介绍物质滥用的概念和具体内容。

温馨提示

在专题讲座中,建议教师尽可能结合学生们的实际生活举例进行讲解,以此激发学生的学习兴趣,比如,从同学们为聚会场合准备的食品、酒水,生活中常见的香烟、电子烟等,同学们在学习、生活中的接触、交往,讲解当前"换了马甲"的毒品、各种新奇而危险的"新面孔"。此外,可以通过讨论、填写卡纸等形式,增加教学互动,促进师生交流,教学相长。

3. 课堂小结(10分钟)

(1)课前准备好与学生人数相等的A4大小的各色卡纸,分别由学生填写自己所知道的成瘾性物质的名称、遇到这些物质的场合、如何拒绝的建议。

(2)教师在黑板上张贴上写有名称、场合、建议字样的三张大白纸。

(3)教师请每一位同学将自己手中的彩色卡纸根据内容分别张贴到相应的大白纸上,并用简短的语言解释自己卡纸上文字的含义以及张贴的理由。

(4)同学张贴完毕后,教师对本次活动进行总结,肯定学生正确的选择与判断,纠正错误,完善不足,归纳出主要知识点。

知识链接

　　如果想了解更多"物质滥用"相关知识,可以参阅"中国禁毒网""中国禁毒报"公众号相关内容。

(五)思考与探究

1. **说一说**　对于青年学生而言,了解掌握物质滥用有什么重要意义?

(★提示:建议可以结合物质滥用的概念进行思考,具有批判性思维,此外,青年学生需要结合当前国内国际物质滥用形势特点,以及自身实际,学会观察思考。)

2. **想一想**　在日常生活中,哪些场景或什么情形下需要格外警惕和防范成瘾性物质的侵袭?

(★提示:大家可以列举一些日常生活的场景,然后再想一想这种场景可能遇到哪些成瘾性物质? 需要注意的是,很多时候我们需要灵活运用所学的生活技能知识,把物质滥用的理论知识转化为拒绝滥用的实际行动。)

3. **想一想**　思考物质滥用与感染HIV的关系,明确注射吸毒感染HIV和使用合成毒品、新精神活性物质感染HIV的不同点,如何加强防范意识和能力,有效杜绝因物质滥用感染HIV。

(★提示:艾滋病经性接触和血液传播,上述吸毒行为既可以导致通过共用针具直接接触感染HIV的血液,也可能会由于吸食新型毒品和新精神活性物质导致自控力和风险意识降低后发生高危性行为而感染。)

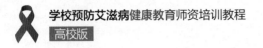

| 第二节 | 拒绝毒品和药物滥用 |

要拒绝毒品和药物滥用,必须厘清毒品和药物滥用的关系。违背国家法律规定,不是出于医疗目的而生产或使用的麻醉药品、精神药品和非药用麻精药品就是毒品。药物滥用指非医疗目的的反复、大量使用具有依赖特性的药物,使用者对药物产生依赖,强迫和无止境追求药物的特殊精神效应,带来严重个人健康及公共卫生和社会问题。要学会对常见毒品和滥用药物进行识别。

一、毒品和药物滥用的成因

(一)毒品和药物滥用的主观因素

缺乏药物滥用基本知识,在生病服药时未能遵从医嘱,或擅自购药服药,极易导致出现滥用行为;缺乏做出判断和决定、有策略地拒绝、沟通交流等生活技能,屈从于同伴压力而滥用药物;生活方式不健康,有吸烟酗酒等不良嗜好,或是经常出入酒吧 KTV 等人员构成复杂的场所,极易发生药物滥用。

(二)毒品和药物滥用的客观因素

1. **学习压力过大** 繁重的学业任务、考试压力和升学压力,以及就业竞争压力,可能导致身心疲惫、焦虑和抑郁、失眠和注意力不集中等问题。此时一些人可能会使用中枢兴奋性药物来提神醒脑和抗疲劳;使用抗焦虑和抗抑郁药物来缓解情绪。常被滥用的药物有苯丙胺类、利他林、地西泮、唑吡坦、三唑仑等。

2. **同伴压力过大** 学生时代最容易受到周围同伴的压力,与同伴的人际关系不理想的情况下,个人极有可能感到孤独、失落和焦虑等情绪问题,并产生巨大的心理压力。处于上述情况的青年学生在无法自我心理调节时,可能会使用抗焦虑、抗抑郁药和镇静催眠药控制相应症状,以调节情绪和缓解压力。

3. **自身健康问题** 疾病、疼痛和残疾等,均可导致个体身心不适,产生心理压力。此时容易出现药物滥用和依赖、成瘾情况,常被滥用的药物,如阿片类镇痛药、止咳药等。上述药物的特点是控制症状作用快、作用强,往往同时还伴有不同程度"致欣快"作用,使患者服药后"感觉良好",欲罢不能,使用不当可导致反复长期用药、依赖和成瘾。

二、毒品和药物滥用的危害

毒品和药物滥用的危害可以高度概括为 12 个字:毁灭自己、祸及家庭、危害社会。具体表现如下。

1. 身体健康受到损害,出现严重并发症,如低钾血症、癫痫、重度骨质疏松症、白血病、中毒性精神病,可危及生命。

2. 药物滥用会使中枢神经系统产生兴奋、抑制或致幻效应,导致注意力、判断力以及警惕性下降,这将进一步诱发不安全性行为,如无保护性行为、多性伴行为;共用注射器吸毒的高危行为,都会增加感染 HIV 的风险。

3. 出现焦虑、抑郁、愤怒等负性情绪,表现为脾气暴躁、自卑、自闭、自虐及自杀等心理和行为的异常,严重者可发生人格改变。

4. 社会功能退化,无法正常学习和工作,家庭关系受到严重破坏,甚至发生肇事肇祸问题。

5. 容易走上吸毒甚至偷窃等违法犯罪道路,败坏社会风气,并最终会影响公共安全和社会稳定。

三、容易成瘾的药物

生活中的许多常见药物,同时也是已被列管的麻精药品,应当通过正规医院,经由专业医生获取,用于医疗目的。麻精药品在合法、规范的使用下是药品,一旦滥用就变成了毒品,这种行为可能摧毁滥用者的生理健康,破坏滥用者的心理健康,导致传染病的传播,还可能诱发犯罪行为。这一问题应当引起我们的警惕和重视。

(一)感冒药、止咳药

1. **常见药品** 含麻黄碱类复方制剂、含可待因止咳口服溶液、强力枇杷露、右美沙芬等。

2. 常见成分　主要是盐酸伪麻黄碱、磷酸可待因或罂粟壳。可待因是从罂粟属植物中分离出来的一种天然阿片类生物碱，具有镇咳、镇痛和镇静的作用，是我国列管的麻醉药品。

3. 滥用危害　作为家庭常备药，感冒药、止咳药水中很大一部分是麻黄碱类复方制剂，含有麻黄碱类物质，过量使用会引起中毒，可导致成瘾。麻黄碱类物质被一些不法分子用于提炼冰毒，2005年被列为第一类易制毒化学品。

特别需要指出的"止咳水"，它是含可待因复方口服液体制剂的俗称，在临床上广泛应用，属国家管制的第二类精神药品。临床研究显示，"止咳水"依赖患者多为青少年。长期滥用"止咳水"会引起躯体各系统的损害，包括低钾血症、骨质疏松、精神障碍和叶酸缺乏等。"止咳水"对中脑和延髓的呼吸中枢的直接抑制作用可导致患者呼吸抑制、死亡，过量使用可导致瞳孔收缩（或因严重超量而缺氧以致瞳孔扩大）、嗜睡或昏迷、言语含糊不清、注意力或记忆缺损等中毒症状，严重者甚至可危及生命。除"止咳水"外，还有一些常见止咳类药物也属于麻精药品。近年来，一种名叫右美沙芬的止咳药滥用风险逐渐受到关注。右美沙芬目前已经作为精神药品列管，它是人工合成的吗啡衍生物，其镇咳作用与可待因相仿。

（二）镇痛药

1. 常见药品　盐酸羟考酮片剂（缓释片）、氨酚羟考酮片；复方曲马多片、氨酚曲马多片（胶囊）、科洛曲片；氢可酮的复方制剂，复方地芬诺酯。

2. 常见成分　主要是曲马多、喷他佐辛、吗啡、杜冷丁、美沙酮、丁丙诺啡、可待因、芬太尼、羟考酮等。

3. 滥用危害　麻醉性镇痛药通过激动中枢神经系统特定部位的阿片受体而产生镇痛作用，又称阿片类镇痛药。阿片类药物包括从罂粟科植物中提取的化合物以及具有类似性质的半合成和合成化合物，这些化合物可以与大脑中的阿片受体相互作用。

（三）镇静催眠药

1. 常见药品　如思诺思、巴比妥类药物等。

2. **常见成分**　主要是地西泮、艾司唑仑、阿普唑仑、氯硝西泮、三唑仑等。

3. **滥用危害**　镇静催眠药在适当使用时可以缓解焦虑和改善睡眠,长期滥用则会使身体产生依赖性,导致停药后出现戒断症状,如焦虑、烦躁、失眠等。还可能诱发其他疾病,如肝病、心脏病、呼吸系统疾病。

(四)非列管易成瘾性物质

当前,非列管易成瘾物质笑气的滥用问题比较突出。笑气的化学名是一氧化二氮,是一种无色有甜味的气体,常用于医疗、食品加工等领域。2015 年,一氧化二氮被列入《危险化学品目录》。根据《危险化学品安全管理条例》,我国对笑气经营实行许可制度,未经许可任何单位和个人不得经营。因"笑气"具有轻微麻醉作用,吸入时能让人产生一定的幻觉和愉悦。近年来,"笑气"被伪装成"吸气球""奶油气弹"等,在青少年群体中加速渗透蔓延,吸入人体后会令人头晕、窒息,严重时会危及生命。长期吸食"笑气"会让人在生理和心理上产生依赖,造成认知功能、记忆力甚至脑神经损害。可见,虽然"笑气"系非列管成瘾性物质,但其同样具有社会危害性。

四、毒品和滥用药物的识别

(一)传统毒品的识别

传统毒品海洛因、大麻的识别首先从毒品原植物开始。罂粟植物的特点是杆茎粗壮、光滑,叶片互生,羽状深裂,两面有糙毛。花蕾呈卵球形,大概有 4 ~ 7cm,花瓣是重瓣,花朵直径约 10cm,颜色以白色、红色最为常见。这就是罂粟果实,外观与冬瓜皮相似,割划果实表面流出的乳汁就是阿片,从中可以提取生物碱吗啡,吗啡与易制毒化学品发生反应就制出了海洛因,海洛因是白色或略带灰褐色的粉末状物质,闻起来有醋酸味。

大麻植物的叶子细而狭长,两边呈齿状。大麻的味道很油腻,跟猪油的味道有点类似,燃烧起来就是烟草烧焦的味道。

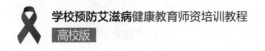
(二)合成毒品的识别

合成毒品冰毒、麻古、摇头丸是苯丙胺类毒品,是化学合成物。冰毒因其外观酷似冰糖、冰渣子而得名,具有腐蚀性,有很强的刺激性气味,加热后会有一股浓浓的金属味。

麻古,一种冰毒片剂,主要成分是冰毒和咖啡因,多为红色、黑色、绿色,因其中加入食用香精,有奶油般香甜的气味。

摇头丸也是苯丙胺类毒品,它并不是"丸"状的,一般是药片、胶囊状的,五颜六色,表面压制了图案、文字、符号。

毒品"邮票"的主要成分是麦角酸二乙酰胺,简称LSD,是一种无色、无臭、无味的液体,是一种强烈的致幻剂,常吸附于印有特殊图案的吸水纸上,俗称"邮票"。已被列入第一类精神药品管制。

(三)新精神活性物质的识别

植物类的新精神活性物质主要包括含有合成大麻素成分的烟草和香料、含有帽柱木碱的卡痛叶、含有卡西酮成分的恰特草。

食品饮料类新精神活性物质主要包括含有合成大麻素成分的各种食品、含有氯胺酮等毒品成分的饮料。含有合成大麻素成分的电子烟,也叫"上头电子烟"。

五、如何防范毒品和药物滥用

(一)加强毒品、药物滥用和艾滋病预防教育

随着毒情形势和药物滥用问题的深刻变化,必须加强以生活技能为基础的毒品、药物滥用和艾滋病预防教育。尤其是针对青年学生,禁毒防艾宣传教育是一项复杂的系统性工程,涉及学校、家庭和社会三方面,涉及线上、线下多种形式,需要多方合力,齐抓共管,综合治理,大力营造健康成长的环境。

(二)正确用药

滥用药物是造成药物成瘾的主要原因,包括未经医嘱随意改变药物用量、

改变用药途径以及为减轻精神压力而擅自用药等行为。为了避免药物成瘾，在使用成瘾性药物时，应注意做到以下几点。

1. 到正规的医疗机构或药店购买药品，处方药必须凭执业医师处方购买。切勿贪图便利、便宜而去不正规场所购买。

2. 严格按照医嘱用药，包括用法用量、使用疗程等。切勿自行增加药物的剂量或延长药物的使用时长。

3. 如果在用药过程中出现了与用药目的无关的症状，应及时向医生反馈，在医生指导下调整药物的使用剂量，或者停药、换药。

(三)切断非法供应

执法部门应当全链条打击国家管控类药物的非法流通，在药物生产、经营与流通渠道等层面着力，尤其应当加大对恶意向青少年销售麻精药品行为的惩治力度，减少、切断非法供应渠道。要格外关注国家管控类药物在互联网上的隐蔽销售，阻断线上贩毒，消除滋生电信网络诈骗、"以贩养吸"等犯罪的土壤。

(四)强化自我保护意识和能力

青少年更要增强自我保护意识，不要有"只尝试一次，以后不再吸毒就不会上瘾"的想法。不存侥幸之心，不因猎奇而"以身试毒"，不因心烦而"借毒消愁"；培养良好的生活习惯和兴趣爱好，学会勇敢面对困难和挫折，积极寻求家人、教师和朋友的帮助，而不是通过滥用药物来逃避现实；保持清醒头脑，远离复杂场所，不接触、不随意接受陌生人的饮料、零食、香烟等。

(五)正确进行干预与治疗

1. **正确疏解压力**　面对身心压力，个人可以采取一些措施来缓解压力，如适当的运动、良好的睡眠、健康的饮食、寻求社交支持等。如果压力过大，建议寻求专业的心理咨询或治疗。

2. **用药谨遵医嘱**　处方药应该在医生的指导下使用，严格遵循医嘱，不要自行增减剂量或停药。如果发现自己或他人存在处方药成瘾问题，应及时寻求专业医疗机构的帮助和治疗。

3. 及时咨询检测 因吸毒或药物滥用而发生高危行为之后,应当及时、就近到疾病预防控制中心、医院进行咨询检测,寻求权威专家的帮助和指导,及时进行药物阻断和定期检测,实现早发现、早诊断、早治疗。

4. 早发现、早治疗 药物成瘾是一种疾病,其诊疗有一套科学的、专业的、系统的、综合的方法,早发现、早诊断、早治疗是治疗成功的关键。因此,相关治疗必须符合成瘾性疾病的规律及其特点,常见药物滥用及成瘾者可到精神卫生中心、成瘾治疗专科医院、成瘾治疗门诊咨询及治疗,争取尽早恢复正常生活。

六、推荐培训活动

(一)活动时间

40分钟。

(二)活动方法

头脑风暴、专题讲座、卡片游戏。

💙 **教学提示** ─────────────────

　　头脑风暴,是教师就药物滥用问题寻求同学们的意见或看法,要鼓励学生发挥自己的想象力和创造性,说出尽可能多的答案。提示大家无论是否赞同,都不要打断和评价他人的意见,不要担心意见的质量,允许简短的陈述,由各小组的一名同学如实记下所有人的发言。

(三)活动准备

1. 物料准备 毒品仿真模型一套或毒品图片一套、会议培训用大白纸(70cm×100cm)、双面胶或胶带纸、笔记本电脑和投影仪。

2. 课件准备 参考本教程,课前准备好"防范药物滥用"教学课件。

3. **场地准备** 无特殊要求。

(四)活动步骤

1. 导入(5 分钟)

(1)模型、图片或视频展示:教师可以播放影片《林则徐》虎门销烟片段,利用销毁阿片的场景引入禁毒主题。

结合导入内容,建议教师在课前选择 3 名学生志愿者,给每名学生发放一张毒品图片,或由志愿者引导学生分别选取一种毒品仿真模型,在黑板上张贴三张分别写有"传统毒品""合成毒品""新精神活性物质"字样的大白纸,学生把手中的图片贴在自己选择的大白纸上,或是把毒品仿真模型放在大白纸下的课桌上,由学生的选择,引发对于毒品认知的课堂讨论。

(2)小组讨论:什么是毒品? 毒品有什么特征? 毒品是怎样分类的? 如何区分毒品和药品? 讨论时间约为 5 分钟。

(3)讨论结束后,教师请各小组的代表同学简单分享讨论结果。

💗 **教学提示** ────────────────────

　　教师应提前用课件准备好关键知识点(毒品的概念、分类、种类,什么是药物滥用),在正确、简要归纳总结学生发言后,一一呈现。应注意,不要急于评判和否定学生的观点,要尊重不同的观点,应以平等、平和的态度传授知识。

─────────────────────────────────────

2. 专题讲座(15 分钟)

(1)前后衔接:感谢刚才大家的讨论和分享! 我们一起归纳总结了药物滥用的概念的一些基本知识,如毒品的概念、分类和种类,药物滥用,等等。掌握这些知识,是为了更好地认识毒品,认识毒品和药品的关系,这就是我们今天的主题——拒绝药物滥用。

(2)教师可以参考本教程在课前准备好教学课件,以专题讲座的方式向学生全面介绍如何拒绝药物滥用的具体内容。

在专题讲座中,建议教师尽可能多地采用案例式、讨论式、启发式教学方法,提升学生学习兴趣,增强学习效果。此外,也可以通过角色扮演,增加师生教学互动,活跃课堂气氛,促进学生更好地了解掌握防范药物滥用的知识和技能。

3. 课堂小结(5分钟)

(1)教师提供典型案例,引导学生从个人、家庭、社会三个层面理解药物滥用危害。

(2)重温和回顾毒品仿真模型或图片的展示,强调容易被滥用的物质的识别,提高学生识毒、防毒的能力。

(3)采用课堂提问的形式,与学生共同梳理防范药物滥用的基本方法。

知识拓展

防范毒品和药物滥用核心知识

1. 吸毒是一种易复发的脑病,成瘾容易戒断难,戒毒没有特效药。

当前流行的毒品多数是一次足量使用就可以成瘾,因此,无论如何都不能尝试,连尝试的想法都不能有。更不要听信别人,认为通过吃特效药就能戒毒。

2. 在我国,吸毒是违法,贩毒是犯罪。

吸毒行为将受到治安管理处罚,吸毒成瘾或成瘾严重,将会被进行强制隔离戒毒。我国法律规定,走私、贩卖、运输、制造毒品,无论数量多少,都应当追究刑事责任,予以刑事处罚。

3. 无知好奇、受人诱惑是导致吸毒最常见的原因。

现实生活中,许多青少年沾染毒品是由于无知好奇、受人诱惑。因此,青少年应当认真学习毒品知识,增强观察力、判断力,绝不能轻信毒贩或别有用心的人编织的美丽谎言:这些是药品,不是毒品,不会成瘾;来试试吧,抽烟也会上瘾,这个想玩就玩,不想玩也没事;这个可以减肥,不用运动不用节食,想减哪里就减哪里,还不反弹;吃这个吧,让你注意力集中、学习效率提高,开夜车学习也不困;这个多时尚啊,是小鲜肉和美女的标配,不玩真是老土。

4. 使用毒品会增加感染艾滋病病毒的风险。

使用传统毒品如海洛因的吸毒者,由于共用不洁针具进行注射,会导致经血液传播性病、艾滋病等传染病;使用合成毒品、新精神活性物质所产生的兴奋、致幻效应,会大大降低个人的警觉性、风险意识和自我保护意识,从而导致不安全性行为的发生,增加性病、艾滋病的传播风险。

5. 脱离临床医学需要和专业医生指导的用药极易形成药物滥用,即吸毒。

在生活中,生病要去正规医疗机构,不能贪图省时、省事、便宜而到不正规诊所看病,或是自己买药吃;特别是要严格按照医生的医嘱服用药物,不能随意增加服药量和次数,以防发生药物滥用,最终导致吸毒。不能跟风、模仿或屈从于同伴压力而滥用止咳水、止痛药等易成瘾麻精药品。

6. 主动远离有不良嗜好的人和易染毒场所。

近朱者赤,近墨者黑,青少年在生活中易受到同伴影响。因此,要主动远离有抽烟、酗酒、吸毒等不良嗜好的人;还要远离人员构成复杂的公共场所,提高防范意识,避免受到危害。

7. 如果已经吸毒,主动自愿戒毒或到公安机关登记,其行为不予处罚。

根据我国法律规定,吸毒者主动前去戒毒场所自愿戒毒,或者主动到公安机关进行登记,其行为不予处罚。体现了国家对吸毒人员教育挽救的态度,也给予吸毒人员尽早摆脱毒瘾,重新回归家庭、社会的机会。

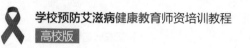
8. 学习禁毒知识,学以致用,致知于行。

禁毒知识的学习关键在于把学到的知识转化为识毒、防毒、拒毒的能力,实现知行合一、学以致用。

如果您想了解更多"防范药物滥用"相关知识,可以访问中国禁毒网等相关权威网站。

(五)思考与探究

1. **说一说** 青年学生结合日常生活、学习的实际,应当如何拒绝药物滥用?

(★提示:建议可以结合生活技能的概念进行思考,此外,青年学生对于药物滥用的知识掌握还不够全面系统,对于拒绝药物滥用的技能应用还不够成熟,更需要不断训练和提升生活技能。)

2. **想一想** 青年学生应当如何承担社会责任,通过志愿服务面向同伴和社会公众传播防范药物滥用知识?

(★提示:大家可以充分利用多种生活技能的综合运用,结合受众对象实际,增强传播的针对性、有效性,让更多人学习掌握防范药物滥用的知识和技能。)

第三节 拒绝酗酒和吸烟

一、拒绝酗酒

(一)饮酒与酗酒

1. **饮酒与酗酒** 在生活中,我们经常会遇到喜庆节日、亲朋聚会等场合,饮酒可能是经常且普通的一件事,民间也有"小酌怡情,酗酒伤身"的说法。

饮酒与酗酒,两者的主要区别在于,首先是程度上的不同,饮酒是在聚会聚餐、宴请等场合和亲朋好友喝酒助兴,或是因为生活的压力而少量自斟自饮,能够在饮酒的过程中有所控制,点到为止。而酗酒基本上属于经常性的喝酒,次数多、量大、速度快,明显对于酒精产生了依赖,有的人甚至不吃饭也要喝酒,不听别人的劝阻。

很显然,饮酒是我们通常生活中正常的饮食行为,对于增进感情、融洽气氛、促进交流有所裨益;而酗酒,不仅会危害健康,还会影响人际交往、破坏家庭和谐,甚至给自己或他人造成人身伤害、财产损失。作为青年学生,更不应该因酗酒而损害身体健康,影响学业。

2. 酒精中毒　酒精中毒是指已对酒精产生依赖性的长期过度饮酒产生的各种神经、精神障碍,包括对个人的影响,以及对人际关系和社会及工作能力的损害和干扰。表现为对酒精的渴求、失控,存在戒断症状,对社会、家庭不负责任等。

(二)酗酒的界定标准

酗酒的界定标准是指人们普遍认可的,用于判断一个人是否处于酗酒状态的标准。目前,世界卫生组织(WHO)和美国心理学会(APA)都提供了酗酒的界定标准。

1. WHO 的标准　酗酒的定义是指在过去一年中,每周至少饮用一定量的酒精并且造成了身体或精神上的危害。WHO 对标准饮品的定义是,1 个标准饮品含 10 克纯酒精。每日建议摄入量为,男性不超过 2 个标准饮品(即 20 克纯酒精);女性,不超过 1 个标准饮品(即 10 克纯酒精)。

2. APA 的标准　酗酒的定义是指在过去 12 个月内,满足以下任意一项标准:①每天饮用大量的酒精;②经常以酒精为中心来参加社交活动;③试图停止或减少饮酒,但无法成功;④持续饮酒导致身体上或心理上的问题。

总的来说,酗酒的界定标准主要包括两个方面,一是酒精的标准饮用量,二是饮酒的频率和对身体或精神的影响。如果一个人的饮酒行为满足以上标准,那么他就被认为是酗酒者,需要及时采取有效的措施来预防和治疗相关的身体和心理问题。

（三）饮酒、酗酒的危害

1. 影响身体健康 酒精过量,会不同程度地造成心率升高,皮肤升温,神志不清,控制力减弱,动作不协调。长期大量饮酒会导致肝脏受损,引起脂肪肝、肝硬化等病症。同时,过量饮酒还会造成血压升高,或出现疲劳、恶心、头痛、呕吐,甚至中风等危险情况,严重的还会出现酒精中毒现象。除此之外,喝酒致死案例中,部分是由于口中呕吐物等异物窒息所导致。更为严重的是,过量饮酒使人丧失了应有的警觉和判断力,极易发生多性伴、无保护性行为等高危行为,进而导致性病、艾滋病的传播。

2. 影响学业 醉酒的程度同智力恢复所需的时间大致成正比,在当今知识飞快更新的信息时代,不难推测,一个经常醉酒的人在工作和学习上的损失是非常大的。大学生饮酒会导致思维迟缓、记忆力下降和学习效率下降。如果经常饮酒并对其产生依赖,一旦中断饮酒,会出现如情绪低下、坐立不安等情况,从而影响学习。

3. 寻衅滋事、行为出格 醉酒后,由于身不由己,行为失控,表现为"行不知所往,处不知所持,食不知所味";一种原始的冲动会使人变得野蛮、愚昧和粗暴;异常的兴奋还会让人行为失控,做出一些迷离恍惚而又洋洋自得的举动。喝酒之后,人的情绪容易激动,乱发脾气,判断力和控制力也会下降,容易与人发生冲突。此外,醉酒者对外界刺激更加敏感,神志不清,可能会引发打架斗殴等刑事案件,导致人员伤亡。这种行为不仅会影响同学关系和校园安全,还会破坏社会安定,是非常不可取的。据统计,大学暴力事件中有 80% 以上与酒精有关。

（四）青年学生饮酒、酗酒的认知误区

有的学生以"诗酒趁年华"美化饮酒,将青春的迷茫寄托于酒精,以逃避课业负担和升学、就业压力;更有部分学生受"酒文化"社会风气影响,错误地认为要学会喝酒、提高酒量,才能适应社会,大学聚会活动"无酒不欢"。

1. "今朝有酒今朝醉""借酒浇愁",其实质是逃避现实、自暴自弃的消极情绪。"药能医假病,酒不解真愁。"

2. 片面理解"酒逢知己千杯少",认为交朋友离不开饮酒作乐。事实上"酒

肉之交"未必靠得住。

3. 错误地认为"男子汉天生应当会喝酒"。这种衡量"男子汉"的标准非常片面,容易导致争强好胜、贪图虚荣而过量饮酒。

4. 逢场作戏,为"助兴"而即席端杯,或出于好奇而涉足,这种人最容易成为摆弄的对象。

5. 硬着头皮充好汉,在酒桌上,"舍命陪君子",这种人大多酒量并不大,总想博取他人心悦诚服,而最终往往授人以笑柄。

凡此种种,不一而足。其中不乏陈腐观念和陈规陋习,有些则是嗜酒者自欺欺人的贪杯"口实"。遇到喝酒的场合,应当冷静思考,是否需要为面子拼酒,是否值得用健康换取别人的认可,要学会婉拒,勇于说不。

(五)拒绝饮酒和酗酒

1. 青年学生要对酒精说"不" 青年学生拒绝饮酒和酗酒,会变得更健康,思维和记忆会更加清晰,会更容易地保持良好的家庭关系和与朋友的友谊,避免药物治疗的疗效被酒精破坏或发生意外,降低因饮酒或酗酒导致疾病的概率。

2. 拒绝酒精的五个策略

(1)直接拒绝:我不想喝酒,但是想和你待一会儿。

(2)找借口拒绝:我吃了头孢,医生说了,绝对不能喝酒。

(3)替代式拒绝:我今天晚上不能喝酒,但是我真的想去喝一杯饮料和你聊聊。

(4)直接表达负面感受:如果你坚持让我和你喝酒,我会感觉很烦,我不想再喝酒了,我告诉过你很多次了,让我们做点别的吧。

(5)反复拒绝:坚持自己的选择,坚定地重复表达拒绝。

3. 代替饮酒、酗酒的方法

(1)健身锻炼,当你做一件积极的事情时,你很难感到抑郁,例如散步、慢跑、游泳、骑车、跳绳、打羽毛球或排球等。

(2)学会善待自己,寻找生活乐趣:参加感兴趣的沙龙游戏;洗个长时间的热水淋浴;去理发店理发换发型等。

（3）做自己最喜欢的事情，例如园艺、手工、烹饪、种花、蔬菜等。

（4）与他人常联系，给朋友打电话；拜访朋友或邀请朋友来家；打牌等。

（5）做一些使自己平静的事情，例如去看一场积极向上的电影，听轻音乐，看引发思考的电视节目，看书或杂志等。

（6）做志愿者，参加公益活动。

4. 其他建议

（1）增强自我管理能力和约束能力，自觉抵制诱惑。

（2）不在宿舍喝酒，不在校园抽烟，自觉远离烟酒，倡导健康生活方式。

（3）在校文明用餐，不喝酒、不酗酒，不影响他人正常学习生活。

（4）严格遵守学校规章制度。增强主人翁意识，维护公共卫生，爱护公共财物，增强安全意识，共同维护我们的学习生活环境。

（5）学生党员、班干部、团干部要以身作则，争当表率，带头不抽烟不酗酒，要对身边抽烟酗酒的同学进行劝导和提醒。

（6）积极参与宣传喝酒和酗酒的危害，让更多的同学了解酗酒危害，戒除酗酒陋习。

二、拒绝吸烟

（一）防控烟草概况

全世界每年死于吸烟相关疾病者达 800 万人，超过艾滋病、结核、疟疾导致的死亡人数之和，我国每年估计约有 140 万人死于吸烟相关的疾病。

烟草对健康的危害已经成为当今世界最严重的公共卫生问题之一，吸烟不仅危害吸烟者本身的健康，而且对其周围的非吸烟者同样构成了严重危害，控制烟草、促进健康已成为人类共同的责任。为此，WHO 制定了第一部国际公共卫生条约——《世界卫生组织烟草控制框架公约》（以下简称《公约》）。我国 2003 年签署《公约》，2005 年经全国人民代表大会批准，2006 年 1 月正式生效，全面开展控烟工作。

据 WHO 2024 年 1 月发布的《世界卫生组织 2000—2030 年全球烟草使用流行趋势报告》，2022 年，全球烟草使用率为 20.9%，烟草吸食率为 16.7%，卷烟吸食率为 15%。[烟草使用率指在特定人群中（如 15 岁及以上）使用任何形式烟草制品的比例，包括卷烟、雪茄、烟斗、无烟烟草等。吸食率特指通过燃烧吸入烟草制品（如传统卷烟、雪茄）的消费比例，属于烟草使用中的一种具体形式。] 全球烟草使用人数 12.45 亿，其中男性 10.21 亿、女性 2.24 亿。2000—2022 年，全球烟草使用率持续下降，烟草使用人数稳中有降，其中，女性烟草消费者数量持续减少，男性烟草消费者数量总体稳定。

2023 年，我国中学生吸卷烟率为 4.2%，与 2019 年的 5.9% 相比下降了 1.7 个百分点。2023 年，我国中学生电子烟使用率为 2.4%，与 2021 年相比下降了 1.2 个百分点。调查发现，2023 年我国中学生在过去 30 天内看到有人在校园内吸烟的比例为 35.4%，与 2021 年相比下降了 4.5 个百分点，学校吸烟现象有所减少，但家庭吸烟现象没有明显变化。此外，向未成年人销售卷烟和电子烟的现象依然存在。

根据 2021 年中国疾病预防控制中心首次全国大学生烟草流行调查，调查覆盖全国 31 个省（区、市），共计完成个人问卷 124 119 份，结果显示，我国大学生吸烟率为 7.8%，男生（15.0%）高于女生（1.1%），高职 / 高专（11.6%）高于省地属（5.0%）和部属或省部共建院校（3.0%）。

需要指出的是，吸烟虽然与艾滋病传播没有直接关联，但同样事关青年学生生命健康。

（二）吸烟危害

吸烟者更易感染某些传染病，例如结核病和肺炎。烟草使用是心脏病、脑卒中、癌症和肺气肿等慢性非传染性疾病流行的最大诱发因素。在世界范围内，烟草致死的比例占成人死亡的十分之一。

1. **二手烟危害** 吸烟者呼出的主流烟、侧流烟与周围的空气混合形成二手烟。侧流烟未充分燃烧，与主流烟相比，侧流烟含有更多的有毒化学物质，例如高 15 倍的甲醛，高 3 倍的苯乙烯。新排放的侧流烟颗粒比主流烟颗粒小，因此能够更深地进入肺部和更易进入血流。同单位体积的侧流烟毒性比主流烟高 4 倍，致癌性比主流烟高 2 ~ 6 倍。

二手烟会对人体健康造成严重损害，可导致冠心病、肺癌和其他呼吸系统疾病等；孕妇暴露于二手烟可导致早产、婴儿猝死综合征、婴儿出生体重降低、新生儿神经管畸形和唇腭裂；儿童暴露于二手烟会导致呼吸道感染、支气管哮喘、肺功能下降等疾病，还会导致多种儿童癌症，加重哮喘患儿的病情，损害儿童的大脑健康；二手烟暴露不存在所谓的安全暴露水平，即使短时间暴露于二手烟之中也会对人体的健康造成危害。

2. 三手烟危害 三手烟是吸烟后留在物体表面和灰尘中的烟草烟雾及其化学成分的残留物。三手烟随时间推移发生化学变化，其含有的部分复合物会导致毒性增加。三手烟污染的室内环境使人不知不觉长久地暴露于烟草烟雾污染物。婴幼儿尤其容易受到三手烟的影响，吸烟者即使不在幼儿面前吸烟，幼儿都会通过身体接触被三手烟污染的衣服、家具和玩具等而暴露于有毒物质。

3. 烟草对青少年的危害 吸烟对青少年危害性更大。据研究表明，青少年正处在生长发育时期，各生理系统、器官都尚未成熟，其对外界环境有害因素的抵抗力较成人更弱，易吸收毒物，毒物会损害身体的正常生长发育。据调查，吸烟开始年龄与肺癌死亡率呈负相关。若将不吸烟者肺癌死亡率定为1.00，15岁以下开始吸烟者死亡率为19.68；20～24岁为10.08；25岁以上为4.08。说明吸烟开始年龄越早，肺癌发生率与死亡率越高。吸烟损害大脑，使思维变得迟钝，记忆力减退，影响学习和工作，使学生的学习成绩下降。心理研究结果表明，吸烟者的智力效能比不吸烟者降低10.6%。

4. 吸烟与心脑血管疾病 烟雾中的尼古丁和一氧化碳对心血管机制存在多种效应。尼古丁能收缩血管，增加心率和心输血量，升高血压；一氧化碳因其与血红蛋白结合能力远超氧气，因此会影响血液输送氧气的能力，还会导致动脉硬化。

（三）与烟草相关的危害

1. 烟草种植危及粮食安全 许多国家用大片肥沃土地种植烟草，而不是种植粮食；烟草业对烟草替代种植的干扰，加剧了全球粮食危机。在全球79个国家中，面临严重缺粮的总人数多达3.49亿，其中许多人生活在中低收入国家，30多个严重缺粮国位于非洲大陆。在许多情况下，烟草出口赚取的外汇被用于进口粮食。

2. 烟草种植对土地的损害 由于烟叶生长周期长,是一种劳动密集型作物,需要长达9个月的时间才能成熟。因此,烟农很难在同一年内种植粮食作物。烟草种植需要大量的肥料,会更快地耗尽土壤肥力,造成地力下降。烟草植物比其他主要粮食和经济作物吸收更多的氮、磷、钾,种过烟草的土壤缺乏粮食作物所需的必要养分,很难进行套种和轮作。

3. 烟草种植损害农民健康 烟草种植将导致农民罹患烟草萎黄病,烟农在处理烟叶时,皮肤吸收尼古丁会导致尼古丁中毒,从而患上烟草萎黄病,症状包括恶心、呕吐、头晕、头痛、虚汗、发冷、腹痛、腹泻、虚弱、呼吸困难等;烟农在烤制烟叶的过程中吸入大量烟草烟雾,这加剧了慢性肺部疾病和其他健康危害的风险;烟农每天接触烟草粉尘和其他化学杀虫剂;在烟草种植和收获期,烟农每天可能会吸收相当于50支卷烟的尼古丁;弱势人群尤其面临风险,烟农身上、衣服或鞋子沾染有害物质,他们会将这些有害物质带回家,从而影响到家人,特别是儿童和孕妇,儿童体重较轻,皮肤吸收的尼古丁比例很高,在处理烟叶的过程中,若儿童接触烟草烟雾,尤其容易受到伤害。

(四)烟草的依赖性

心理依赖又称精神依赖,俗称"心瘾",其表现如下。

1. 吸烟者在停止吸烟或减少吸烟量后,出现一系列难以忍受的戒断症状,吸烟后能暂时得以缓解。

2. 吸烟者误认为吸烟具有放松、解压、缓解空虚、集中注意力、获得存在感等功能,是一种享受。表现为主观上强烈渴求吸烟。

(五)下决心与烟草告别

1. 重新审视吸烟行为。认清吸烟的危害,掌握戒烟技能,摆脱烟瘾。不再为戒烟感到纠结和恐惧。

2. 下定决心戒烟。只要有了戒烟的决心和毅力,戒烟就能坚持下去。

3. 找到适合的戒烟方法。如考虑是否使用戒烟药或寻求专业医生的戒烟帮助。

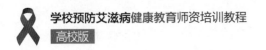
4. 不需要恐惧复吸,但需要重新振作,继续戒烟。

(六)要想戒烟,就要提前做好准备

1. 选择一个心理上放松、没有精神或时间压力的时候开始戒烟,例如学业负担较轻的时候,或者选择寒暑假的时候。

2. 选择一个对你来讲具有特殊意义的日子,例如自己或者家人的生日、重要纪念日或世界无烟日等。

3. 选择其他特殊的时间,比如搬家、新的一年之始、一个月的开始等。

(七)控制吸烟欲望

1. 改变行为,饭后不喝咖啡或酒精饮料,迅速从座位上起来,加大运动量等。

2. 改善环境,扔掉所有烟草制品、打火机、烟灰缸和其他吸烟用品,远离吸烟者,避免停留在很有可能想吸烟的地方,如酒吧等。

3. 使用替代,借用一些烟草替代物,例如饮水或茶,咀嚼干海藻或无糖口香糖,进行深呼吸,刷牙,散步等,找到适合自己的方法,以便能够抵抗持续的吸烟欲望。

(八)戒烟后保持不复吸

1. **保持警惕** 即便在戒烟几年后,某些环境仍可能会引起强烈的吸烟欲望。所以要时刻保持警惕,抗拒可能出现的吸烟冲动。

2. **战胜冲动** 当烟瘾来袭时,可能会因一个放弃的念头而吸烟,但是如果坚持一段时间,吸烟的冲动就会逐渐褪去。抵制吸烟的欲望。拥有一两个首选应对技能,比如散步或深呼吸,将会有帮助。

3. **坚定信念** 经受住了不吸烟的头几天,所以应该保持积极的态度。即使吸了一支烟,也不要责怪或惩罚自己。

4. **奖励自己** 戒烟很困难,保持不吸烟是一项重大进步。可享受一次愉快的徒步旅行,或邀请朋友看场电影。

5. **寻求帮助** 即使保持不吸烟有一段时间,依然可能被诱发吸烟。当这种情况发生时,可以求助于支持你戒烟的人、戒烟热线或戒烟门诊。

(九)应对复吸

如果复吸了一两支烟,请不要气馁。一支烟总比整盒好。千万不要以此为借口重新开始吸烟。才开始戒烟之后的前三个月内复吸是很常见的,很多已戒烟的人都有过很多次的尝试,才终于成功。如果复吸了,可以做以下事情:①找出诱因,要查找导致复吸的诱因,及时作出决策,以便此种诱因再次出现时可以有效应对;②寻求专业医生的戒烟帮助;③要善于总结成功戒烟期间好的做法经验,特别是战胜复吸念头的做法,在可能发生复吸时用以解决问题。

三、推荐培训活动

(一)活动时间

45 分钟。

(二)活动方法

游戏、专题讲座、卡片游戏。

💟 **教学提示**

　　本组 3 个游戏旨在帮助学生直观了解饮酒、香烟对健康的影响,教师应做好物料准备,并向学生讲清游戏方法步骤,可首先安排 2～3 名志愿者先行练习,以便开展游戏时进行示范。教师要引导学生在游戏中注重观察、思考,学生能够通过亲身经历反思饮酒、吸烟的危害,自觉远离酒精、烟草。

(三)活动准备

1. **物料准备**　吸管、棉球、塑料袋、细绳、A4 纸、平光镜、凡士林或面霜、培训用大白纸、中性笔、笔记本电脑和投影仪。
2. **课件准备**　参考本教程,课前准备好"拒绝酗酒和吸烟"教学课件。
3. **场地准备**　无特殊要求。

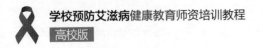

（四）活动步骤

1. 导入（5分钟）

（1）情景展示：活动前，参考下文准备好用于导课的情景，教师可以选择用多种形式展示导课情景。

💗 **教学提示** ───────────────────────

如果选用角色扮演形式展示导课情景，教师应该在课前选择1男、1女两名学生志愿者，或者增加一名旁白，分角色进行准备，课堂上请学生志愿者进行简短的角色扮演，引发同学们的课堂讨论。建议讨论后画龙点睛，郑重推出"青少年控烟宣传核心信息"。

青少年控烟宣传核心信息

（中国疾病预防控制中心　2024年5月）

1. 所有形式的烟草制品都是有害的。

2. 烟草中的尼古丁可以使人成瘾，一旦成瘾很难戒断。

3. 暴露于尼古丁可能影响青少年的大脑发育。

4. 吸烟会严重损害青少年呼吸系统和心血管系统，并且会加速其成年后慢性病的发生。

5. 电子烟会对青少年的身心健康和成长造成不良后果，同时会诱导青少年使用卷烟。

6. 开始吸烟的年龄越早，吸烟的量越大，烟草对身体造成的危害也越严重。如果你已经开始吸烟，应当立即戒烟。

7. 二手烟暴露严重危害健康，即使吸入少量烟草烟雾，也会对身体造成损害。为了自己的健康，你应该向二手烟说不。

8. 所有向未成年人售烟（包括电子烟）的行为都是违法的。

9. 校园范围内禁止发布任何形式的烟草广告。

10. 烟草危害环境，在其整个生命周期都会污染地球并损害所有人的健康。

（2）游戏：本推荐培训活动提供了 3 个游戏，教师可以根据时间和实际情况选择只做其中的 1 个游戏。建议教师在游戏结束点评时，要明确点题，指出酒精、烟草滥用与吸毒和传播艾滋病的关系。

1）第一个游戏："盲目"接收。

教师邀请学生围坐一圈，说明即将通过游戏来感受饮酒对理解、协调能力的影响。

先请学生逐个发言，说出饮酒的不良影响，志愿者进行记录。

选 A、B、C 志愿者站在圆圈中央。请 A、B 两位志愿者戴上平光镜、镜片上涂上一层凡士林或面霜。请 C 志愿者拿着数个纸团站在距他们 1 米左右的地方（使 A、B 两位志愿者可以看到 C 志愿者，但不清晰）。C 志愿者向戴着太阳镜的 A、B 志愿者扔纸团，A、B 志愿者尽可能地去接到纸团。

邀请一些同学参与活动，结束后请学生回到自己的座位上。进一步讨论下列问题。（大白纸预先写好）

（1）你戴上涂有凡士林或面霜的太阳镜有什么感受？

（2）你可以看到扔向你的纸团吗？接到纸团难吗？为什么？

（3）你觉得饮酒会影响你的视觉和协调能力吗？为什么？

（4）你是否想过饮酒会影响你开车？

（5）你还知道其他在使用后造成相似影响的物质吗？

（6）你曾经因为醉酒造成过不良影响吗？你愿意分享一下吗？

教师总结：对照所记录的饮酒后的不良影响作总结陈述，强调饮酒会导致运动不协调、视力模糊、头脑昏沉，这种情况与刚才游戏中描述的感受非常相似。

这个游戏虽然简单，但是非常直观地展现了饮酒造成的不良影响，可以帮助同学们轻松地讨论物质滥用的不良影响，加深大家对精神活性物质使用的认识。

2）第二个游戏："众说烟害"。

发给学生每人一张 A4 纸，要求写出使用烟草会造成的各种伤害，由志愿者收齐后，随即发给所有人，使学生能够了解其他同学的观点。

教师总结：通过这个游戏，我们知道了很多种烟草带来的负面影响，我们应当为了自己和别人的健康努力拒绝烟草。由此进一步强调吸烟与各类癌症、生殖健康、低体重新生儿、白血病病死率增加都有紧密的关系。无烟烟草的使用会提高罹患牙龈萎缩和口腔癌的概率。

3)第三个游戏:"袋"我呼吸。

教师示范,学生齐做。将棉球放入一个塑料袋中,将一支吸管插入塑料袋,将袋子的开口和吸管用细绳扎紧。在这个游戏中,吸管代表呼吸道,塑料袋代表肺,棉球代表肺泡。

点燃香烟,仔细观察。使烟雾通过吸管进入塑料袋中,反复多次,允许烟从塑料袋中回到空气中,在此过程中,可见塑料袋中的棉球颜色慢慢变为褐色。

此现象提示肺部疾病起因。肺气肿是一种慢性阻塞性肺疾病,以支气管和肺泡壁改变,引起呼吸道狭窄为特征。吸烟可以破坏肺泡,使得吸入氧气和呼出二氧化碳变得困难,从而增加心脏的工作负荷。

教师总结:可以请2~3名同学简要分享各自的观察与思考。然后总结,棉球变色是烟草中的焦油所致。吸烟时焦油便覆盖在肺泡上,阻碍了肺泡进行气体交换的功能,使得吸烟者感觉呼吸困难。通过观察棉球,学员可以直观感受焦油覆盖棉球的过程。由此可见,吸烟和肺癌之间存在密切关联。

💙 **教学提示**

> 教师在此游戏前应事先提示学生,有酒精过敏、哮喘病史,及容易出现呼吸困难的学生不要参加此游戏。同时,教师要注意观察学生的游戏过程,及时发现异常情况并叫停。

2. 专题讲座(15分钟)

(1)前后衔接:刚才大家通过游戏、讨论和分享,了解了一些拒绝酗酒和吸烟的知识,但是比较碎片化。为加深理解,全面系统掌握知识,我们进入讲座环节。

(2)教师可以参考本教程在课前准备好教学课件,以专题讲座的方式向学生全面系统介绍拒绝酗酒和吸烟的具体内容。

温馨提示

　　建议教师在讲座中使用微视频开展案例解析、以案明理,更好地结合学生们的生活、学习实际,激发学生的学习兴趣。此外,还可以以有奖问答、课堂弹幕等形式,增加师生教学互动,活跃课堂气氛。

3. 课堂小结(5 分钟)

(1)充分认识饮酒、酗酒和吸烟的各种危害。

(2)厘清饮酒、酗酒和吸烟的认知误区。

(3)用知识武装头脑、改变行为,自觉主动远离酒精、烟草。

(4)倡导学生开展面向同伴和社会公众的宣传教育,有效传播健康知识。

(五)思考与探究

1. **说一说**　如何应对在日常生活、学习中可能会遭遇的饮酒、吸烟的场合?

(★提示:建议结合生活技能的概念和应用来思考,从进行判断、做出决定、有效拒绝三个层面入手,做好事先的思想准备和技能准备,切实解决不知所措、不知所谓的窘迫。)

2. **想一想**　如何以生活技能为依托,有效开展同伴教育?

(★提示:同学们可以利用学到的生活技能,将拒绝酗酒和吸烟的知识点、技能点进行有效分解,用先进的理念开展同伴教育,增强趣味性、生动性。)

▸▸▎章末小测试

一、判断题

1. 物质滥用中的物质指的是会导致个体产生心理及身体依赖的毒品。( )

2. WHO 对标准饮品的定义是,1 个标准饮品含 10 克纯酒精,每日建议摄入量为,男性,不超过 2 个标准饮品(即 20 克纯酒精;女性,不超过 1 个标准饮品(即 10 克纯酒精)。( )

3. 笑气,学名一氧化二氮,是一种无色无味的气体,有麻醉作用,常被用作食品添加剂,被列入《危险化学品目录(2015 版)》,但尚未被列入麻醉药品和精神药品品种目录。( )

4. 在全球已发现的 1 025 种非植物类新精神活性物质中,合成大麻素类有 297 种,占近三分之一,我国已发现 103 种,潜在数量可能有成千上万种。( )

5. 根据我国《机动车驾驶证申领和使用规定》,吸食、注射毒品、长期服用依赖性精神药品成瘾尚未戒除的,可申请机动车驾驶证,但须定期接受检测。( )

二、单选题

1. 急性酒精中毒是一次大量饮酒而引起的一种暂时性神经、精神功能和行为障碍。按时间顺序,表现为兴奋期、共济失调期和( )

   A. 抑制期   B. 致幻期

   C. 昏睡期   D. 兴奋期

2. 世界卫生组织《烟草控制框架公约》自( )年 1 月 9 日起在我国正式生效,根据《公约》相关条文的规定:每一缔约方在公约对其生效后 3 年内,在卷烟外部包装上应轮换使用规范的健康警语,并且警语区域所占面积不应少于卷烟条、盒包装所在面的 30%

   A. 2003   B. 2004

   C. 2005   D. 2006

3. 根据《中华人民共和国刑法》,毒品是指阿片类、海洛因、甲基苯丙胺(冰毒)、吗啡、大麻、可卡因,以及国家规定管制的其他能够使人形成瘾癖的( )和精神药品

   A. 致幻药品   B. 活性物质

   C. 麻醉药品   D. 兴奋药品

4. "药物滥用",就是出于( )目的,通过注射、口服、鼻吸或其他方式将毒品摄入人体的行为

    A. 非医疗   B. 治病

    C. 麻醉   D. 交友

5. 新精神活性物质(NPS),是不法分子为逃避打击而对列管毒品进行化学结构修饰所得到的毒品类似物,具有与管制毒品相似或更强的兴奋、致幻、麻醉等效果,这一概念于 2013 年在《世界毒品报告》中被首次提出,下列关于新精神活性物质的说法正确的是( )。

    A. 新精神活性物质又被称为"策划药""实验室毒品"

    B. 从流行时间上看,新精神活性物质属于第三代毒品

    C. 新精神活性物质具有很强的迷惑性,不法分子通常把它们伪装成"跳跳糖""奶茶""曲奇饼干""巧克力"

    D. ABC 都对

三、多选题

1. 物质滥用将导致一些问题,满足以下标准的人被健康心理学家称为"物质滥用者"( )

    A. 不能履行重要的义务:如忽视学业、家人、朋友或逃学、旷工

    B. 使自己或他人有身体伤害或生病的危险:如酒后开车、吸烟

    C. 违法行为:如因不法行为被捕

    D. 严重的社交和人际关系问题:如态度暴躁、动辄与家人或同伴争吵

2. 长期大量饮酒会严重影响大脑结构和功能,导致认知、记忆、情感等多方面的问题包括( )

    A. 认知功能下降   B. 记忆障碍

    C. 情感及行为异常   D. 判断力和决策能力受损

    E. 神经退行性疾病风险增加

3. 截至 2020 年底,全球共发现新精神活性物质(　　)种,其中近五年发现大约 450 种,而我国已累计发现共计(　　)大类 317 种,最近的三年中就新发现了 50 余种

 A. 803   B. 1 047

 C. 7   D. 9

4. 常见可以掺入香烟的毒品有(　　)

 A. 海洛因   B. 合成大麻素

 C. 氯胺酮、氟胺酮   D. 依托咪酯

▮参考答案▮

一、判断题　1. 错;2. 对;3. 错;4. 对;5. 错。

二、单选题　1. A;2. D;3. C;4. A;5. D。

三、多选题　1. ABCD;2. ABC;3. BD;4. ABCD。

▶▶ 参考文献

[1] 陈华昌 . 酒精医学理论与临床应用 [M]. 北京:人民卫生出版社,2021。

[2] 约翰·麦克马洪 . 如何迈出戒酒第 1 步 [M]. 刘琼,译 . 上海:华东师范大学出版社,2017.

[3] 王涛 . 这个本书能让你戒酒 [M]. 南昌:江西科学技术出版社,2016.

[4] 唐世凯 . 烟草产业绿色发展策略与关键技术 [M]. 北京:化学工业出版社,2003.

[5] 白远良 . 中国烟草发展历史重建:中国烟草传播与中式烟斗文化 [M]. 北京:华夏出版社,2022.

[6] 贾森·休斯 . 吞云吐雾:西方烟草使用史 [M]. 贵阳:贵州人民出版社,2024.

[7] 上海市医学会呼吸病学专科分会烟草病学组 . 戒烟指导手册 [M]. 上海:上海科学技术出版社,2021.

[8] O·瑞,C·科塞 . 毒品、社会与人的行为 [M]. 北京:中国人民大学出版社,2001.

[9] 骆寒青 . 毒品预防教程 [M]. 北京:中国人民公安大学出版社,2011.

[10] 骆寒青,祝卫莉 . 毒品预防与戒毒康复 [M]. 北京:中国人民公安大学出版社,2015.

[11] 中国国家禁毒委 . 中国禁毒志愿者手册 [M]. 北京 : 中国言实出版社,2005.

[12] 任桂秋 . 禁毒学概论 [M]. 北京 : 中国人民公安大学出版社,2015.

[13] 莫关耀,曲晓光 . 禁毒社会工作 [M]. 北京 : 中国人民公安大学出版社,2017.

[14] 王锐园 . 禁毒教育手册 [M]. 北京 : 中国法制出版社,2023.

[15] 王玮 . 毒品预防 [M]. 北京 : 中国人民公安大学出版社,2019.

[16] 莫关耀 . 毒品预防教育教学参考 [M]. 长春 : 吉林大学出版社,2018.

第四章

生活技能训练

培训目标

1. **知识目标** 概述生活技能的概念；熟悉生活技能的主要内容。

2. **态度目标** 认同生活技能培训对学校预防艾滋病健康教育的重要意义，愿意主动学习和运用生活技能。

3. **技能目标** 提升有效交流、人际关系、情绪管理、缓解压力、协商拒绝、分析决策等生活技能。

推荐学时

4 ~ 6学时

核心信息

1. WHO 将生活技能定义为一种社会心理能力，是指一个人有效地处理日常生活中各种需要和挑战的能力，是个体保持良好心理状态，并且在与他人、社会和环境的相互关系中表现出适应和积极的行为能力。

2. 生活技能包括十种具体的能力：自我认识与同理共情，有效交流与人际关系，情绪管理与缓解压力，批判思维与创造思维，解决问题与决策能力。

关键词

生活技能（life skill）

可转移技能（transferable skill）

自我认识（self awareness）

同理共情（empathy）

有效交流（effective communication）

人际关系（interpersonal relationship）

情绪管理（emotion management）

缓解压力（relieving stress）

批判思维（critical thinking）

创造思维（creative thinking）

解决问题（solving problems）

做出决策（making decisions）

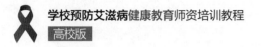

| 第一节 | 生活技能的概念和内容 |

　　青年学生感染 HIV 的风险与其行为的选择密切相关,生活技能训练可以帮助青年学生更好地应对学习和生活中的各种挑战,做出最利于自身和他人健康的选择。

一、生活技能培训的意义

　　调查数据显示,近年来我国每年约有 3 000 例 15 ～ 24 岁的青年学生感染HIV,其中超过 80% 是同性性传播感染。由于缺乏危险行为研判、风险行为识别、交流沟通、协商拒绝、正确使用安全套、寻求帮助等生活技能,青年学生可能发生多性伴、无保护性行为等,增加了 HIV 感染风险。

　　学校预防艾滋病的健康教育,不仅是要让青年学生知道哪些事情不能做,更重要的是让他们知道哪些事情可以做,应该怎么做。例如,有的青年学生心情烦闷时会选择喝酒抽烟,但仅仅告知喝酒抽烟有害健康,并不能从根本上缓解烦闷情绪,更重要的是要教会他们如何做好情绪管理,用听音乐、做运动、写日记或者向朋友倾诉、向专业人员求助等方法来缓解自己烦闷的心情。

　　青年学生的健康危险行为通常并不是孤立存在的,往往与其他多种健康危险行为并存,相互影响,相互促进,形成一系列有类似特征的健康危险行为。根据美国社会心理学家理查德·杰赛(Richard Jessor)的"问题行为理论",青年学生各式各样看似不同的健康危险行为背后都有一个共同的因素,即缺乏社会心理能力。因此,开展学校预防艾滋病健康教育不能从单一的疾病预防入手,而应该"有破有立",着力于提升青年学生的社会心理能力,不仅注重传播防艾知识,分析不安全性行为危害,更要强调自我认知、人际关系、有效沟通、理性决策、情绪管理等生活技能培训,倡导以积极的价值观、健康的生活方式对抗不良诱惑和偏离健康的行为。

　　我国学校预防艾滋病数十年的实践,尤其是云南省从全国艾滋病流行重灾区转变为全国艾滋病防控示范区的经验,提示以生活技能为基础的学校预防艾滋病宣传教育是艾滋病防控、减少艾滋病伤害的更积极、更有效的健康干预策略。

二、生活技能的概念

(一)生活技能概念的提出

20世纪80年代,美国学者吉尔伯特·J·波文(Gilbert J Botvin)博士在开发设计预防青少年吸烟的能力训练课程时首次提出"生活技能"的概念。传统的预防青少年吸烟健康干预策略是教师和家长告诉青少年烟草中含有尼古丁、焦油、一氧化碳等有害物质,传递"吸烟有害健康"的观念。如果青少年是因为不懂得吸烟的危害,一时好奇而尝试吸烟,这样的策略有一定积极作用。但是,如果有的青少年已经知道吸烟的危害,但还是因为需要应对心情烦闷、无法拒绝朋友邀约等而选择吸烟,传统的干预策略可能就很难发挥作用了。吉尔伯特·J·波文博士深入分析了青少年吸烟的心理社会因素,选择对学生从烟草知识、自我认识、决策、情绪管理、压力应对、交流沟通等多种维度开展生活技能训练。结果表明,学生烟草知识、心理社会指标等均有不同程度提高,吸烟行为发生率也明显下降。

(二)生活技能概念的发展

在接下来的十年里,生活技能训练在英国、加拿大、澳大利亚、美国等30余个国家迅速传播推广开来。1993年,WHO发布《学校生活技能教育》,倡导将生活技能作为学校健康教育的重要内容,通过在学校开展生活技能培训保护和促进青年学生的健康。这标志着"生活技能"的概念已经被全球接受,成为青年学生健康教育最有效的策略之一。

生活技能的概念最初也是众说纷纭。吉尔克里斯特(Gilchrist)等人将生活技能解释为"有助于青少年提高自我效能,提升解决问题、诚实坦率地与人交流、获取并保持社会支持,以及管理情绪和表达个人感受的能力";UNAIDS将生活技能解释为"青年学生所需要的处理危险情况、预防健康问题的能力,包括有效地处理人际关系和社会责任,采取避免伤害自己和他人的行为,做出选择和解决问题的能力等"。

1997 年,WHO 将生活技能定义为一种心理社会能力,即一个人有效处理日常生活中各种需要和挑战的能力,使个体保持良好心理状态,并且在与他人、社会和环境的相互关系中表现出适应和积极的行为能力。具体来讲,生活技能包括十种能力:自我认识、同理能力、有效交流、人际关系、管理情绪、缓解压力、批判思维、创造思维、解决问题、做出决策。这标志着生活技能教育的系统化和规范化。

随后,生活技能培训在全球得到了推广和运用,同时,其概念也有了拓展和延伸。2019 年,联合国儿童基金会(UNICEF)发布《可转移技能全球框架》,将生活技能拓展为可以使儿童和青少年继续学习,成为公民的认知、社交和情感技能,具体能力包括四个维度:①自我管理、心理韧性、交流沟通等个人赋权技能;②同理共情、公共参与、相互尊重等社会交往技能;③创造力、批判思维和解决问题等学习技能;④合作、谈判和决策等职业技能。UNICEF 强调可转移技能对儿童青少年全面发展和应对危机具有重要作用,能够支持受危机影响的儿童青少年建立心理韧性,预防问题行为的发生。2020 年,UNICEF 发布《社会情感学习教师指导手册》《社会情感学习项目培训手册》等文件,旨在通过学校管理、教育教学、家校合作等支持性环境建设,在校内外形成相互尊重、理解和支持的人际关系与积极氛围,帮助学生在学校和社会生活中获得发展所必需的对自我、对他人、对集体的认知与管理的意识、知识和技能,培养学生的自信心、责任意识,建立积极的人际关系,形成良好的情感和道德品质,有效地面对成长过程中的挑战,促进身心的全面协调发展。社会情感学习的具体内容可以分为自我认知、自我管理、他人认知、他人管理、社会认知和社会管理六个维度(表 4-1)。

表 4-1　社会情感学习的概念框架

维度	自我	他人	集体
认知	①全面看待自身优缺点,悦纳自我 ②对自己有积极的认知,充满自信 ③具有良好的自尊	①尊重他人,尊重差异 ②能洞察他人的感受和体验,同理共情 ③信任、亲近他人	①意识到自己属于集体的一员,认可集体中他人存在的重要性 ②接纳自己所在的集体,具有集体意识 ③认同集体规范,具有亲社会性

续表

维度	自我	他人	集体
管理	①情绪积极稳定 ②反思自己的能力 ③积极进取的精神 ④坚忍不拔的韧性	①理解包容他人,善于发现他人优点 ②富有爱心、耐心和责任心,乐群,受人喜欢 ③善于倾听、擅长化解冲突和处理人际关系	①融入集体,遵守集体规范,维护集体荣誉 ②善于协同合作,具有一定的领导力 ③具有亲社会能力,善于动员社会资源协同发力

三、生活技能的内容

(一)生活技能的内容

按照 WHO 的概括,生活技能包括五对(十种)具体的能力。

1. **自我认识和同理共情**　自我认识是指个体能够正确认识自己、悦纳自己,并且可以进行自我调节的能力;同理共情是指个体能够站在他人立场看待问题,体验、理解并表达出他人情绪情感的能力。具有良好的自我认识是一个人可以与他人同理共情的基础,一个盲目自大或者自卑的人都很难具备同理共情的能力。

2. **有效交流和人际关系**　有效交流是指个体能够灵活运用语言或非语言方式与他人顺畅交换和传递信息,其目的并不一定是要说服对方,达成思想的一致,而可能仅仅是表达自己的观点和感受,寻求情感的通联。人际关系则是指个体能与他人建立并保持良好的交往和关系的能力。有效交流是构建和谐人际关系的基础。

3. **管理情绪和缓解压力**　管理情绪是指个体能够识别、表达和调节好自己的情绪,并保持积极稳定的能力。缓解压力则是指个体能够采取积极有效的方式应对和缓解各类生活事件带来的心理应激,保持身心愉悦的能力。过大的压力会带来负性情绪,具备缓解压力的能力也是情绪管理的重要部分。

4. **批判思维和创造思维**　批判思维是指个体具备科学的质疑精神,能够严格推断,质疑辨析,进而提出改善意见的反思性思维能力。创造思维则是指个体能够打破常规,不受旧传统的束缚和限制,开创性地从多角度、多侧面、多层次、多结构地思考问题,寻找答案的创新能力。批判思维是创新的前提和基础,唯唯诺诺、缺乏质疑精神的人很难具有创新能力。

5. 解决问题和做出决策　解决问题包括正确识别问题、分析问题和提出解决策略和措施的一系列过程,是个体能够科学、客观、理性地对当前问题或情景进行分析判断,提出最恰当的解决方法的能力。做出决策则是指面对问题或选择的时候,个体能够综合权衡利弊,根据自身意愿做出选择并对自己的选择负责任的能力。具备解决问题的能力是做出科学决策的基础,而做出科学决策不仅需要理性的思考,还需要勇气、责任和担当。

(二)生活技能的维度

生活技能的十种能力与青年学生的日常学习和生活息息相关,这十种能力也可以划分为三个维度,即如何对待自己、如何与人相处以及如何应对挑战。

1. 如何对待自己　包括自我认识、管理情绪和缓解压力三种技能。培训青年学生的这三种技能可以帮助他们建立良好的自我意识,愉悦地接纳自己,保持积极稳定的情绪,采取有效途径缓解自己的压力,更好地与自己相处。

2. 如何与人相处　包括有效交流、同理共情和人际关系三种技能。培训青年学生这三种技能可以帮助他们提升表达、倾听和同理共情的能力,构建和谐的人际关系,更好地与他人相处。

3. 如何应对挑战　包括批判思维、创造思维、解决问题和做出决策四种技能。培训青年学生这四种技能可以帮助他们学会更加理性地发现问题、思考问题、分析问题和解决问题,更好地应对日常生活、学习中的各种需要和挑战。

四、推荐培训活动

(一)活动时间

30分钟。

(二)活动方法

蜂音小组讨论、专题讲座、卡片游戏。

♡ **教学提示**

蜂音小组讨论,是指教师邀请座位邻近的学生用蜜蜂一样小的声音进行讨论,声音尽量小,不要干扰到其他学生的讨论。教师要提醒全体学生,这样的方式是为了让每一个学生都充分地表达自己的观点。

(三)活动准备

1. **物料准备**　会议培训用大白纸(70cm×100cm)、红/黑/蓝3色油性记号笔、双面胶、白板、可夹大白纸的夹子、笔记本电脑和投影仪、参考"活动步骤"中的详细介绍用A4大小各色彩色卡纸准备好游戏用卡片。

2. **课件准备**　参考本教程,课前准备好"生活技能的概念和内容"教学课件。

3. **场地准备**　无特殊要求。

(四)活动步骤

1. **导入(5分钟)**

(1)情景展示:活动前,参考下文准备好用于导课的情景,教师可以选择用角色扮演、教学课件、打印文稿或者旁白等形式展示导课情景。

【情景描述】

大二的小丽有一个帅气的男朋友,两人感情一直很好。情人节这天,两人相约在公园游玩,不知不觉夜幕已经降临。

男朋友对小丽说:"今天晚上我爸妈都不在家,一会儿去我家吧!"

小丽犹豫不决……

♡ **教学提示**

如果选用角色扮演形式展示导课情景,教师应该在课前选择1男、1女两名学生志愿者,或者增加一名旁白,分角色进行准备,课堂上请学生志愿者进行简短的角色扮演,引发同学们的课堂讨论。

(2)蜂音小组讨论:请大家找邻近的 1 ~ 2 名同学,用你们能够听到的最小声音讨论:小丽应该怎么回复男朋友? 这样的回复可能带来什么后果? 讨论时间约为 3 分钟。

(3)讨论结束后,教师请 2 ~ 3 名同学简单分享各小组的讨论结果。

♡ **教学提示**

　　教师可以用简短的语言归纳总结学生的发言,但尽量不要评判和否定学生的观点,要尊重不同的观点。对于这样的参与式培训而言,每一个观点都有价值!

2. 专题讲座(15分钟)

(1)前后衔接:刚才大家的讨论和分享都非常好! 小丽同学的确面临一个难题,去或者不去男朋友家,是一个令人头疼的问题。要想更好地做出恰当的决策,小丽同学需要学习一些十分重要的能力,那就是今天的主题——生活技能。

(2)教师可以参考本教程在课前准备好教学课件,以专题讲座的方式向学生全面介绍生活技能的概念和具体内容。

♡ **教学提示**

　　专题讲座形式相对枯燥,因此建议教师可以尽可能多地结合学生们的实际生活举例进行讲解,以此提升学生的学习兴趣。此外,适当地设问,增加师生有效教学互动也可以活跃课堂气氛,是一种不错的选择。

3. 课堂小结(5分钟)

(1)课前准备好 10 张 A4 大小的各色卡纸,在每一张纸上写"自我认识""同理共情""有效交流""人际关系""管理情绪""缓解压力""批判思维""创造思维""解决问题""做出决策"。在每一张卡纸后面贴上双面胶;在大白纸上分三列写上"如何对待自己""如何与人相处""如何应对挑战"。

(2)教师将彩色卡纸随机分发给 10 名不同的学生,并在黑板上张贴上写有三列文字的大白纸。

（3）教师请每一位同学将自己手中的彩色卡纸根据内容归类张贴在相应的大白纸上，并用简短的语言解释自己手中彩色卡纸中文字的含义以及张贴的理由。

（4）10 名同学张贴完之后，教师对本次活动进行小结。生活技能训练可以增长青年学生的智慧，提升他们的社会心理能力，有利于帮助他们应对和解决生活中出现的各种需要和挑战。每个青年学生都应该不断学习、训练和提升自己的生活技能。

知识链接

　　如果您想了解更多"生活技能""社会情感学习"相关知识，可以访问联合国儿童基金会（UNICEF）官方网站。

（五）思考与探究

1. **说一说**　对于青年学生而言，生活技能有什么重要意义？

（★提示：建议可以结合生活技能的概念进行思考，此外，青年学生社会经验不足，可能遇到的挑战比较多，更需要不断训练和提升生活技能。）

2. **想一想**　在日常生活中，哪些场景或什么时候可以用到哪些生活技能？

（★提示：大家可以列举一些日常生活的场景，然后再想一想这种场景可以用到哪种或哪些生活技能。值得注意的是，很多时候需要多种生活技能的综合运用，而不是使用某种单一的生活技能。）

第二节　自我认识与同理共情

针对青年学生吸烟、酗酒和吸毒等健康危险行为的研究显示，多数人第一次发生这些偏离健康行为往往跟"朋友"的邀约和引诱有关。而这些青年学生之所以这么容易被别人影响,除了自身的无知和好奇之外,还有一个重要的因素,就是他们缺乏良好的自我认识,处于一种"不知所措的迷茫"状态,不知道自己想要什么,所以常常随波逐流。

一、自我认识

(一)自我认识的涵义

早在公元前 500 年前后的"轴心时代",人类先贤就意识到了自我认识的重要意义。被称为"西方哲学第一人"的古希腊哲学家泰勒斯(Thales)认为:"最难的事情就是认识你自己。"古希腊另一位著名的哲学家苏格拉底(Socrates)则说:"认识你自己,才能认识人生。"我国道家哲学的代表人物老子在《道德经》里也说:"知人者智,自知者明。"

自我认识,是自我意识的认知部分,是主观自我对客观自我的认识、评价和体验。自我认识不仅是对自己存在的认识,也包括了对自己生理、心理和社会存在的认识。积极的自我认识,既需要通过他人视角的外在角度认识自我,也需要通过自我视角的内在角度来认识自我。

美国人本主义心理学家卡尔·罗杰斯(Carl Rogers)将自我分成主格我(I)和宾格我(me),自我认识就是主格我(I)对宾格我(me)的认识。他认为:缺乏对自我需要的关注,以及现实自我与理想自我的不一致是导致很多精神疾病和问题的原因。

(二)自我认识的途径

自我认识并不是一件简单的事情。美国心理学家埃里克·埃里克森(*Erik Erikson*)提出了"人格终身发展理论"。他认为人的自我认识贯穿一生,可以分为婴儿期、儿童期、学龄初期、学龄期、青春期、成年早期、成年期和成熟期八个阶段。任何年龄段的教育失误,都可能给一个人的终身发展造成影响。通常,自我认识可以通过三条路径来实现。

1. **通过自我观察和自我反省认识自己** 哲学终极三问——"我是谁?我从哪里来?我将往哪里去?"是古希腊先哲的自我反省。"君子求诸己,小人求诸人""吾日三省吾身"是我国儒家先哲的自我反省。英国哲学家约翰·洛克(John Locke)在其哲学著作《人类理解论》中认为:人类将自己的主观世界、心理活动作为意识的对象,从而进行有目的的审视和反思,在哲学界和心理学界已成为共识。通过自我观察和自我反省,人们可以更加清晰地了解自己的优点、缺点、需求、目标、情绪等等,有利于更好地跟自己相处,更好地应对生活中的问题。

但是,自我观察和自我反省的主体(观察者、反省者)和客体(观察对象、反省对象)同属于一个人,很难完全摆脱主体的动机、愿望、态度、情绪、经验的干扰,因此,仅仅通过自我观察和自我反省很难全面、客观地认识自己。

2. 通过他人认识自己 鉴于自己观察自己、自己反省自己无法完全规避主观性的干扰,而通过他人认识自己就可以克服这个问题,成为自我观察和自我反省的重要补充。德国哲学家、马克思主义创始人卡尔·马克思(Karl Marx)说:"人起初是以别人来反映自己的。"比如最初,"我"通过与母亲的交流,不仅确认了那个人是"我"的母亲,也确认了"我"是母亲的孩子。人们常常通过别人的评价,把从他人那里看到的、听到的"自我"看作是自己某种身份、成就的确认。

《旧唐书·魏徵传》云:"夫以铜为镜,可以正衣冠;以古为镜,可以知兴替;以人为镜,可以明得失。"人不可能脱离社会而独自存在,因此,人们还可以"以人为镜",通过与他人的比较来认识自己。正所谓"见贤思齐焉,见不贤而内自省也"。然而,俗话说"人比人,气死人",如果选取的比较对象与自身差异较大,则很难形成良好恰当的对比,也就无法客观地认识自己。要避免比较偏差,人们需要与更加广泛的对象接触、比较,才能选择一个更为合适的参照对象。

3. 通过观察自己行为的结果认识自己 第三条自我认识的路径是观察自己行为的结果。作为实践活动的主体,每一天都会经历很多事情,有的事情通过努力能够获得成功,也有一些事情费尽心力也无法达到预期的结局。无论是成功,还是失败,都应当及时总结经验或教训,通过客观的归因分析,深刻反思自己的特长和存在的问题,进而更好地认识自己,不断地完善自己。北宋著名诗人林逋在《省心录》中说:"昼之所为,夜必思之。"每天晚上反思一下自己行为的成败、得失,相对来讲倒是一条更为客观的自我认识路径。例如,某青年学生在酒吧醉酒后发生了没有保护的性行为,后来确定感染了 HIV。这样的行为结果也说明他对自己缺乏了解,一来不知道自己的酒量大小;二来对自己的酒后行为缺乏了解,最终酿成悲剧。

当然,有了全面、客观的自我认识还不够,每一个人都需要建立良好的自我体验感,愉悦地接纳自己。能够悦纳自己的优点并不难,真正考验智慧的是如何悦纳自己的缺点。此外,每一个人还需要始终保持理性,克制自己可能出现的不理智行为,具备良好的自我调节能力。

二、同理共情

首先需要明确的是:同理共情不是同情!

举个例子:当某位同学考试失利,同情心的表现可能是对这位同学说:"考砸了真可怜,下次加油吧。"这种回应仅停留在对结果的惋惜或表面安慰,缺乏对对方具体情感需求的关注,也未提供实质性支持。但具有同理心的学生会主动陪伴并说:"我明白你为这次考试付出了很多努力,现在一定很失落,如果你愿意,我们一起看看错题? 我有一本很好的复习资料,你需要的话我明天来给你。"这种行为基于对情绪的深度识别(如挫败感)和情感联结,不仅提供情绪支持,还通过行动(如复盘错题)帮助解决问题。显而易见,同理心更能拉近心与心之间的距离,与其说同理共情是一种能力,不如说是一种选择,一种陪伴。

美国女作家哈珀·李(Harper Lee)在《杀死一只知更鸟》中说:"你永远也不可能真正了解一个人,除非你穿上他的鞋子走来走去,站在他的角度考虑问题。"哈珀·李(Harper Lee)这里所说的其实就是同理共情的能力。所谓同理共情,就是人同此心、心同此理,能够在认知、情感、行为等多个维度认同他人,可以站在他人立场和处境去理解他人的想法,然后做出合适的回应。心理学家普遍认为:同理共情是一种力量,能够帮助人们跨越文化、背景和经历的差异,建立起更加和谐的人际关系。

按照孟子的观点,同理共情的能力其实是人的本心、本能。孟子认为:"恻隐之心,仁也;羞恶之心,义也;恭敬之心,礼也;是非之心,智也。仁、义、礼、智,非由外铄我也,我固有之也。"当然,"我固有之"的同理共情能力如果在后天不加以培养和发展,人们也可能渐渐失去这种本心、本能。正如美国心理学家"情商之父"丹尼尔·戈尔曼(Daniel Goleman)所说:"即便孩子天生就具备同理心的萌芽,但是只有在亲身体验过同理心的行动之后,孩子的同理能力才能顺利发展"。

护理学家特蕾莎·威斯曼(Theresa Westman)认为,同理共情一般具备四种能力。

(1)代入他人立场的能力:也就是常说的"换位思考"的能力,是一种理性的思维能力,但完全的代入其实只是一种理想状态,毕竟事情没有真正发生在自己身上,除非做到前文例子中所说的"主动陪伴,提供帮助,与你在一起想办法解决问题"。

(2)不作评判的能力:人们似乎很擅长且乐于评判他人、他事的优劣、好坏,反正"站着说话不腰疼",就像前文例中对落井人发出"你真惨"的感慨一样。

(3)体察他人情绪的能力:能够体察他人的情绪及其变化是一种十分重要的能力,很多时候决定了人们能否与他人形成有效、顺畅的交流沟通。当遇到落井者,如果能够察觉到他的恐慌就不会说出"你真惨"的话加深他的痛苦。

(4)感同身受的能力:感同身受和代入他人立场不一样,是一种感性的情绪迁移和体验的能力。当体察到落井人的恐慌之后,可以将这种情绪迁移到自己身上,这样才可能真的设身处地地说话、做事。安慰一个在哭的人最好的方式不是说"不要哭",而是说"如果我是你,我也会哭"。

同理和共情的英文都是 empathy,这两者常常连在一起,其实这是两个既相互关联,内涵互有交集,又不完全相同,各有差异的概念。

同理心是指一个人能够从认知层面理解对方的观点、动机和情绪状态,设身处地为他人着想。这是一种理性的认知过程,更强调客观、中立地领会他人的观点和处境,需要保持一定的距离,依靠的更多是推理、角色转换等认知技能,适合客观冷静的理性场景。

共情力则是指一个人能够在情感层面与他人产生共鸣和感同身受的体验,比如,当看到别人难过的时候,人们的心情也会随之变得低落。这是一种感性的体验过程,更强调情绪的通联和共鸣,专注于进入对方的情感世界,依靠的则是情绪觉察、情绪调节等情商技能,适合温情脉脉的互动场合。

如前所述,我们无法完全代入他人立场,做到真正的感同身受,因此需要特别强调最好不要"用我们的脑袋去想他人的问题"。更多的时候,应当保持开放包容的态度,与他人保持良好的交流沟通,从而了解和理解他人的真实想法和情绪。此外,同理共情应当适度,在体恤他人之余还要保持独立思考的空间和适当的人际距离,过度的同理共情也可能造成自己的精神内耗,影响做出客观判断,也不利于自己的身心健康。

三、推荐培训活动

(一)活动时间

60 分钟。

(二)活动方法

主题游戏、角色扮演。

(三)活动准备

1. **物料准备**　会议培训用大白纸(70cm×100cm)、红/黑/蓝 3 色油性记号笔、双面胶、笔记本电脑和投影仪、按人数准备充足的红色和绿色便签纸或便利贴、按人数准备充足的 A4 纸。

2. **课件准备**　无。

3. **场地准备**　最好选择可以移动桌椅的培训场地,确保场地中央或前方有足够开展参与式互动教学活动的空间。

(四)活动步骤

1. **导入(5 分钟)**

(1)故事呈现:古希腊著名悲剧《俄狄浦斯王》讲述了一个"斯芬克斯之谜"的故事。

斯芬克斯是希腊神话中一个狮身人面的怪兽,它坐在忒拜城附近的悬崖上,向过路人问出一个谜语:"什么东西早晨四条腿,中午两条腿,晚上三条腿?"很多人因为猜不出答案,被斯芬克斯害死。

请大家猜一猜"斯芬克斯之谜"的答案!

聪明的俄狄浦斯猜中谜底:人!

斯芬克斯于是跳下悬崖,羞愧而死。

俄狄浦斯则因为破解了"斯芬克斯之谜",被忒拜人推选为王,开始了自己悲剧的宿命。

💟 **教学提示** —————————————————————

教师参考上文讲述"斯芬克斯之谜"的故事,引出本节课主题——自我认识。

(2)教师小结:这个故事来自古希腊剧作家索福克勒斯的著名悲剧《俄狄浦斯王》,从这个故事,可以发现很早以前人类就已经开始了自我认识的探索之旅。当然,自我认识并没有那么简单,让我们一起学习自我认识的相关知识与生活技能。

2. 主题游戏:我是谁?（25 分钟）

(1)教师给每一位学生分发事先准备好的红色、绿色便签纸或便利贴,每人发 2 张红色、2 张绿色便签纸或便利贴。

(2)教师先请每一位学生将自己的优点尽可能多地写在红色便签纸或便利贴上,再将自己的缺点尽可能多地写在绿色便签纸或便利贴上。

(3)教师邀请每一位学生将自己同桌的优点尽可能多地写在另一张红色便签纸或便利贴上,再将自己同桌的缺点尽可能多地写在另一张绿色便签纸或便利贴上。

💟 **教学提示** —————————————————————

教师要给学生留出充足的时间,请他们认真思考,尽量不要遗漏自己和同桌的优点和缺点。同时,教师还需要提醒学生正确对待别人的批评意见,有则改之无则加勉,不要因为别人对自己提意见产生怨恨和不满。

(4)教师请每一位学生把自己写的优缺点和同桌写的优缺点进行对照,看一看有哪些是相同的,有哪些是不同的? 再想一想谁写的内容更加客观,更加符合实际情况?

(5)如果时间允许,教师可以邀请2～3位学生简单说一说自己对照的结果和感受。

(6)教师小结:自我认识对每一个人都非常重要,人们常常可以通过自我反省和以人为镜等方式不断深入地了解自己;每一个人都有优点,同样也有缺点,正所谓"人无完人,金无足赤";自我认识的意义在于充分认识自己之后的不断自我完善,扬长避短,成就更好的自己;真正的朋友之间,除了激励和鼓舞之外,也时常需要互相指出对方的不足和错误,希望对方不断改进,越来越好。

3. 角色扮演:我把我讲给你听(25分钟)

(1)活动导入:教师让学生两两相对,请每一个学生手掌打开,用手势向对方展示一个"人"字。教师请每一个学生都认真看,对方展示给你的是"人"字,还是"人"字。通常,每一个人都站在自己立场思考问题,换位思考是一件很难的事情。要想更好地站在别人立场思考问题,需要不断提升自己同理共情的生活技能。

(2)教师将全体学生按3人1组分成若干个小组,请大家在小组内确定1名讲述者、1名倾听者、1名观察者。讲述者向倾听者讲述一个与艾滋病相关的悲惨或可恨的故事(也可讲述一件令自己十分愉快或者气愤的往事),倾听者则认真倾听,尽量表现出自己同理共情的能力;观察者则负责观察,记录倾听者做得好的地方和做得不好的地方。讲述时间控制在5～10分钟之内。

💗 **教学提示**

　　教师提醒观察者需要注意观察的敏锐度和敏感性,在观察和记录的过程中尽可能客观、详细地记录倾听者做得好的和做得不好的具体言行,例如肢体动作、表情神态、回应提问等。

(3)根据活动时间,教师选择3～5名观察者分享各自的观察结果。

💜 **教学提示** ———————————————————

　　如果时间允许,教师可以让 3 名学生互换角色,重复上述活动。如果时间不允许,也建议大家在课后能够互换角色,重复上述活动。这样,可以让每一个人都体验到讲述者、倾听者和观察者的角色,在真正"换位"的情况下,反思并提升自己的同理共情能力。

　　(4)教师小结:同理共情是每一个青年学生都应该着力培养的重要生活技能,这需要我们能够尽可能地站在对方的立场思考问题,体察对方的情绪,在换位思考和感同身受的同时做出适当的回应。例如当听到别人讲述高兴、悲伤或者愤怒的事情时,我们会自然而然地说出"你当时应该很高兴 / 悲伤 / 愤怒吧""如果是我,一定会感到很高兴 / 悲伤 / 愤怒",这就是同理共情能力的具体表现。训练和提升自己同理共情的生活技能有利于增进人与人之间的相互了解和理解,培养出色的人际交往技能,实现有意义的人际互动,构建和谐的人际关系。

　　4. 课堂小结(5 分钟)

　　(1)给每个学生发 1 张 A4 纸,请大家将其横放,然后画一条从左到右的河流,并用自己的姓名(昵称也可)给这条河流命名为"某某某的生命之河",例如"张小虎的生命之河"、"李大花的生命之河"等等,在河流的相应位置标注你现在的年龄,这个位置的左边代表你的过去,右边代表你的未来,在河流的上方和下方都进行标注。

　　(2)请每位学生回顾过去的生命历程中的重大事件,以现在年龄位置为坐标,标注在事件发生的相应年龄位置,积极开心的事情标注在"生命之河"的上方,消极难过的事情标注在"生命之河"的下方。

　　(3)请每位学生畅想一下未来,把未来可能发生和计划要做的事情标注在相应年龄位置,计划想做的事情标注在"生命之河"的上方,困难挫折的事情标注在"生命之河"的下方。

　　(4)教师请每一个学生都在 A4 纸上对未来的自己写一句激励的话。

> **知识链接**
>
> 如果您想了解更多"自我认识"相关知识,可以参阅以下书籍:朱宝荣著《心理哲学》、[德]阿尔弗雷德·阿德勒著《自卑与超越》、[美]戴维·迈尔斯著《社会心理学》等。
>
> 如果您想了解更多"同理共情"的相关知识,可以在观看动画短片《同理心的力量》(*The Power of Empathy*)。

(五)思考与探究

1. **说一说** 我是一个什么样的人?

(★提示:建议找一个自己的朋友,跟他说一说自己是一个什么样的人,也请朋友说一说他对你的评价和看法。然后,你们俩在一起讨论一下可以通过哪些途径更好地认识自己。)

2. **想一想** 为什么说一个人很难完全代入别人的立场? 那我们又应该怎么做才能更好地同理共情?

(★提示:完全的代入其实只是一种理想状态,毕竟事情没有真正发生在自己身上,所以多数时候只是"站着说话不腰疼"。认可这一点,反而能够更好地跟别人同理共情。此外,人与人之间保持良好的交流沟通渠道也是同理共情的一种路径。)

第三节 有效交流与人际关系

生活在纷繁复杂的世界里,人际关系犹如一张巨大而细密的网,将人们与周围的人与物紧密相连,而在这张关系网中,有效交流起着至关重要的作用。人际关系好与坏深刻地影响着人们的生活、学习,以及个人的成长与发展,要建立和维护良好的人际关系,需要进行有效的沟通,用心倾听,理解他人,建立信任,同时学会表达自己的想法与感受,让人际关系变得更加和谐。

一、有效交流

(一)交流沟通的概念

交流沟通是指人与人之间在交往过程中,通过语言和非语言的方式,彼此传递和反馈信息、思想、感情的双向互动。

从这个定义不难看出,人与人之间交流沟通的方式包含语言交流和非语言交流两类。

1. 语言交流 人际交往过程中,使用语言作为载体进行的交流沟通。语言交流通常包括口头语言交流和书面语言交流两种形式。

(1)口头语言交流:是指借助口头语言实现的比较日常的交流沟通形式,也就是平日里用得最多的"说话",是一种最直接、最灵活的交流沟通方式。口头语言交流最好是面对面的交流,当然由于现代科技的发展,也出现了电话或者语音等多种形式。口头语言交流还有一个很好的优点,那就是可以附加表情、手势等语态信息,此外,还可以通过语气、语调、语速等传递更多文本之外的信息。

(2)书面语言交流:是指借助文字、符号或图形等文本形式实现的比较正规的交流沟通形式。书面语言交流的优点是有据可循,可以保存和随时核对相关信息,避免遗漏或误解。此外,文字在加工的过程中可以反复琢磨修改,通常比较周密,逻辑性也比较强,可以比较好地表达作者的意思,不容易出现"口误"之类的问题。信息时代背景下,书面语言也衍生出了电子邮件、微信等网络交流方式。

2. 非语言交流 人际交往过程中,不使用语言进行的交流沟通。非语言交流通常采取的形式有态度表情、手势姿势、行为动作、眼神目光、衣着服饰等。

需要特别注意的是,不同民族、不同文化背景的群体手势姿势、行为动作等非语言信息所表示的含义存在很大差异,需要了解和尊重当地文化,适当运用非语言交流方式,以免引起误会。例如在汉族地区,成年人看到小朋友时都喜欢怜爱地摸摸他的头,但是在西双版纳等傣族地区,摸小孩头,尤其是摸小和尚头的行为则会被视为一种冒犯;在我国等多数国家,摆手表示不要或否定的意思,但是在希腊这个动作则是对人的鄙夷和蔑视,很不受欢迎。

此外,从交流沟通的定义还可以看到,人与人之间交流沟通不仅仅是信息的传递和寻求思想的统一,还有彼此情感的通联。如果每一次与别人的交流沟通都抱着说服别人的目的去,这样就很容易沟通失败。如果求同存异,充分表达自己的观点,也认真倾听并尊重别人的不同意见,这样的沟通才能够真正有效。正如自由主义者所言:"我不同意你的观点,但我将用生命捍卫你发表观点的权利"。

影响人与人之间交流沟通效果的因素有很多,比如交流沟通的双方经历不相同、认知有差异,语言习惯不同,或者在别人发泄情绪时你却跟他讲道理,这些情形下的交流沟通通常很难成功。

(二)有效交流的原则

不是每一次交流沟通都会成功,很多时候常常会出现"沟而不通"的情况,如果要想进行有效的沟通交流,需要注意交流沟通的原则。

1. **平等尊重**　每一个人都是独立的,在人际交往中都处于同等地位,享有同等权利,人与人之间交流沟通的时候要相互尊重,尤其是在大家意见不统一的时候更要尊重他人不同的意见。此外,在交流沟通过程中还需要尊重他人不同的生活习惯、兴趣爱好等。平等和尊重是一种人际交流时的态度和姿态,需要通过语言神态、肢体动作等方式表现出来,让对方感受到。

2. **真诚信任**　彼此真诚、相互信任是交流沟通的基础,没有人希望被别人欺骗。正所谓"己所不欲,勿施于人",在交流沟通的时候,要真诚待人,不要欺骗别人;另一方面,需要对别人给予充分的信任,不要患得患失、疑神疑鬼。

3. **互利互惠**　交流沟通是双向的互动关系,当存在物质、精神利益互动时,尽量保证双方都能够获取自己希望得到的利益。《礼记·曲礼》云:"礼尚往来。往而不来,非礼也;来而不往,亦非礼也。"只有单方面获得利益,甚至以损害他人利益为目的的交流沟通注定不会长久。

4. **非评判**　在交流沟通时,即便不同意对方的观点,也应当尽量听对方说出自己的全部观点及其理由,不要随意打断,更不要在不了解全貌的情况下对别人的观点或意见指手画脚,乱加评判。站在道德制高点的指手画脚式的评判只会令人感到不适,让人远离你,放弃与你继续交流的愿望和想法。

(三)有效交流的技能

交流沟通肯定是需要一些技巧的,但首先需要强调的是,人与人之间的交流沟通需要遵循的尊重平等、真诚信任、互利互惠、非评判等原则比任何技巧都重要,即便你没有任何交流沟通技巧,只要遵循以上原则,天长日久别人就会了解和理解你的交流沟通方式。

有效交流的技巧主要包括表达和倾听两个方面。

1. **表达** 表达力是一个人能够将自己内心的思想、想法和情绪情感等用语言或非语言的方式准确、清晰地呈现出来,并且能够让别人充分认识和理解的能力。表达力并不是与生俱来的,每一个人都可以通过后天的学习和不断的训练提升自己的表达力。好的表达可以分两个层次。

(1)言之有物、言之有理:好的表达需要言简意赅地呈现明确的内容和观点,这些观点都有事实作为依凭或者是自己的真情实感。

(2)言之有情,言之有趣:更好的表达是在谦逊平和、友好接纳状态下饱含深情的叙述。这样的表达令人感觉到愉快,如果还能够运用风趣幽默的语言让人感觉到愉快,那就更好了。

2. **倾听** 在人际交流的过程中,没有人会喜欢自顾自滔滔不绝的人,所以说,倾听往往比表达更为重要。倾听,并不是一件简单的事情。首先,要身体前倾,保持与对方的目光接触,表现出对对方的尊重和对话题的兴趣,不要左顾右盼。其次,需要克服自以为是的自我中心,不要有偏见和成见,不要打断别人的话头,尽量不要随意评判别人的是非对错。最后,最好能够及时用提问、重复,或者动作、表情等方式回应对方的表达,好的提问和及时的回馈可以刺激和促进对方的表达欲望,达成更加有效的交流沟通。

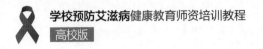
二、人际关系

（一）人际关系的意义和内涵

人，不仅仅具有生物学意义上的自然属性，还具有社会属性。古希腊著名的哲学家亚里士多德（Aristotle）在《政治学》中阐述了"人是群体性动物，本能地过着集体的城邦式生活"的观点，并提出了"离群索居者 / 远离城邦者，非神即兽"的论断。《吕氏春秋·恃君览》中说："凡人之性，爪牙不足以自守卫，肌肤不足以捍寒暑，筋骨不足以从利辟害，勇敢不足以却猛禁悍，然且犹裁万物，制禽兽，服狡虫，寒暑燥湿弗能害，不唯先有其备而以群聚耶？群之可聚也，相与利之也。"1845 年，卡尔·海因里希·马克思（Karl Heinrich Marx）在《关于费尔巴哈的提纲》一书中提出了他的著名论断："人的本质并不是单个人所固有的抽象物，在其现实性上，它是一切社会关系的总和。"美国著名管理学家乔治·埃尔顿·梅奥（George Elton Mayo）在 1933 年和 1945 年分别出版了《工业文明的人类问题》和《工业文明的社会问题》，提出了"人际关系学说"，强调工业生产中的个体不是被动、孤立的个体，不是"经济人"，而是"社会人"。

人际关系（interpersonal relationship），其实就是每一个人的社会关系，是指人与人之间在社会交往的过程中形成的心理关系，是一个人能够保持良好心理状态并获得社会支持的重要基础。从定义上可以了解到人际关系归根结底是人与人之间的心理关系。

现代人的人际关系非常复杂，分类方式也多种多样，按照人际关系构建和维系的方式，可以把人际关系分为亲人之间的血缘关系、老乡之间的地缘关系、同事之间的业缘关系、同好之间的趣缘关系、网友之间的网缘关系等。

（二）人际关系的相关理论

1. 马斯洛的需要层次理论　　1943 年，美国心理学家亚伯拉罕·马斯洛（Abraham Maslow）在其名为《人类激励理论》的论文中提出了需要层次理论。马斯洛认为每一个人从低到高都有生理、安全、社交、尊重和自我实现五个层次的需求。所谓社交的需求，有时候也被称为"爱和归属"的需求，也就是每一个人都需要与别人建立关联性并保持和维护好这种关系，在集体中体验到归属感。

2. 舒茨的人际特质理论 1958 年,美国心理学家威廉·舒茨(William Schutz)提出了人际特质理论,又称人际关系三维理论。舒茨认为每个人都有与别人建立人际关系的愿望和需要,这是人际关系建立的内在动力。因为人们三种不同的需要,呈现出了三种不同形式的人际关系。

(1)包容需要:个体渴望与他人建立联系,希望与他人互动、交往并建立社交联系。在人际交往中因为包容需要,比较主动的个体会表现为主动融入社群,积极组织社交活动,建立社交网络,结交新朋友;比较被动的个体也会表现得更加包容,等待别人与其建立联系,期待他人能够接纳自己。

(2)支配需要:个体在人际交往中想要控制和影响他人,或者不被他人控制和影响。在这方面,比较主动的个体会表现为具有领导和主导的倾向,愿意承担主导角色,喜欢掌控局面;比较被动的个体则表现为希望他人来引导自己、喜欢跟随别人行动,不愿意主动出头。

(3)情感需要:个体渴望与他人建立亲密关系,得到他人的关心、爱护和支持。个体希望通过表达情感、展示关怀、建立亲密关系和探寻情感互动来满足情感需要。在这方面,比较主动的个体会主动表现出对他人的喜爱、友善和亲密,乐于分享自己的情感,主动向他人提供支持和关怀,积极寻求建立亲密情感关系;比较被动的个体则表现得相对冷淡,更期待他人对自己表现出关怀、亲密和情感支持。

3. 霍曼斯的社会交换理论 1961 年,美国社会学家乔治·卡斯帕·霍曼斯(George Casper Homans)提出了社会交换理论。霍曼斯认为人与人之间的互动从根本上说就是一种交换的过程,任何人际关系从本质上讲都是交换关系,只有人与人之间精神和物质交换过程达到互惠平衡的时候,人际关系才能和谐,也只有在这种互惠平衡的条件下,人际关系才能得以维持。

4. 霍尔的人际距离理论 1966 年,美国心理学家爱德华·霍尔(Edward Hall)提出了人际距离理论。霍尔认为人与人之间应该保持适当的距离,由于人们之间远近亲疏的关系不同,人与人之间的距离也不一样。适当的人际距离可以让彼此双方都感觉到舒服和安全。他把人际距离按照亲疏分成四类,即亲密距离、个人距离、社会距离和公众距离。

(1)亲密距离(0~0.5米)：一般指亲子、恋人、夫妻等亲密关系之间的距离，是人际距离中最亲近的距离，双方很容易感受到对方的气味、呼吸、体温等。因为彼此距离最为亲近，亲密距离也是最容易发生碰撞、摩擦，最容易伤害到彼此的距离。

(2)个人距离(0.5~1.25米)：一般指关系较为亲近的朋友、师生和同事之间的距离，双方可以很随意和舒服地感知到大量的体语信息，比如朋友之间常有的勾肩搭背、搂腰拥抱等。

(3)社会距离(1.25~3.5米)：一般指具有公开关系但不属于私人关系的个体之间的距离，比如普通同事、上下级、医生与患者、顾客与售货员等。

(4)公众距离(3.5~7.5米)：一般指正式交往的个体之间或者陌生人之间的距离，这种距离由于不同社会文化和风俗习惯差异比较大，这时双方的交流沟通往往呈现单向交流的方式，比如讲座、演出等。

关于人际距离理论还有两点需要强调：一是随着人与人之间交往和关系的变化，人际距离也会随之发生变化，亲近的可能变得疏远，疏远的也可能变得亲近；二是在日常生活中，往往最容易不知不觉地伤害到亲密关系中的边界感。例如，如未经允许触碰他人身体或频繁侵入私人空间(如翻看手机、物品)，会触发对方的防御心理，关系越近，越需保持适度距离，否则反而会因过度黏合导致伤害。

(三)人际吸引

每一个人都希望别人能够喜欢自己，愿意跟自己接近，那么怎样才能更好地吸引别人，让别人愿意跟自己交往呢？

人际吸引是个体与他人之间情感上相互喜欢、需要、依赖的状态，是人际关系中的一种肯定形式。

1. 人际吸引需要遵循以下原则。

(1)交互：俗话说"强扭的瓜不甜"，人际吸引需要双向奔赴，需要得到对方的反馈和积极回应，单向的付出和努力注定不会有好的结局。

(2)互惠：依据霍曼斯的社会交换理论，人际吸引需要建立在相互支持、相互帮助、互利互惠的基础之上。

（3）自我价值保护：在人际交往中，每一个个体都是独立的，都应该得到必要的尊重。任何全面否定别人价值的行为都属于精神控制（PUA），在人际交往中迷失自己的行为是不理智的，不值得提倡。

2. **根据吸引方式和核心要素的差异，人际吸引可以分为四类。**

（1）外表性吸引：人际吸引的核心要素是外表和外貌，这种人际吸引比较表浅，容易因为外表和外貌的变化而发生变化。

（2）接近性吸引：是一种由人与人之间物理距离的相对远近决定的人际吸引类型，这种人际吸引具有一定的随机性和偶然性。

（3）相似性吸引：大部分人交朋友都是因为具有相同或者相似的"三观"和经历，每一个人都喜欢跟自己相似的人在一起，这令他们感到轻松愉快，这就是相似性吸引。人与人之间的相似性主要包括：信念、价值观、人格特征、兴趣、爱好、社会背景、社会地位、年龄、经验，等等。

（4）互补性吸引：是一种比较理想的人际吸引类型，虽然彼此可能有不同的性格和脾气，但是共同的目标成为人们建立人际吸引的重要纽带。人与人之间因为互补，能够更好地充分发挥各自优势，互相促进，更有利于达成共同的目标。

三、学习有效交流，促进人际关系

有效交流和人际关系是一体两面，有良好的有效交流能力是构建和维护稳固人际关系的基础，而拥有广泛、稳固的人际关系也可以更好地锻炼和提升有效交流的能力。

无论是有效交流，还是人际关系，仅仅学习理论知识是不够的，只有不断地实践训练，在经历过生命的酸甜苦辣之后，才可能培养出高超的有效交流技能，拥有良好的人际关系。

但是，还有一点需要特别说明。在日常生活中，不少青年学生很注重有效交流技巧的学习和训练，反而忽略了真诚、平等、尊重的态度。没有了真诚、平等、尊重的态度，再好的技能也只是无根之木、无源之水，只能是虚有其表、华而不实的空中楼阁，很容易招致别人的反感。

四、推荐培训活动

（一）活动时间

60 分钟。

（二）活动方法

案例分析、分组讨论、角色扮演。

（三）活动准备

1. **物料准备** 会议培训用大白纸（70cm×100cm）、红/黑/蓝 3 色油性记号笔、双面胶、白板、可夹大白纸的夹子、参考"活动步骤"中的详细介绍用 A4 大小各色彩色卡纸准备好游戏用角色卡片。

2. **课件准备** 无。

3. **场地准备** 最好选择可以移动桌椅的培训场地，确保场地中央或前方有足够开展参与式互动教学活动的空间。

（四）活动步骤

1. **导入**（5 分钟）

（1）案例呈现：有研究者在强制戒毒所访谈吸毒的青少年，探寻青少年吸毒的原因。有超过 90% 的青少年吸毒者第一次吸毒都是跟"朋友"在一起玩，被"朋友"带上路的。研究者告诉这些吸毒青少年：朋友，是希望对方更好的，不会危害对方。如果一个人带你吸毒，那肯定不是你的朋友。

有一次，一个吸毒青少年满眼无助地看着研究者，说："老师，我没什么朋友，只有两个朋友，他们都吸毒。"

研究者陷入了沉思……

💟 **教学提示** ──────────────────────────────

活动前，参考上文准备好用于导课的案例，教师可以选择用角色扮演、教学课件、打印文稿或者旁白等形式展示导课案例。

(2)呈现完案例后,教师邀请几位学生谈一谈自己的感受,分析这位吸毒青少年吸毒的根本原因是什么?

(3)教师小结并引出本节主题:这位吸毒青少年之所以吸毒,确实是因为"交友不慎",但更深层次的原因是他缺乏有效交流和构建人际关系的生活技能,他不会交朋友,没有几个朋友。试想一下,如果他有很多朋友,他根本就不会在意失去一两位这样的"坏朋友",对吗?

那今天,就让我们一起好好学习有效交流和人际关系的生活技能吧!

💙 **教学提示** ───────────────

　　教师尽可能启发和引导学生深入挖掘青少年吸毒的原因,如果学生没说到有效交流和人际关系的问题,只是说了好奇、追求刺激之类的其他原因,教师不必否定和评判,要保护学生发言的积极性。

2. 分组讨论(20 分钟)

(1)根据学生人数,运用循环报数的方式把大家分成每 6 ~ 8 人为一组的若干个小组。

(2)教师给每组学生发 1 ~ 2 张大白纸和不同颜色的记号笔,请各组讨论两个问题。

1)人们沟通失败,"沟而不通",可能有哪些原因?

2)当出现"沟而不通"的时候,应该怎么办?

💙 **教学提示** ───────────────

　　如果培训班人数太多,分的组比较多,建议可以让一半的小组讨论第一个问题,另一半的小组讨论第二个问题,以提高培训活动效率。

　　教师鼓励小组内部每个人都要积极参与讨论,勇于发言,同时也要提醒大家注意讨论时间。

(3)讨论结束后,请每组安排 1 名志愿者简要分享本组讨论结果。

(4)教师小结:人们的交流沟通并不总会取得成功,交流沟通的失败有很多原因,包括双方都抱着说服对方的目的,认知水平和经验经历都存在差异等。遇到无法有效交流沟通的情况时,应该保持相互尊重,遵循"和而不同"的理念,以足够的耐心和信心等待下一次交流沟通的机会。

♥ **教学提示**

教师尽可能运用学生分组讨论的成果进行归纳和总结,对每一组的讨论给予积极的评价和认同,尽量不要否定和忽视任何一组的讨论成果。

3. 角色扮演(20 分钟)

(1)活动前准备好不同角色的身份卡备用,角色包括妈妈、教师、医生、偶像、朋友、网友等。

♥ **教学提示**

角色身份卡需要在培训前准备好,培训教程中提供的角色仅供参考,培训教师可以根据当地学生生活中的实际情况更换不同的角色类型,以更好地贴近学生的日常生活。

(2)活动开始时,教师邀请 1 名学生作为志愿者扮演"我"的角色,站立或者坐在场地中央。然后,再邀请 6 名学生尽可能近地围绕在"我"的周围,用眼光注视着"我",大约 1 分钟。

(3)教师请扮演"我"的学生说一说此刻自己内心的感受,然后,教师引导所有学生思考:如果自己站在"我"的立场,处在"我"的处境,会不会有同样的感受?

(4)教师请周围的 6 名学生往外退 3 大步,然后再请扮演"我"的学生说一说此刻自己内心的感受。

(5)接下来,教师随机给 6 名学生每人一个身份卡,并邀请他们向全体学生展示身份卡,并确认自己扮演的角色。教师依次请每一位学生根据自己的角色定位,站在"我"的前后左右哪一个方位? 多远或者多近的距离? 每一位学生选择站定之后,请他 / 她简要说明自己这样站的理由。

(6)待6名学生都站定之后,请"我"说一说:哪一位的站立位置令自己不舒服,请他/她进行调整,并简要说明自己调整的理由。

(7)请2～3名观察的学生说一说这个活动带给自己的启发。

(8)教师小结:人和人之间需要保持适当的距离,距离可以产生"安全感";人与人之间的距离需要双方不断"磨合"确定,这样才能够让彼此都感觉舒服;人与人之间的距离有远有近,不同的人际关系距离也会不同,我们更容易伤害到亲近的人。

4. 课堂小结(5分钟)

(1)人际关系是每一个人都躲不开的话题,青年学生应该主动学习人际关系相关知识,培养人际关系生活技能。

(2)人与人之间要保持适当的距离,人际关系也需要双方共同呵护。

(3)有效交流是构建和维护和谐人际关系的重要途径。

(4)青年学生需要学习交流沟通的基本知识,遵循平等、尊重、真诚等原则,训练表达、倾听和提问等交流沟通技能。

知识链接

如果您想了解更多"有效交流与人际关系"知识,可以参阅相关书籍。

(1)曾仕强,刘君政.人际关系与沟通[M].北京:清华大学出版社,2016.

(2)林宁,李明.人际关系与沟通[M].北京:清华大学出版社,2018.

(3)[美]弗德曼·舒茨·冯·图恩.社交的底层逻辑[M].天津:天津人民出版社,2021.

(4)[美]马歇尔·卢森堡.非暴力沟通[M].北京:华夏出版社,2021.

(五)思考与探究

1. 说一说 找一个您的朋友,请他/她跟您说一说,在日常生活中您有哪些说话的方式可能让别人感觉到不舒服?

(★提示:不断反思是不断进步的前提和基础。有时候无意的话语可能令人感到不适,例如喋喋不休的过多表达而缺乏必要的倾听,打断别人的话头,经常否定别人的观点,等等。)

2. 想一想 作为一个"社恐"的人,我们可不可以放弃学习人际关系,就选择做一个"社恐"的"宅男/女"?

(★提示:每一个人都是"社会人",人际关系是避不开的话题。如果人际关系的生活技能不足,可以通过理论学习和实践锻炼不断提升。)

第四节	情绪管理与缓解压力

良好的情绪管理和压力缓解技巧有助于预防心理问题的发生,使青年学生能够更加积极地面对生活中的各种挑战。学会管理情绪和缓解压力可以帮助青年学生在关键时刻做出更合理的选择。因此,高校和社会应该重视并提供更多支持和资源,帮助学生掌握这些关键技能。

一、情绪管理

我国传统医学名著《素问·阴阳应象大论》用"怒伤肝,喜伤心,思伤脾、忧伤肺、恐伤肾"阐明情绪与健康的关系。西方也有研究表明,有超过70%的心脑血管、恶性肿瘤等疾病与情绪有一定的关联性。

青年学生由于心智仍处于快速发展中,情绪的波动起伏相对成年人而言更大,也就是更容易受到情绪变化的影响。当完成某项工作时会感到开心,当被领导批评时会沮丧,当实现目标时会欣喜若狂,当遇到挫折时又会垂头丧气等等。2023年中国科学院心理研究所发布的《中国国民心理健康发展报告(2021—2022)》调查数据显示,18~24岁年龄组抑郁风险检出率高达24.1%,

显著高于其他年龄组;焦虑风险检出率也呈现类似趋势。

由此可见,情绪管理对于青年学生具有十分重要的意义,青年学生应该主动学习相关知识和技能,做好自己的情绪管理。

(一)认识情绪

对于情绪的定义,国内外有许多观点和看法,美国心理学家菲利普·津巴多(Philip Zimbardo)在《普通心理学》中说:"情绪是伴随着认知和意识过程产生的对外界事物的态度,是对客观事物和主体需求之间关系的反应,是以个体的愿望和需要为中介的一种心理活动。"可以概括为:人对于客观事物是否与自己的需求相契合或满足的一种情感体验,实质上反映了客观事件或情境与主观需求之间的相互作用和关联。

情绪主要包括三个部分:①主观体验,即主观上的感受、想法;②外部表现,即各种表情、动作;③生理唤醒,即产生的一系列心理反应。

众所周知,情绪有两大类,分别是积极情绪和消极情绪。积极情绪如喜悦、兴奋、满足等,能够激发个体的积极性和创造力,提升学习和工作效率,促进良好人际关系。消极情绪如焦虑、抑郁、生气等,会影响个体工作动力,干扰思维和判断,对身心健康产生不利影响。

情绪具有一定的相对性。情绪的好坏很多时候取决于个人的认知、态度和主观预期。比如,如果一个人把金钱看得很重,那么他丢钱之后的痛苦则比其他人更为严重。再比如,因为大家在中学时代把大学生活想象得过于美好,因此到了大学里就容易产生失望的情绪。

情绪还具有过程性。任何情绪都存在一个从产生,到发展、高潮,然后消退的过程,所以,当处于某种情绪之中不能自拔的时候,不要沮丧,相信时间能够治愈创伤,消解情绪。

(二)情绪 ABC 理论

情绪 ABC 理论是由美国心理学家阿尔伯特·埃利斯(Albert Ellis)在 20世纪 50 年代提出的,该理论认为引起人们情绪困扰的不是事件本身,而是人们对事件的认知和看法。

在情绪 ABC 理论中,A 代表诱发性事件(antecedent),B 代表个体对这一事件的信念(belief),即对事件的看法、解释和评价,C 代表情绪和行为的结果(consequence)。该理论强调,同一事件对不同的人会产生不同的情绪和行为反应,这取决于个体对事件的信念和看法。因此,通过改变不合理的信念,可以改善情绪和行为反应。

在日常生活中,情绪 ABC 理论的应用非常广泛。例如,面对工作中的挑战和压力,如果持有积极的信念,可能会产生积极应对的情绪和行为;相反,如果持有消极的信念,可能会产生消极的情绪和行为。通过理解和调整自己的信念,人们可以更好地管理自己的情绪和行为。

情绪 ABC 理论如下图(图 4-1)所示。

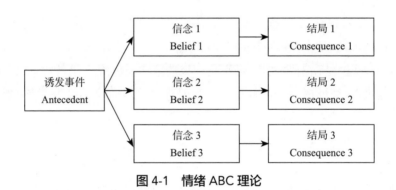

图 4-1　情绪 ABC 理论

用情绪 ABC 理论分析举例"考试不及格"带来的情绪问题,如图 4-2 所示。

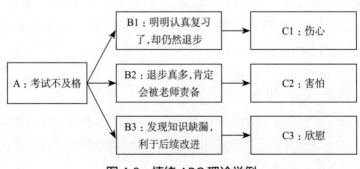

图 4-2　情绪 ABC 理论举例

（三）情绪管理

2018 年教育部发布了《高等学校学生心理健康教育指导纲要》，指出"心理健康教育是提高青年学生心理素质、促进其身心健康和谐发展的教育，是高校人才培养体系的重要组成部分，也是高校思想政治工作的重要内容"。青年学生正处于适应大学学习生活，面对未来既有期待又有迷茫的特殊时期，面对艰难决策、挫折失败时难免会产生焦虑、郁闷等复杂的情绪。青年学生需要主动学习情绪管理的知识和技能，积极应对，挖掘自身的心理潜能，培养积极的心理品质，促进身心和谐发展。

1. **情绪管理**　情绪管理并非简单地抑制或清除消极情绪，而是学会以健康、积极的方式识别、表达和应对情绪。弗里德里希·尼采（Friedrich Nietzsche）在《善恶的彼岸》中写道："如果情绪总是处于失控状态，就会被感情牵着鼻子走，从而丧失自由。"善于管理自己的情绪，能够将消极情绪宣泄出来，使自己尽快恢复到稳定积极的情绪状态之中，是一个人趋于成熟的表现。情绪管理实际是针对某一场合所产生情绪的一种适应性反应，是一种有利于自身发展的活动，也是个体在遭遇与其发展相悖的负面情绪时展现出的一种积极策略。具体来说，大家可以参考以下方式进行情绪管理和调节。

（1）认知重评：常言道，"祸兮福之所倚，福兮祸之所伏。"任何事情都有两面性。认知重评，就是改变自己的思维方式，重新对导致情绪的事件进行认知、理解和解释，尝试用积极的心态看待导致不良情绪的事件，可以帮助人们转变不良情绪。

（2）冥想：面对消极情绪，先不作任何评判和决定，尽量让自己平静下来，在轻松的状态下进行冥想，让流逝的时间慢慢平复消极情绪。然后独自，或与朋友一起，或寻求专业人士帮助，对导致消极情绪的事件进行分析，了解前因后果，找出解决办法。

（3）放松与转移注意力：有节律地深呼吸可以缓解紧张、焦虑的消极情绪，让自己尽快放松下来。此外通过听音乐、看电影、吃美食、去旅行等方式转移注意力也可以让自己从消极情绪中尽快脱离出来，不失为情绪调节的好方法。

（4）运动：跑步、爬山、打球等运动可以很好地缓解消极情绪，在运动过程中，尽量让自己出汗，可以达到缓解和消除消极情绪的目的。

(5)自我肯定与社会支持：关注事情积极的方面，通过与自己对话、向他人倾诉等方式增强自己的自信心。当遇到无法缓解的情绪时，要积极寻求家长、教师以及专业人士的帮助，共同寻找解决办法。

2. **情绪智力**　1990年，耶鲁大学沙洛维（Salove）和新罕布什尔大学的梅耶尔（Mayer）首次提出"情绪智力"的概念，他们认为一个人成功的要素中，智力因素仅占20%，包括情绪智力在内的非智力因素则占80%。所谓情绪智力，也叫情商（emotional quotient，EQ），是指个体能够准确而有效地识别和加工情绪信息，并有效调节自身和他人情绪的能力。

(1)识别自己的情绪：即能够认识到自己处于某种情绪、情感、感觉之中，并能够以此作为行动的依据。这看起来很简单，但有时候我们会置身于某种情绪而不自知，这时候就需要寻求朋友、师长以及心理咨询师的帮助了。

(2)管理自己的情绪：即能够运用自我安慰、主动拜托、寻求帮助等方式对感知到的自己的情绪进行调整，宣泄掉消极、不安的情绪。

(3)激发积极情绪：即自我激励，通过自我鞭策、自我说服、认知重建等途径激发自己的积极情绪，规避消极情绪的不良影响。

(4)识别他人的情绪：即能够设身处地为他人着想，了解到别人的情绪、情感、动机、欲望等，也就是前面学习过的"同理共情"的能力。

(5)安抚他人的情绪：即能够在同理共情的基础上，运用眼神、动作、言语等方式安抚他人情绪，使别人感觉到愉悦、舒适、自在、轻松，这是构建和谐人际关系的重要技能。

二、缓解压力

在针对感染HIV的青年学生的访谈中，不少感染者都会提到自己因为学习、生活压力比较大，为了缓解压力而选择吸烟、酗酒，甚至吸毒等偏离健康的行为。当下，由于社会的高速发展以及快节奏的生活，青年学生常常感觉到来自学习、生活、工作、家庭等多方面的压力。如果不能够正确认识压力，缺乏缓解压力的生活技能，则可能给青年学生带来身心健康的损害。

（一）认识压力

压力,有物理领域和心理领域两个方面的定义,本培训手册所阐述的压力仅仅是心理学领域的压力,即心理压力。心理压力,也称心理应激(mental stress),是指个体在面对难以适应的外界环境要求或威胁时形成的一种身心持续紧张的状态。它通常源于个体感知到自身的需求与实际能力之间的不平衡,或对前途的未知、不确定性和潜在危险的担忧。对于学生而言,压力的来源多种多样,主要有学习、经济、人际关系、就业等。

心理压力并不都是坏事,适度的心理压力能够全方位调动身体机能,使身心处于一种亢奋的状态,有利于提高学习和工作的效率。当然,如果心理压力过大则会对健康造成不利影响,比如影响消化道蠕动,导致消化不良、血压升高、注意力集中障碍、神经衰弱等,还可能导致抑郁、焦虑等消极情绪,使得认知能力下降,甚至出现逃避、破坏、攻击以及物质滥用等行为问题。

（二）压力来源

1. **学业压力**　青年学生压力来源比较广泛,学业压力是首要来源。大学课程相较于高中,难度和深度都有显著提升,课程数量也较多。为了取得好成绩,学生们需要投入大量的时间和精力进行学习,不仅上课要认真,下课还要查阅大量相关文献资料补充知识。期末考试、论文撰写、实验研究等都需要他们具备扎实的知识和较强的综合能力。此外,各种资格考试、竞赛活动、创新创业项目等竞争也日益激烈,使得青年学生在学业上不敢有丝毫懈怠。

2. **经济压力**　经济压力也是青年学生不容忽视的压力源。虽然部分学生的学费和生活费都由父母承担,但仍有一些学生需要依靠助学贷款、勤工俭学或兼职来维持。对于家庭经济条件不太好的学生来说,可能会为了节省开支而节衣缩食,这种经济上的担忧会给他们带来心理负担。同时,面对学生间的、社会上的各种消费诱惑,部分学生也会产生经济焦虑。

3. **就业压力**　就业压力是毕业生面临的又一重大挑战。随着高校毕业生数量、高学历人才数量逐年增加,考公考编人员激增,就业市场竞争愈发激烈。青年学生们在毕业前就开始为寻找一份理想的工作而奔波,他们需要不断提升自己的专业技能和综合素质,以适应市场需求。然而,现实中往往存在着专业不对口、就业信息不对称等问题,使得青年学生在求职过程中感到迷茫和焦虑。

4. 人际关系压力 人际关系也会导致青年学生产生心理压力。进入大学后,学生们需要面对新的社交环境,与来自不同地域、不同背景的学生相处。宿舍关系、学生关系、恋爱关系、师生关系等都需要妥善处理,在人际交往中,社交能力不足、与人发生冲突、过度在意他人评价、被误解等都会给一些青年学生带来心理压力。

5. 高期望压力 父母期望也会给青年学生带来无形的压力。家长往往对孩子在大学期间的表现和未来的职业发展寄予厚望,希望自己的孩子能够出人头地。社会对青年学生的评价标准也较为多元和严格,青年学生们努力地迎合着来自父母和社会的期望,而过高的期望可能会转化为青年学生的心理负担。

(三)压力的不良应对及其危害

青年学生们在面对学业、人际关系和就业等方面的压力时,有时候会采用一些不良的应对方式,表现为以下一些行为和情绪特征。

(1)逃避行为:避免面对问题,不愿意参与课堂讨论、小组作业或是社交活动。

(2)过度拖延:不断推迟完成任务的时间,导致工作积压,增加了最后期限的压力。

(3)消极情绪:经常感到焦虑、抑郁、易怒或悲观,对周围的事物失去兴趣。

(4)自我怀疑:对自己的能力缺乏信心,经常自我贬低,害怕失败。

(5)社交退缩:减少与朋友和家人的交流,避免参加社交活动,感到孤独和隔离。

(6)不健康的生活习惯:如熬夜、饮食不规律、过度饮酒或药物滥用等。

(7)冲动行为:在压力下可能出现冲动购物、暴饮暴食或其他冲动控制障碍的行为。

(8)自我伤害行为:在极端情况下,一些学生可能会采取自我伤害的方式来应对内心的痛苦和压力。

(9)依赖网络或游戏:过度使用互联网或电子游戏来逃避现实,忽视现实生活中的责任和义务等。

青年学生对于压力的不良应对不仅影响当前的学习和生活,还影响个人的身心健康,甚至对学业、人际关系和未来职业发展产生长期的不良后果。带来的危害包括:免疫力下降、睡眠障碍等身体健康问题;自我价值感降低、焦虑、抑郁等心理健康问题;社交退缩、冲突增加等人际关系问题;决策能力下降(在压力下做出冲动或不合理的决策);生活质量下降(幸福感降低、兴趣爱好丧失、自我伤害行为等);责任感缺失(面对压力时逃避责任,影响个人的社会责任感和公民意识);甚至处于道德法律风险边缘(在极端压力下,个别人可能会出现吸毒、盗窃、欺诈、卖淫、嫖娼等),而以上行为中有很多行为,恰恰就是传播艾滋病的高危险行为。了解压力不良应对的表现和带来的危害,有助于及时识别问题并寻求帮助。

(四)缓解压力

在大学生活中,压力如影随形。面对学业的挑战、未来的迷茫、人际关系的复杂等,学会有效缓解压力至关重要。大家可以参考以下方法来缓解压力。

1. **用乐观战胜压力**　乐观不是盲目乐观,而是通过系统性思维和行动建立"心理韧性",一是从负面思维转向积极视角,例如,将"这次考试失利"重构为"暴露了知识漏洞,是查漏补缺的机会"。二是每天记录"三件感恩小事",如"同学主动帮我带饭""今天阳光很好",通过微小的积极体验积累乐观惯性。三是行动赋能,用具体计划替代焦虑空想,对未来的迷茫可通过"目标拆解法"化解。例如,将"找到好工作"拆解为"每周投递5份简历＋参加1次模拟面试＋学习1项岗位技能",用可量化行动增强掌控感。四是设置"积极暗示触发器":在手机屏保设置"我能应对挑战"等标语,或在书包挂一个象征乐观的小物件,通过视觉提示强化积极信念。

2. **运动减压**　运动可以有效地缓解压力。科学研究表明,运动能够促使身体分泌内啡肽和多巴胺等神经递质,这些物质能够带来愉悦感和放松感。青年学生可以选择自己喜欢的运动方式,如慢跑、游泳、瑜伽或者打球等。例如,在紧张的学习和工作后,可以去操场上慢跑几圈,让烦恼随着步伐消散。

3. **做事情有计划**　对每天的工作进行计划,合理安排时间是减轻压力的关键。青年学生常常面临着各种任务和活动的交织,合理计划能够避免任务堆积带来的焦虑,也可以避免因为拖延导致工作无法完成。手机、电脑上都有很多具有任务管理功能的软件和程序,大家可以制定日程表,设置优先级,将学习、社交和休息时间进行合理分配,这样既能保证学业任务高效完成,又能留出足够的休闲时间来放松,避免过度紧张和疲惫。

4. **分享与社交** 当遇到困难和压力的时候,向朋友、师长或者心理咨询师等进行倾诉,分享自己的情绪感受,也是缓解压力很好的方式。当与亲朋好友分享自己的情绪和感受时,可以获得他们情感上的支持和理解,甚至有时候他们还能提供一些具体、实际的建议和帮助。此外,参加社团活动,加入兴趣小组,结识志同道合的朋友,与同学、朋友之间的交流和互助,不仅能减轻孤独感,还能从他人的经验中获得启发和帮助,共同应对学习、生活中的压力。

5. **转移注意力** 培养广泛的兴趣爱好,通过转移注意力可以帮助缓解压力。例如阅读、绘画、音乐、摄影、烹饪等,做自己热爱的事情,能够忘却烦恼,进入一个放松和享受的状态。也可以找一个安静的地方,闭上眼睛,进行冥想或者深呼吸练习,专注于自己的呼吸,排除杂念,让身心得到深度的放松,也是缓解压力的好办法。

6. **寻求帮助** 有时候遇到的压力通过以上方式都不能够很好地缓解,就需要寻求同学、朋友、师长,以及专业人士的帮助。不要因为害羞而拒绝心理咨询师的帮助,专业的事情需要交给专业的人来做。当然,在互联网高度发达的今天,利用网络途径释放压力也是一种选择。但是,因为互联网络鱼龙混杂,缺乏监管,在网络上寻求帮助需要特别谨慎。

三、推荐培训活动

(一)活动时间
60 分钟。

(二)活动方法
案例分析、专题讲座、分组讨论。

(三)活动准备

1. **物料准备**　会议培训用大白纸(70cm×100cm)、红/黑/蓝3色油性记号笔、双面胶、笔记本电脑和投影仪、按照人数准备每人至少一张A4纸。

2. **课件准备**　参考"活动步骤"准备好介绍情绪ABC理论的课件。

3. **场地准备**　最好选择可以移动桌椅的培训场地,确保场地中央或前方有足够开展参与式互动教学活动的空间。

(四)活动步骤

1. 导入(5分钟)

(1)故事呈现:刘奶奶有两个儿子,大儿子是卖雨伞的,小儿子是染布的。晴天,刘奶奶就担忧大儿子的伞卖不出去;雨天,刘奶奶又担忧小儿子染的布无法晾晒。终于有一天,刘奶奶因为过于担忧病倒了。

💟 **教学提示** ————————————

　　教师参考上文讲述"刘奶奶的故事",引出本节课主题——情绪管理和缓解压力。

————————————

(2)教师提问:大家想一想,怎么才能够劝慰刘奶奶不要担心?

(3)根据时间,教师请2~3名学生简单分享自己的办法。然后,教师进行小结:其实,刘奶奶换一个思维方式就可以不用那么担忧了。晴天,她可以为小儿子能够晾晒染布而高兴;雨天,也可以为大儿子能够卖出去更多的伞而开心。今天,我们就一起学习情绪管理和缓解压力的生活技能,一起做自己情绪的主人。

2. 专题讲座(30分钟)

(1)课前准备:参考以下内容在培训课前准备好介绍情绪ABC理论的课件,为后续活动奠定理论基础。

(2)教师参考本教材,在课前准备好教学课件,用5~10分钟的时间简要介绍情绪ABC理论。

💗 **教学提示** ─────────────────

　　理论的讲解通常相对枯燥,因此建议教师结合学生们的现实生活举例进行讲解,以提升学生的学习兴趣。

─────────────────────────

　　(3)介绍完情绪 ABC 理论之后,教师给每一个学生分发一张 A4 纸。请大家用5分钟左右参考刚才介绍的情绪 ABC 理论,以一件最近令自己感到郁闷、难过的事情作为诱发事件,进行分析。

　　(4)根据时间,教师邀请3 ~ 5名学生分享自己的分析结果。

　　(5)教师对本次活动进行小结。情绪具有一定的相对性,影响情绪的除了诱发事件本身的好与坏之外,更重要的因素是人们对这件事情的态度和看法。因此,情绪管理的方法之一,就是通过改变认知和信念来改变诱发事件对情绪的影响。学生们都应该主动学习情绪管理的相关知识,培养情绪管理的生活技能,做自己情绪的主人。

3. 分组讨论(20 分钟)

　　(1)教师根据人数将学生分成6 ~ 8人一组的若干个小组进行"减压有妙招"的讨论。

　　(2)教师给每组学生发1 ~ 2张大白纸和不同颜色的记号笔,请各组讨论,然后回答:你有哪些常用的缓解压力方法? 讨论时间为10分钟。

💗 **教学提示** ─────────────────

　　教师提醒大家,讨论缓解压力方法要依据自己的实际生活经验,并且越具体越好,最好让别人能够马上学会,直接应用。此外,教师鼓励小组内部每个人都积极参与讨论,勇于发言,同时也要提醒大家注意讨论时间。

─────────────────────────

　　(3)讨论结束后,请每组安排1名志愿者简要分享本组讨论结果。

　　(4)教师小结:每个人都可能遇到心理压力,这并不一定都是坏事。适当的压力可能调动身体机能和兴奋性,提高学习和工作效率。当然,如果压力过大,也会引起血压升高、神经衰弱、抑郁、焦虑等健康问题。每个人缓解压力的方法可能不一样,但有一些普适的方法,例如运动、阅读、音乐、摄影、烹饪、冥想、瑜伽、寻求帮助,等等。

💙 **教学提示**

　　教师尽可能运用学生讨论的结果进行归纳和总结,对每一组的讨论给予积极的评价和认同,尽量不要否定和忽视任何一组的讨论成果。

　　4. 课堂小结(5分钟)　情绪管理和缓解压力是生活技能中非常重要的内容,是一个人与自己和谐的重要表现。每个人都会遭遇消极情绪和心理压力,甚至大多数时候可能无计可施。这时候,需要学会接纳消极情绪和心理压力,用令自己比较舒服的方式宣泄情绪、缓解压力。如果实在困难,还可以向朋友、师长、专业人士寻求帮助,或者把这些问题交给时间。相信,风雨之后有彩虹,经历过痛苦会有成长。

知识链接

　　如果您想了解更多"情绪管理"和"缓解压力"知识,可以参阅以下书籍。

　　(1)菲利普·津巴多,罗伯特·约翰逊,薇薇安·麦卡恩.普通心理学[M].北京:人民邮电出版社,2022.

　　(2)奇普·康利.如何控制自己的情绪[M].北京:中信出版社,2018.

　　(3)伊丽莎白·A·斯坦利.心理韧性[M].北京:中信出版社,2020.

　　(4)赵国秋.心理压力与应对策略[M].杭州:浙江大学出版社,2007.

　　(5)李春青,陈大鹏,李春华.青年学生心理健康教育[M].北京:冶金工业出版社,2021.

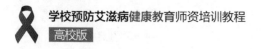

（五）思考与探究

1. 说一说 大学生有哪些学习生活方面的问题,可能带来消极情绪和心理压力?

（★提示:比如升学、就业、恋爱、分手、与朋友争吵、亲人亡故、生病、性健康、意外妊娠、性骚扰等。讨论这些问题时,可以运用头脑风暴的方式尽可能多、尽可能具体地提出来,可以用纸笔记录备忘。）

2. 想一想 大学生学习情绪管理和缓解压力有什么意义?

（★提示:大家可以从抑郁、焦虑等心理健康问题出发进行思考,也可以从积极心理学角度进行思考。学习情绪管理和缓解压力,一方面可以减少心理健康问题,另一方面可以促进个体的自我和谐。）

第五节 协商拒绝与分析决策

青年学生在校园内外会遇到各种请求和邀约,学会如何在坚持自己的决定的同时不伤害对方的感情,这对青年学生们来说无疑是个不小的挑战。协商拒绝和分析决策不仅是日常生活的重要技能,更是一种塑造独立人格、维护自身权益和提升问题解决能力的有效手段。掌握这些技能,有助于青年学生在学术和人际交往中游刃有余,也有助于他们更好地应对挫折,增强自我效能感。

一、协商拒绝

在学校健康教育中,教导学生掌握协商拒绝的技能尤为重要。这不仅有助于学生有效预防艾滋病等传染病,还能增强他们在面对各种生活挑战时的自我保护能力。协商拒绝能够帮助学生在面对不利或危险情境时,通过恰当的沟通技巧,有效表达自己的拒绝意愿,同时维护人际关系。

（一）协商拒绝的概念及意义

协商(negotiation)是指发生在沟通者之间的,以解决异议、冲突或争议问题为目标的,带有商讨或谈判特征的沟通交流活动。拒绝(rejection)指的是不接受、不承认或不采纳某个提议、请求或想法的行为或状态。协商拒绝是指在面对不利或危险的情境时,通过恰当的沟通技巧,有效表达自己的拒绝意愿,同时维护人际关系的一种技能。它不仅要求拒绝者清晰明确地表达拒绝态度,还需要顾及对方的感受,避免造成不必要的冲突。协商拒绝与自我效能感密切相关。自我效能感是指个体对自己能够成功完成某项任务的信心。通过提高自我效能感,可以增强个体的拒绝能力和自信心。协商拒绝是行为改变过程中的重要环节。行为改变理论强调,通过学习和实践,个体可以改变不健康的行为,形成健康的生活方式。

在日常生活中,个体常常会面临各种外界压力,例如同伴压力、社会期待等。学会协商拒绝可以帮助个人在各种情境中保护自己的权益和健康,尤其是在涉及性行为、安全行为等方面。掌握协商拒绝技能对于预防艾滋病具有重要意义。研究表明,许多青少年因为缺乏拒绝能力,可能会在同伴压力下选择从事高风险行为,如无保护的性行为、吸毒等。而有效的协商拒绝能够帮助他们坚守自己的底线,避免感染 HIV 及其他性传播疾病。

(二)协商拒绝的方法

1. 清晰表达 清晰表达是拒绝的关键技巧之一,能够有效帮助学生在面对高风险行为时保护自己。清晰表达不仅能传达坚定的立场,还能避免可能的误解和进一步的压力。具体方法如下。

(1)使用明确的语言:避免模棱两可的回答。比如,可以直接说"我不愿意参加这个活动"或"我不觉得这对我有好处"。这样的表达方式让对方不会误解你的意图。

(2)坚持立场:无论对方如何反应,都要保持你最初的拒绝立场。清晰的表达应该是一致的和坚定的,确保对方明白你的立场。

(3)增强自信:在清晰表达时要保持自信,不要让对方的反应影响到你的决定。自信的表达能够有效阻止对方进一步说服的企图。

2. 提供替代方案 提供替代方案是一种积极且具有建设性的拒绝方式,可以保持社交关系并避免风险。这种方式不仅拒绝了不安全的选择,还展示了对对方的尊重和善意。具体方法如下。

(1)提出健康的替代方案:当拒绝某个高风险活动时,可以建议更健康、安全的活动。例如,如果拒绝参加一个有传染病风险的聚会(如青年男女到酒吧喝酒,或到私人住所喝酒到深夜),可以提议一起去看电影或参加体育活动。

(2)表现出合作意愿:通过提出替代方案,表现出你对社交活动的积极态度,减少对方的失望感。

(3)提前计划和沟通:提前计划好替代活动,并提前与对方沟通,以确保大家都能参与并享受这些活动。

3. 采用"我"语句 采用"我"语句是提升沟通效果的有效方法,它能够降低对方的防御性,使对话更加顺畅和更具建设性。通过这种方式,既能够表达自己的感受,又不会让对方感受到是在指责他。具体方法有如下几种。

(1)表述个人感受:使用"我"语句来表达感受,而不是直接批评对方。例如"我觉得这样做可能不太安全"比"你这样做不对"更容易被接受。

(2)避免指责和批评:聚焦于自己的感受和需要,而不是对对方行为做出负面评价。这样做可以减少对方的抵触情绪,让彼此的交流沟通更加和谐、有效。

4. 保持冷静 保持冷静是在拒绝时处理压力和情绪的关键策略。冷静的态度有助于有效沟通,避免情绪化的反应引发冲突或误解。具体方法如下。

(1)调节情绪:在拒绝时,要学会调节好自己的情绪,避免表现出愤怒或不安。冷静的态度能够让对方更容易接受你的拒绝。

(2)理性回应:使用理性的思维来回应对方的要求或压力。确保你的拒绝是基于合理的考量,而不是情绪的反应。

(3)实践自我调节:练习放松技巧和自我调节策略,如深呼吸、正念冥想,以确保自己能够在压力情境下最大程度保持冷静。

5. 重复拒绝 重复拒绝是处理持续施压的有效方法。在面对多次邀请或压力时,青年学生需要学会坚持自己的决定,并不断重复拒绝,以保护自己的健康和安全。具体方法如下。

(1)坚持态度:在面对重复邀请时,要坚定地重复你的拒绝,不要因为对方的坚持而动摇,因此拒绝时候的态度要坚定。

(2)简洁明确:每次重复拒绝时,保持简洁明确。过多的解释可能导致更多的争论和压力。

(3)设立界限:明确设立个人界限,并告知对方你的决定是最终的。例如"我已经说过,我不会参加这个活动。"

二、分析决策

(一)分析决策的概念及意义

分析(analysis)是思维的操作,是指将一个完整的对象分解为部分、属性或方面等,分别加以思考,并考虑它们相互之间的联系,以此获得较为深刻的理解和结论。决策(decision making)是指从备选项中选择偏好项或优选项的过程,通过估计不确定情形的可能性,最终做出选择。这个过程通常涉及评估各种选项的优缺点,并考虑相关的影响和后果。分析决策是指在面临选择时,通过系统地分析各种可能的选项及其后果,最终做出最佳选择的过程。这一过程包括确定问题、收集信息、识别备选方案、评估备选方案、做出决策、实施决策、监控与评估。理性选择理论认为:个体在决策时会权衡利弊,选择最优方案。通过分析决策步骤,个体可以更理性地做出选择。前景理论指出:个体在面临不确定性和风险时,决策会受到预期收益和损失的影响。

青年学生需要通过学习不断提高个体解决问题的能力,促进健康和安全的生活方式。在快速变化的社会环境中,具备分析决策的能力尤为重要,因为它不仅影响个人的健康和安全,还关系到职业发展和社会关系的和谐。良好的决策能力可以帮助学生在复杂环境中做出明智的选择,避免不必要的风险,特别是在预防艾滋病方面。例如,在面对是否参与某些高风险行为时,具备分析决策的能力可以帮助学生全面考虑后果,做出对自己最有利的决定。

(二)分析决策的步骤

1. 确定问题

(1)定义问题:明确要解决的问题或做出的决定是什么,确保问题定义清晰、具体。

(2)设定目标:确定决策所要达到的目标或预期结果。

2. 收集信息

(1)识别信息来源:识别可靠的信息来源,如权威机构、专家意见、研究报告等。

(2)信息收集:系统地收集与问题相关的信息,包括数据、事实、意见等。俗话说"兼听则明,偏听则暗"。

(3)信息评估:评估收集到的信息的准确性、可靠性和相关性。

3. 识别备选方案

(1)头脑风暴:通过头脑风暴或其他创意方法,列出所有可能的解决方案或选择。

(2)筛选方案:根据可行性、资源限制、时间限制等因素,筛选出可行的备选方案。

4. 评估备选方案

(1)标准制定:确定评估方案的标准或指标,如成本、效益、风险、影响等。

(2)利弊分析:对每个备选方案进行利弊分析,评估其优缺点及短期和长期的影响。

(3)风险评估:分析每个方案可能的风险和不确定性,确定其可控性和应对措施。

5. 做出决策

(1)权衡利弊:综合考虑所有评估结果,权衡各备选方案的利弊。

(2)选择方案:基于权衡结果,选择最优或最合适的方案。

(3)制订计划:制订详细的决策实施计划,包括具体步骤、时间安排、资源配置等。

6. 实施决策

(1)行动执行:按计划实施决策,确保各项任务按时完成。

(2)资源调配:确保实施过程中所需资源的及时到位和合理使用。

(3)沟通协调:与相关人员沟通协调,确保决策实施过程中信息畅通、合作顺利。

7. 监控与评估

(1)进度监控:实时监控决策实施的进度,及时发现和解决问题。

（2）绩效评估：根据设定的目标和标准，评估决策的实施效果。

（3）反馈调整：根据评估结果，进行必要的调整和改进，确保决策目标的实现。

（三）决策影响因素

1. 个人价值观 个人价值观是指个体对事物的看法、信念和态度。它们不仅影响着个体的行为选择，还决定了在面对问题和决策时的优先级和取舍。

（1）健康与安全的重视：个人的健康价值观会显著影响其行为决策。重视健康和安全的学生更倾向于拒绝高风险行为，如吸烟、酗酒或不安全的性行为。他们在做决策时会优先考虑行为对健康的潜在影响。研究表明，个人的健康价值观与其决策行为之间存在显著关联。一项关于青少年的研究发现，那些重视健康的青少年更倾向于做出健康的生活选择，避免参与高风险活动。

（2）价值观教育的作用：学校和家庭在培养青少年的价值观方面起着重要作用。通过价值观教育，可以帮助青少年形成正确的健康观念和道德价值，从而在面对决策时有更明确的方向。通过开展健康教育课程，可以帮助学生认识到吸烟、酗酒等行为的危害，增强他们的自我保护意识和健康责任感。

2. 同伴影响 同伴影响是指个体在群体中受到同伴的意见和行为影响而改变自己的行为或决策。青少年时期，同伴影响尤为显著，因为这一阶段的个体高度重视同伴关系和社交认可。

（1）同伴压力的作用：同伴的意见和行为对青少年的决策有重要影响。例如，青少年在同伴压力下可能会做出与其个人意愿相悖的行为，如吸烟、酗酒等。认识到同伴压力的存在，并学会独立思考和应对这种压力，尤为重要。实证研究显示，同伴的态度和行为对青少年的决策有显著影响。一项研究发现，青少年的吸烟行为与其同伴的吸烟行为之间存在显著的相关性，显示出同伴压力在这一行为中的作用。

（2）同伴支持与正向影响：同伴不仅可以带来负面影响，也可以带来正向影响。具有健康生活方式的同伴可以鼓励个体选择健康的行为，如参加体育运动、保持健康饮食等。教育学生识别和选择正向的同伴，鼓励他们与具有健康生活方式的同伴交往，可以帮助他们形成积极的行为习惯。

3. 家庭环境　家庭环境是指家庭的支持、教育方式和沟通模式对个体行为和决策的影响。家庭是青少年成长的重要环境,其支持和教育方式对青少年的决策能力有着深远的影响。

(1)开放和支持的家庭环境:开放、支持的家庭环境有助于学生形成健康的决策观。父母与孩子之间的开放沟通,可以让孩子在遇到问题时更愿意寻求父母的建议和帮助。研究发现,家庭支持与青少年的决策质量成正相关。一项研究表明,家庭关系和谐、沟通良好的青少年在面对决策时,能够做出更理智和健康的选择。

(2)家庭榜样的作用:父母的行为和态度对孩子有示范作用。通过树立健康的生活方式和积极的行为榜样,父母可以潜移默化地影响孩子的行为选择。父母坚持健康饮食、不吸烟酗酒,可以为孩子树立良好的榜样,使他们在决策时更加倾向于选择健康的生活方式。

4. 社会文化　社会文化是指社会环境、文化背景和媒体信息对个体行为和决策的影响。在现代社会,青少年受到多种文化和媒体信息的影响,这些因素在其决策过程中起着重要作用。

(1)社会文化背景:社会文化背景会影响个体的价值观和行为选择。例如,在重视健康的社会文化中,个体更倾向于选择健康的生活方式,而在高风险行为被美化的文化中,个体可能更容易参与高风险行为。通过了解和分析社会文化背景,可以帮助学生认识到外部环境对其决策的潜在影响,从而更理性地做出选择。

(2)媒体信息的影响:媒体信息对青少年的行为选择有显著影响。例如,媒体对高风险行为的美化可能误导学生做出不利的决策。通过批判性思维和媒体素养教育,可以帮助学生识别和抵制不良媒体信息的影响。实证研究表明,媒体信息对青少年的行为选择有显著影响。一项研究发现,暴力和不健康生活方式在媒体中的频繁出现,会增加青少年模仿这些行为的可能性。

三、推荐培训活动

（一）活动时间

90 分钟。

（二）活动方法

角色扮演、小组讨论、知识讲解。

（三）活动准备

1. **物料准备** 多媒体设备（电脑、投影仪、音响等）、活动指南和讲义材料、案例材料和角色扮演剧本、纸笔和白板。

2. **课件准备** 参考本教程课前准备好"协商拒绝和分析决策"教学课件。

3. **场地准备** 一个宽敞的教室或活动室，确保有足够的空间进行角色扮演和小组讨论。

（四）活动步骤

1. **导入（10 分钟）**

（1）开场介绍：教师介绍本次培训的目的和重要性；介绍培训活动的具体安排和预期成果。

（2）知识讲解：通过课件或在大白纸书写，举例说明实际生活中协商拒绝和分析决策的常见情境和应对策略，从而引出解释协商拒绝和分析决策的定义。

2. **角色扮演（35 分钟）**

（1）分组与分角色：学生随机分成四个小组，每组 4 ~ 5 人；每组分配不同的角色和情境剧本，确保情境与艾滋病预防相关。

小组 1：朋友邀请你参与一个酒吧聚会。

角色 A：邀请者。

角色 B：被邀请者（主角）。

角色 C：被邀请者的朋友（劝说支持者）。

角色 D：观察者。

💟 **教学提示** ————————————————————

　　邀请者应更多关注被邀请者的情感需求,尝试以更友善的方式提出邀请。被邀请者可以尝试进一步解释自己的立场,提出具体的理由,并探讨其他可能的活动选项。在角色扮演过程中,可以增加更多的互动和对话,避免单方面的交流。

————————————————————————————

小组 2：在收到不安全的性行为提议时进行协商拒绝。

角色 A：提出不安全性行为建议者。

角色 B：拒绝者(主角)。

角色 C：支持者(劝说拒绝)。

角色 D：观察者。

💟 **教学提示** ————————————————————

　　在情境设置中,增加更多关于提出建议者的背景信息,帮助学生更好地理解角色。拒绝者在应对时,可以尝试使用不同的策略,比如转移话题、提出具体的健康理由等。角色扮演中加入更多的情境变数,使对话更具挑战性和真实性。

————————————————————————————

小组 3：在校园内遇到吸毒行为的劝说者。

角色 A：吸毒劝说者。

角色 B：被劝说者(主角)。

角色 C：支持者(劝说拒绝)。

角色 D：观察者。

💟 **教学提示** ————————————————————

　　吸毒劝说者应更具说服力,展示其劝说的技巧和策略,使情境更真实。支持者的干预应更加细致,注意语言和行动的方式,以减少对被劝说者的压力。增加情境的复杂性,比如引入更多的社会压力因素,提升角色扮演的真实感。

————————————————————————————

小组 4：面对朋友劝诱饮酒。

角色 A：劝酒者。

角色 B：拒绝者(主角)。

角色 C：支持者(鼓励健康行为)。

角色 D：观察者。

💜 **教学提示** ————————————————————————————

　　劝酒者应表现出更多样的劝诱方式,增加情境的复杂性,如利用情感操控等。拒绝者在应对时可以展示更多的情感反应和应对策略,如表明自己对健康的重视。增强角色扮演的情感层面,使交流更加真实和自然。

————————————————————————————

　　(2)角色扮演：各小组按照剧本进行角色扮演,练习协商拒绝技能；其他学生作为观众,观察和记录角色扮演中的表现和技巧。

　　(3)反馈与讨论：每组表演结束后,教师和学生共同反馈和讨论,指出优点和不足,并提出改进建议。

　　3. **案例讨论(35 分钟)**　张明是某大学的一名学生,他的朋友李华最近跟他透露了自己与社会上的人有过性接触的经历。张明非常担心李华的健康,但他不知道该如何有效地劝说李华改变行为。

　　任务：根据上述案例材料讨论决策过程。各小组需要讨论张明劝说李华改变行为的策略,包括如何与李华沟通、如何寻求专业帮助、如何支持李华采取安全性行为等。并参考下框中的示例,写出分析决策步骤。

💜 **教学提示** ————————————————————————————

　　分析决策步骤示例：

　　决策情景——选择健康行为预防艾滋病。

　　1. 确定问题　如何选择合适的健康行为来预防艾滋病。

　　2. 收集信息

　　(1)查找权威医疗网站和科研文献,了解艾滋病的传播途径和预防措施。

　　(2)参加健康讲座和咨询专家,获取专业意见。

3. 识别备选方案

(1)方案 A:定期进行艾滋病检测。

(2)方案 B:坚持使用安全套。

(3)方案 C:避免高风险行为。

4. 评估备选方案

(1)方案 A:①优点:早期发现和治疗,提高健康管理能力;②缺点:需要定期检测,费用较高。

(2)方案 B:①优点:有效预防性传播艾滋病,易于实施;②缺点:需要长期坚持,存在使用不当的风险。

(3)方案 C:①优点:彻底避免高风险行为,预防效果显著;②缺点:需要改变生活习惯和行为,实施难度较大。

5. 做出决策　权衡利弊,选择方案 B(坚持使用安全套),并结合方案 A(定期检测)和方案 C(避免高风险行为)作为辅助措施。

6. 实施决策

(1)制订实施计划:购买安全套、安排定期检测、避免高风险场所。

(2)调配资源:将购买安全套和检测费用纳入预算,安排时间进行检测。

(3)与家人和医生沟通,获取支持和建议。

7. 监控与评估

(1)实时监控行为的执行情况,记录检测结果。

(2)定期评估预防措施的有效性,及时调整策略。

(3)通过反馈和反思,改进预防措施,提高自我保护意识。

---

(1)讨论要点

1)沟通策略:张明应如何与李华展开对话? 使用哪些具体的语言和策略?

2)寻求帮助:张明可以联系哪些专业机构或资源来获得帮助?

3)提供支持:张明可以提供哪些具体支持来帮助李华戒毒? 例如,陪同参加支持小组或咨询等。

4)预防措施:张明如何防止类似情况在未来出现? 可以采取哪些措施来提高身边人对毒品危害的认识?

（2）具体步骤：①分组讨论，各小组就上述讨论要点进行深入探讨，制订详细的行动计划，并准备好展示内容；②小组展示，每组展示他们的计划，包括他们的沟通策略、寻求帮助的方法、支持措施和预防措施。

（3）分享与点评：①各小组派代表分享讨论结果和决策过程；②教师点评并总结各小组的分析和决策方法，指出关键点和注意事项；③其他组员和教师对每个方案进行评价，指出优点和改进点；④总结讨论中提出的有效策略和措施，帮助参与者更好地理解应对类似问题的最佳实践。

💙 **教学提示**

在讨论过程中，引导学生考虑实施方案的实际难度，如资源需求、时间成本等。提供更多的背景资料和数据支持，帮助学生更好地评估各方案的可行性。增强对决策方案后果的分析，包括可能的积极和负面影响。

4. 课堂小结（10分钟）

（1）总结培训内容：教师总结本次培训的主要内容和关键技能，重申协商拒绝和分析决策的重要性。

（2）学生反思分享：引导学生反思在活动中的学习收获和自己的表现，分享感受和体会；提出未来在实际生活中应用这些技能的计划和期望。

通过系统化的培训活动，学生不仅能够理论上理解协商拒绝和分析决策的重要性，还能在实际操作中提升相关技能，为预防艾滋病和应对生活中的各种挑战奠定坚实基础。

（五）思考与探究

1. **说一说** 协商拒绝技能对于青年学生预防艾滋病有什么重要性？

[★提示：建议从青年学生感染艾滋病的主要方式（性接触传播）出发进行思考分析，比如拒绝可能跟性有关的邀约，协商全程正确使用合格安全套等。当然，也可以从拒绝物质滥用的角度思考分析。]

2. **想一想** 个人价值观在分析决策中发挥什么样的作用？

（★提示：大家可以结合自身经历或者观察到的例子进行思考，比如每一个人最看重的东西不同,可能做出的决定也不一样,利己主义者总是从自身利益角度考虑问题,利他主义者则不然,他们做出的决策是截然不同的。)

知识链接

如果您想了解更多"协商拒绝"和"分析决策"的知识,可以参阅以下书籍。

(1) 周建松,王小平. 青少年生活技能训练 [M].长沙:中南大学出版社,2021.

(2) 弗德曼·舒茨·冯·图恩. 社交的底层逻辑 [M].天津:天津人民出版社,2021.

(3) 马歇尔·卢森堡. 非暴力沟通 [M].北京:华夏出版社,2021.

(4) 孟庆荣,陈万金. 人际交往与沟通 [M].广州:暨南大学出版社,2021.

▶▶ 章末小测试

一、判断题

1. 生活技能就是生存技能。(   )

2. 同理共情就是同情。(   )

3. 做出和实施决策后还应当进行监控和评估。(   )

4. 心理压力对个体既可能产生负面影响,又可能产生正面影响。(   )

二、单选题

1. 马斯洛需要层次理论中第三个层次的需要是(   )

    A. 生理   B. 安全

    C. 社交   D. 尊重

2. 人际距离理论中最为疏远的距离是（ ）

    A. 亲密距离　　　　　　　　B. 个人距离

    C. 社会距离　　　　　　　　D. 公众距离

3. 比较理想的人际吸引类型是（ ）

    A. 外表性吸引　　　　　　　B. 接近性吸引

    C. 相似性吸引　　　　　　　D. 互补性吸引

4. 下面哪个不是协商拒绝的关键技巧（ ）

    A. 学会说"不"　　　　　　　B. 提供替代方案

    C. 采用"我"语句　　　　　　D. 保持冷静

5. 分析决策的第一步是（ ）

    A. 收集信息　　　　　　　　B. 识别备选方案

    C. 评估备选方案　　　　　　D. 确定问题

三、多选题

1. 促进与人相处的生活技能包括（ ）

    A. 有效交流　　　　　　　　B. 人际关系

    C. 同理共情　　　　　　　　D. 缓解压力

2. 自我认识的路径有（ ）

    A. 自我观察和反省　　　　　B. 通过他人

    C. 观察行为结果　　　　　　D. 算命

3. 有效交流的原则包括（ ）

    A. 平等尊重　　　　　　　　B. 真诚信任

    C. 互利互惠　　　　　　　　D. 非评判

4. 以下属于清晰表达拒绝的是（ ）

    A. 使用明确语言,避免模棱两可

    B. 立场坚定,态度坚决

    C. 自信地表达,避免犹豫

    D. 委婉表达,避免伤和气

◢ 参考答案 ◢

一、判断题　1. 错;2. 错;3. 对;4. 对。

二、单选题　1. C;2. D;3. D;4. A;5. D。

三、多选题　1. ABC;2. ABC;3. ABCD;4. ABC。

▶▶ 参考文献

[1]　施正丽,曹望楠,朱正杰,等 . 我国青年学生艾滋病防控相关行为现况及其面临的挑战 [J]. 中国健康教育,2023,39(12):1059-1064.

[2]　马迎华,季成叶 . 学校生活技能教育与艾滋病预防 [J]. 中国校医,2004,18(4):376-378.

[3]　焦锋 . 培训青少年生活技能,减少毒品和艾滋病伤害 [J]. 伤害医学(电子版),2020,9,(3):1-4.

[4]　曾仕强,刘君政 . 人际关系与沟通 [M]. 北京:清华大学出版社,2016.

[5]　林宁,李明 . 人际关系与沟通 [M]. 北京:清华大学出版社,2018.

[6]　弗德曼·舒茨·冯·图恩 . 社交的底层逻辑 [M]. 天津:天津人民出版社,2021.

[7]　马歇尔·卢森堡 . 非暴力沟通 [M]. 北京:华夏出版社,2021.

[8]　孟庆荣,陈万金 . 人际交往与沟通 [M]. 广州:暨南大学出版社,2021.

[9]　约翰·戈特曼 . 培养高情商的孩子 [M]. 杭州:浙江人民出版社,2014.

[10]　菲利普·津巴多,罗伯特·约翰逊,薇薇安·麦卡恩 . 普通心理学 [M]. 北京:人民邮电出版社,2022.

[11]　北京大学儿童少年卫生研究所,中国性病艾滋病防治协会 . 青年学生预防艾滋病行为改变培训手册 [M]. 北京:人民卫生出版社,2023.

[12]　周建松,王小平 . 青少年生活技能训练 [M]. 长沙:中南大学出版社,2021.

[13]　杨丽君 . 校外青少年预防艾滋病同伴教育指导手册 [M]. 北京:中国人民公安大学出版社,2011.

[14]　中国健康教育中心,中国性病艾滋病防治协会 . 美好青春我做主:青年学生艾滋病与性健康知识手册 [M]. 北京:人民卫生出版社,2023.

[15]　ELLIS A. Rational emotive behavior therapy[M]. New York: Albert Ellis Institute, 1957.

[16]　罗杰·费希尔,威廉·尤里 . 谈判力:如何达成一致而非折中 [M]. 北京:中信出版社,2015.

[17] 李梅.青少年健康教育中的拒绝技巧研究 [J].健康教育与健康促进,2020(6):25-29.

[18] 约翰·库特尔.决策与判断:如何做出最优选择 [M].北京:清华大学出版社,2018.

[19] 王英杰,张文静.青少年拒绝技巧的生活化教学研究 [J].教育学报,2021(4):52-57.

[20] 赫伯特·西蒙.管理行为:决策过程的经济学分析 [M].上海:华东师范大学出版社, 2020.

[21] 刘洪波.决策心理学 [M].北京:北京大学出版社,2019.

[22] 曾志刚.青少年拒绝技能对预防艾滋病的作用研究 [J].健康教育研究,2022(2):33-38.

[23] 丹尼尔·卡尼曼.快思慢想 [M].北京:中信出版社,2019.

[24] 陈志强,李雅婷.学校生活技能培训课程中的协商与决策教学探讨 [J].教育研究与实践,2023(1):15-20.

[25] 世界卫生组织.学校生活技能教育中的协商与决策模块 [R].日内瓦:世界卫生组织, 2018.

第五章

健康传播
策略与方法

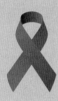

培训目标

1. **知识目标** 了解健康传播、健康促进的概念,传播学的概念与特点;概述健康教育基本理论;列举健康教育常用方法及其优缺点。

2. **态度目标** 认同健康传播的意义,愿意积极主动参与健康传播活动,并主动向他人宣传健康传播的意义。

3. **技能目标** 编制学校健康教育培训计划;能够组织实施多种形式的健康教育培训活动以及指导学生社团、志愿者开展校园防艾宣传活动;制作健康宣传材料;学会应用健康教育评价方法。

推荐学时

4 学时(9 学时则增加部分现场试讲与点评)

核心信息

1. 健康传播是健康教育的基本策略和手段,它运用各种传播媒介、渠道和方法,以达到传播健康信息、认同健康信念、转变态度、采纳健康行为的效果。

2. 健康教育与健康促进目标一致,互相联系,密不可分。健康教育是通过健康知识的传播、教育和干预,促使人们自觉改善行为,建立有益健康的行为习惯和生活方式。健康促进是通过实施倡导、赋权、协调和社会动员等策略,通过有益健康的政策的出台、环境的改善、健康技能和服务的提供等,促使社会行为和个人行为朝着保护和促进健康的方向发生改变。

3. 人的行为受自身因素和环境因素的影响。健康相关行为的发生、发展和改变有其自身规律。健康相关行为及干预理论模式,能帮助解释和预测健康相关行为的演变、分析影响因素对行为的作用、探索行为改变的动力和过程,以及帮助评价健康教育干预的效果。

4. "学校预防艾滋病教育工程"指出要持续加强对青年学生等重点人群宣传教育,开展多种形式宣传和干预活动,同时动员发挥青年学生志愿者、校内部门和机构在艾滋病防治工作中的作用,将学生参与预防艾滋病宣传教育活动统筹纳入学生志愿者服务管理,多措并举推进学校预防艾滋病教育工作。

关键词

健康传播(health communication)

行为干预(behavioral intervention)

健康相关行为危险因素(health-related behavioral risk factors)

知信行(knowledge,attitude and practice)

健康信念模式(health belief model)

健康教育(health education)

健康促进(health promotion)

同伴教育(peer education)

第一节　健康传播相关概念和内容

人们时刻都在与他人、群体和环境之间进行信息交流,健康传播是通过健康知识、技能、信息的传播从而改变人们健康相关知识、信念和行为的过程,是健康教育和健康促进的重要手段和方法。如何向青年学生传播性病艾滋病等健康知识,并通过有效的传播方式提供及时、准确的健康信息,以培养和提高青年学生的安全防护意识和行为能力,这需要以传播学、健康学、社会学等原理为指引,并在实践工作中具体应用和不断改进。

一、健康传播的概念

传播(communication)通常是指人与人之间传递、扩散、交流信息(包括知识、情感、思想)的行为和过程。1988 年我国出版的《新闻学字典》将"传播"定义为"一种社会性传递信息的行为,是个人之间、集体之间以及集体与个人之间交换、传递新闻、事实、意见的信息过程"。传播学者们从不同角度界定了诸多传播的概念,但都强调传播学研究的是人类社会信息的传递与交流,反映了人类社会信息传播所具有的社会性、普遍性、互动性、共享性等基本特征。

健康传播(health communication)是传播学的一个分支和部分,它是指以"人人健康"为出发点,运用各种传播媒介、渠道和方法,为达到维护和促进人类健康的目的,而获取、制作、传递、交流、分享健康信息的过程。健康传播是一般传播行为在医学领域的具体体现和深化,是健康教育的基本策略和手段。

二、传播要素与传播过程模式

人类社会的信息传播是一个有结构的连续过程,这个系统的运行不仅受其内部各要素的制约,而且受到外部环境的影响,与环境保持着互动的关系。为了研究传播现象,传播学者采用简化而具体的图解模式对复杂的传播现象进行描述,以解释和揭示传播的本质,从而形成了多种不同的传播过程模式。以下是两种具有代表性的传播模式。

（一）拉斯韦尔五因素传播模式

1948 年，美国传播学家拉斯韦尔（H. D. Lasswell）提出了经典的传播过程的"5W"模式，对传播过程的结构和性质作出解释："谁（who）→说什么（says what）→通过什么渠道（through which channel）→对谁（to whom）→取得了什么效果（with what effects）"。一个完整的传播过程的实现必须具备传播主体、传播内容、传播媒介、传播受众和传播效果五个要素（图 5-1）。

（二）施拉姆双向传播模式

1954 年，美国传播学者威尔伯·施拉姆（Wilbur Schram）用双向传播模式将传播过程描述为一种有反馈的信息交流过程，该模式突出了信息传播过程的循环性，强调传播双方都是传播的主体。在传播过程中，传受双方的角色并不是固定不变的，一个人在发出信息时是传播者，而在接收信息时则又在扮演受传者的角色。

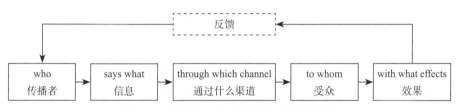

图 5-1　拉斯韦尔和施拉姆传播模式因素

（三）传播要素及传播效果

根据上述传播模式可见，一个基本的传播过程主要由以下要素构成。

1. **传播者（communicator）**　是传播行为的发起者，即在传播过程中信息的主动发出者。传播者并非都是从事媒体传播工作的专业人员，任何个人、组织或群体都可以成为传播者。但健康传播者必须拥有丰富的健康知识，有其特定的素质要求，开展健康传播的组织机构和师资、同伴教育骨干作为校园预防艾滋病健康传播的主体，经过相关培训可达到其特定的素质要求。

2. **受传者（audience）**　即信息的接收者和反应者，也是传播者的作用对象。同样受传者可以是个人、群体或组织。他们不仅是传播过程中信息的被动接收者,还拥有着接收信息内容和方式的选择权。大量的受传者称为受众。

3. **信息**(information) 信息是用特定符号传递的对人或事物的态度、观点、判断及情感表达,是指传播者所传递的内容,泛指人类社会传播的一切内容。健康传播传递的是健康信息,泛指一切有关人的健康的知识、观念、技术、技能和行为模式等。

4. **传播媒介**(media) 传播媒介又称传播渠道,是信息的载体,也是将传播过程中各种要素相互联系起来的纽带。在人类社会传播活动中,可以采纳的传播媒介是多种多样的。根据不同的传播对象和传播信息,采取不同的传播媒介对传播的效果有直接的影响。通常校园预防性病艾滋病传播媒介可以分为:①口头传播,如艾滋病讲座、报告、座谈、演讲、咨询等;②文字传播,如防艾知识折页、传单、报纸、杂志、书籍等;③形象化传播,如照片、图画、模型、实物等;④电子媒体传播,如防艾公益电影、电视、广播、互联网等;⑤综合传播,如条例法规、展览、文艺演出等。

5. **传播效果**(communication effect) 传播效果是指受传者接受信息后,在认知、情感、态度、行为等方面发生的变化,通常意味着传播活动在多大程度上实现了传播者的意图或目的。传播活动是否成功,效果如何,主要体现在受传者知识、态度和行为的改变。健康传播的效果可被分为四个层次。

(1)知晓健康信息:包括艾滋病传播途径、疫情流行形势、危害、预防方法等内容,这一层次传播效果的取得,主要是取决于传播信息的强度、对比度、重复率和新鲜度等信息的结构性因素。

(2)认同健康信念:受传者接受所传播的健康信息,并对信息中倡导的健康信念认同一致,例如:认同正确使用安全套可以有效预防性病艾滋病的信念。有利于受传者态度、行为的转变以及对健康环境的追求与选择。

(3)转变态度:态度形成后就具有固定性,成为一种心理定势,一般不会轻易改变。通过健康信息的传播,使受传者的态度向有利于健康的方向转变。例如先有高危行为后进行艾滋病检测的意向态度,才会有检测行为转变,态度是受传者行为改变的先导。

(4)采纳健康行为:受传者在知识增加、理念认同、态度转变的基础上,改变其原有的不利于健康的行为和生活方式,采纳健康的行为和生活方式,这是健康传播的最终目标。

传播活动的各个环节都会受到各种因素的影响,并影响传播活动的最终效果。如传播者的专业素质、传播技巧,信息的科学性、准确性、通俗性和针对性,媒介的适用性、可获得性,受传者的社会文化特征、心理特点,传播活动所处的社会和自然环境等均可能对传播效果产生显著的影响。

三、健康传播的方式及特点

健康传播是一般传播行为在健康教育、卫生保健领域的具体体现和深化,具有一切传播行为共有的基本特征,在对传播者、健康信息和目的性等方面有其独特的特点和规律。人类的传播活动形式多样,可从多种角度进行分类。按照传播模式和传受双方的关系,可将人类传播活动分为五种类型,各种传播方式及特点如下。

(一)大众传播(mass communication)

大众传播是指职业性传播机构通过大众传播媒体向范围广泛、为数众多的社会大众传播社会信息的过程。通过大众传播向人们迅速、大量地提供信息,倡导健康的生活观念,促使人们形成健康的行为和生活方式。大众传播媒介包括电视、广播、报纸、电影、杂志、网络等,其特点是传播速度快、覆盖面广,但其针对性差,效果评估困难。大众传播推动了社会环境和文化环境的变化,人们的生活日益与大众传播紧密相连。

(二)人际传播(inter-personal communication)

人际传播是指人与人之间的信息交流,是社会生活中最常见、最直观的传播现象。校园预防艾滋病人际传播活动包括防艾培训、讲座、咨询等。人际传播既可通过语言交流而实现,也可通过动作、手势、表情、文字、信件、电话、互联网等方式实现。人际传播活动简便易行,传播效果好,传播者能够直接获取受传者的反馈信息,能够及时调整自己的传播技巧,便于及时评价传播的效果,缺点是人际传播覆盖面小。此外,人际传播活动要求传播者具备较好的人

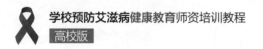
际交流技巧和经验,熟练掌握传播的内容。因此,我们在利用人际健康传播开展健康咨询、行为指导、健康技能传授时,需要注意根据传播受众的文化、信念和需求,找到能够有效改变其态度的办法,劝说其养成负责任的健康行为,使人际传播的效果最大化。

(三)自我传播(intra-personnel communication)

自我传播又称人内传播,指个人接受外界信息后,在头脑内进行信息加工处理的过程,例如:独立思考、批评和自我批评等。自我传播是人最基本的传播活动,是一切社会传播活动的前提和生物学基础。自我传播研究健康信念、态度、价值形成的心理过程,主要任务是学习健康相关知识、政策,做出促进健康的决定。

(四)组织传播(organizational communication)

组织传播又称团体传播,是指组织之间或组织成员之间的信息交流行为。组织传播包括组织内传播和组织外传播。组织是按照一定的宗旨和目标建立起来的集体,如工厂、机关、学校、医院,各级政府部门、各个层次的经济实体、各个党派和政治团体等。组织是人类活动的一种重要手段和形式,组织传播已经逐渐发展成为一门公共关系学科。国家卫生和教育部门制定学校预防艾滋病政策文件,组织各地疾控、学校广泛开展校园预防艾滋病、禁毒健康教育活动,均属于组织传播范畴。

(五)群体传播(group communication)

群体传播又称小组传播。群体是指具有特定的共同目标和共同归属感、存在着互动关系的复数个人的集合体。群体传播是指一小群人面对面或以互联网为基础的参与交流互动的过程,他们有着共同的目标和观念,并通过信息交流以相互作用的形式达到他们的目标。群体传播有两种形式,一种是固定式群体传播,另一种是临时性群体传播。开展校园防艾同伴教育活动属于群体传播的形式。

四、健康传播活动的原则

（一）确定传播内容的原则

1. **科学性原则** 传播内容是传播活动的核心，必须保证其科学准确，具有明确的科学依据，避免传播模棱两可或未经证实的信息。

2. **受传者中心原则** 传播活动的目的是通过传播活动改变受传者的知识、态度或行为，如果信息不能被受传者很好地理解和接受，就不能取得好的效果。所以在确定传播信息时要以受传者的信息需求、心理偏好、文化特征、价值观等作为重要的参考依据。传播活动所使用的信息要尽量使用受传者熟悉的语言，力求通俗易懂，避免太多的专业术语。

3. **时效性原则** 传播活动具有很强的时间性，错过传播宣传的时机，人们的信息需求、心理偏好等都会发生显著的变化，同样的传播内容和传播策略在不同的时间会取得截然不同的效果。

（二）传播材料的制作发放原则

传播活动的效果取决于信息的科学性、准确性、通俗性和可接受性，更决定于信息的表现方式，即传播媒介的适用性。根据目标人群的不同特点，应采用不同的传播载体。在健康教育传播活动中，作为大众传播活动的重要补充，海报、宣传栏、传单、折页、小册子等媒体传播材料，具有简便易行、针对性强、灵活多样等大众传播活动所不具备的特点，所以经常成为健康教育工作所采用的方式。多年来，我国的健康教育、疾病预防控制、医疗保健等机构根据工作需要制作了大量的媒体传播材料。然而，媒体传播材料所传播的信息是否科学准确、是否达到预期的传播效果、是否被目标人群有效地接受、所选信息媒介的适用性如何，有待针对具体目标人群进行分析。传播材料是影响传播效果的重要环节。传播材料的两个核心环节包括确定核心信息和选择传播材料的类型及适用对象。

1. **核心信息（key message）** 传播者要传播的主要核心内容，面对不同的健康问题、在健康问题发生发展的不同阶段、不同目标人群对健康的不同需求以及信息偏好，其核心信息也是不同的。在确定核心信息前，要充分分析接受传播的目标人群的主观和客观需求情况。核心信息都必须有坚实的科学依据。表述核心信息的语言必须简洁、准确,不能含混不清或模棱两可。健康传播的最终目的是要通过各种传播活动,使目标人群采纳健康行为,消除健康危害因素,最终保护和促进健康。所以,任何核心信息都必须以问题的解决为导向,必须始终明确最终要解决的健康问题。核心信息应具有较好的可行性和可操作性,能够在被目标受众理解的情况下,很方便地付诸实践,转化为维护身心健康的行为。

2. **确定传播材料的类型和适用对象**　常见的传播材料有宣传画、海报、折页、传单、小册子、录音录像和新媒体材料等,每一种传播材料都有不同的适用对象和内容。宣传画或海报适用于社会动员或倡导性传播活动,要求传播主题明确,画面设计鲜艳夺目,吸引眼球,要达到使人过目不忘的效果,画面不能有太多文字,不适合进行知识性传播。折页和传单可以较详细地介绍有关方面的知识,适合于知识性传播活动,但信息的表现方式也应图文并茂,浅显易懂。小册子可以系统地介绍有关知识和技能,但应尽量减少文字,增加图画,最好以小故事的方式传播有关信息。影音资料生动直观,便于受传者操作模仿,更适合于技能指导性传播活动。鉴于不同的传播材料的特点,其使用人群也不一样。宣传画或海报适合在公共场所张贴,折页、传单和小册子适合在校园和社区发放,而音像资料更适合在企事业单位、学校等集体单位使用。新媒体也称为数字化媒体,包括网站论坛、微博、短视频、微信公众号、慕课等,新媒体传播、获取健康传播信息的方式发生了较大变化。利用新媒体开展校园健康传播要选择适合的平台与适宜的时机,充分了解目标受众特点,发布科学权威、学生喜闻乐见和适于数字传播的健康信息,并鼓励熟悉网络平台的师生积极参与评论和转发传播,充分发挥新媒体在健康传播的即时性、互动性、融合性和分众化等优势。

五、推荐培训活动

(一)活动时间

30分钟。

(二)活动方法

专题讲座、分组讨论、健康材料设计与加工。

(三)活动准备

1. **物料准备** 会议培训用大白纸(70cm×100cm)、红／黑／蓝 3 色油性记号笔、双面胶、白板、可夹大白纸的夹子、笔记本电脑和投影仪。

2. **课件准备** 参考本教程课前准备好"健康传播的概念和内容"教学课件。

3. **场地准备** 最好选择可以移动桌椅的培训场地,确保可以进行分组讨论的桌椅摆放空间。

(四)活动步骤

1. 导入

(1)场景和任务:世界艾滋病日前期,学校防艾社团准备开展校园预防艾滋病主题活动。请同学们思考可选择哪些合适的校园预防艾滋病传播形式和信息内容。

(2)教师提问:在专题讲座过程中,结合课程内容,请 2 ～ 3 名同学简单分享自己的想法。

2. 专题讲座(15 分钟)

(1)教师可以参考本教程准备好教学课件,以专题讲座的方式向学生全面介绍健康传播的概念和具体内容。

💟 **教学提示**

　　本节概念和理论的内容较多,建议专题讲座前,请同学们提前了解相关内容,并引导学生思考如何将健康传播相关理论,应用到校园防艾等实践活动中,以达到更好的健康教育效果。

(2)介绍完上述课程后,教师向学生分发一张 A4 纸。请大家结合本次艾滋病日活动场景,思考从哪些健康传播的要素入手,如何去收集整理和传播健康信息，并邀请学生分享自己的思考。

3. 健康传播海报的加工与利用（10分钟）

（1）教师根据人数将学生分成6~8人一组的若干个小组。

（2）通过投影，向同学展示征集到的校园防艾海报作品（如图5-2、图5-3、图5-4、图5-5、图5-6、图5-7）。

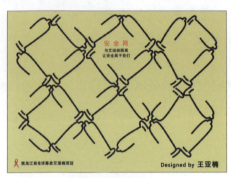

图 5-2　安全网　　　　　　　　图 5-3　不是用来玩的

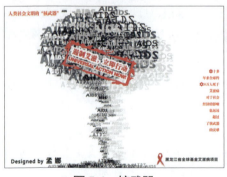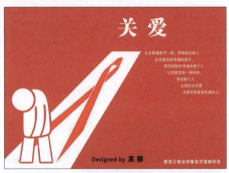

图 5-4　核武器　　　　　　　　图 5-5　关爱

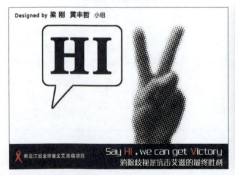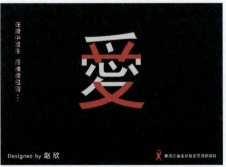

图 5-6　Say Hi　　　　　　　　图 5-7　爱与艾

（3）教师给每组学生发 1 ~ 2 张大白纸和不同颜色的记号笔,请各组讨论海报所传递的健康信息内容;并鼓励尝试加入适合的健康信息,对海报进行加工;讨论如何利用海报进行校园健康传播。

（4）教师引导学生,收集预防艾滋病相关健康信息。建议可以从世界卫生组织（WHO）、联合国艾滋病规划署（UNAIDS）、国家卫生健康委、中国疾病预防控制中心性病艾滋病预防控制中心、科普中国等专业网站、书报、期刊等途径获取。健康信息要力图语言简练、表述准确。将收集到的信息进行整合、加工、改写,使其更加通俗易懂、生动有趣,与受传者形成共鸣。邀请各组 1 ~ 2 位成员进行讨论结果的分享与展示。

♡ **教学提示**

　　教师可向同学提供海报制作的参考资料,并了解海报设计的注意事项:一目了然、内容精练、文字排版、视觉效果等要求,每个海报传递 1 ~ 2 条核心信息为宜。鼓励同学们在课前查找和收集相关预防艾滋病健康信息。

教师总结本次培训的主要内容,强调组成健康传播的五要素和影响健康传播效果的因素,确定传播内容和选择传播媒介的原则。

（五）思考与探究

1. **说一说**　开展校园健康传播有什么重要意义?

（★提示:建议可以结合学校艾滋病等传染病疫情形势和青年学生特点进行思考。此外,学校师生人数众多,开展校园健康传播可以影响到学生的家庭成员,校园健康是健康中国的重要组成部分。）

2. **想一想**　根据传播要素相关知识,分析影响您所在高校预防艾滋病健康传播效果的因素有哪些?

（★提示:建议可以列举组成校园艾滋病健康传播的五要素和影响健康传播效果的因素进行思考。如师资和同伴教育员的专业素质,传播材料信息和媒介情况,目标学生的特征和心理特点等。传播活动各个环节的多种因素,会影响到传播的最终效果。）

第二节　健康教育基本理论及常用方法

世界卫生组织（WHO）提出："健康不仅是免于疾病和虚弱，也包括生理、心理和社会适应的完好状态。"强调了健康是人类生物学因素、心理行为与生活方式因素、环境因素和卫生服务因素相互作用的结果。艾滋病是一个医学问题，也是社会问题。健康教育和健康促进是防控艾滋病最重要的策略之一，需要政府主导，动员全社会力量，营造防控艾滋病的健康促进氛围，实施全面社会综合治理，以遏制艾滋病蔓延。近年来，我国青年学生在内的艾滋病疫情形势较为严峻，校园艾滋病防控已经成为一项刻不容缓的长期任务，2019 年 7 月，《国务院关于实施健康中国行动的意见》（国发〔2019〕13 号）提出"每个人是自己健康第一责任人"的理念，明确提出实施学校健康促进行动。学校是开展健康教育和健康促进的重要场所，针对学生人群的性与生殖健康等问题，开展以健康教育课为主，结合生活技能教育与同伴教育的校园干预策略，提高在校学生防控意识，树立健康观念，使他们具备健康行为的选择和决定的能力，并以此发挥学校预防艾滋病健康教育向家庭、社区的辐射作用。

一、健康教育基本理论

（一）健康教育的概念与目的

健康教育（health education）以重点解决健康四类影响因素中的心理行为与生活方式因素，并通过促进人们对卫生服务的合理利用而保护和促进健康，其本质是通过改变人们的健康相关行为与生活方式，保护和促进健康的科学。健康教育是通过健康信息的传播和行为干预，帮助个人和群体掌握卫生保健知识，树立健康观念，自愿采纳有利于健康的行为和生活方式的教育活动与过程，其目的是消除或减轻健康相关行为危险因素、预防疾病、保护和促进健康、提高生活质量。

(二)健康教育的工作方法

健康教育常用的方法有传播和干预,在校园中开展各类参与式培训,是实施健康传播和干预的有效手段。

1. **传播** 健康教育传播常用的方法有口头交谈、健康咨询、健康教育处方、小组讨论、健康条幅、小册子、科普报刊、墙板报、宣传海报、广播、电视、互联网数字媒体、微信、短视频、展览、演出等。

2. **干预行为** 干预方法主要有行政干预、法规干预、信息干预、教育干预、经济干预、技能干预、个体干预、团体干预等。

校园开展培训的方法主要有小讲课、头脑风暴、角色扮演、小组讨论、案例分析、专题讲座、示教和实习等。

(三)健康教育与健康传播的关系

健康教育可以被理解为健康传播活动,因为健康知识和技能的传播,有赖于传播学的基本原理和方法的全面应用。健康教育与健康传播既有区别又有紧密联系。首先,健康教育是为了提高人们的健康素养,帮助人们养成有益于健康的行为和生活方式,最终改善人们的健康状况,而开展的一系列教育活动。健康传播则是指人们传递、分享、交流健康相关信息和情感的一切社会活动的统称。其次,健康教育的主要策略与方法是讲授、培训、指导和行为干预,而健康传播的主要策略和方法是健康信息的传递、分享和交流。此外,健康教育需要由医疗卫生或教育专业人员,针对特定人群,采用特定的方法,以改善健康相关行为为目标,开展系统的教育活动。而对于健康传播活动来说,非医疗卫生人员也可以组织实施,如大众媒体、学校师生志愿者团队等。最后,健康教育的效果体现在人们健康素养和健康相关行为的改善,而健康传播的效果则主要体现在人们是否接受或获知了健康信息,发生了态度和行为的改变。健康教育不等于健康传播,健康传播是健康教育的重要手段。

(四)健康教育与健康促进的关系

随着对行为改变的深入研究,人们认识到一个人和群体的行为问题不仅与个人因素有关,包括物质和社会环境在内的行为背后的原因起着更大的作用,而仅靠健康教育所能取得的效果是很有限的。于是把健康教育和支持性环境结合起来的健康促进越来越受到政府、社会和学者的重视。1986年,WHO提出:健康促进是提高人们改善自身和他人健康能力的过程,是协调人类与环境的战略,它规定个人与社会对健康各自所负的责任。2005年,WHO《曼谷健康促进宪章》强调健康促进是"增加人们对健康及其决定因素的控制能力,从而促进健康的过程"。健康促进从健康教育发展而来,两者既有紧密的联系,又有所区别,其区别主要表现如下。

1. **责任主体不同**　开展健康教育需要具备临床医学和预防医学专业知识基础,所以开展健康教育工作的主体必然是那些受过医学教育的临床医生或公卫医师。而健康促进工作重在社会学的理论和方法,其重点是社会动员、组织发动和协调管理,所以开展健康促进的主体是政府或机构的领导、决策者或政策制定人。

2. **核心策略和方法不同**　健康教育通过健康知识的传播、健康技能的训练和普及,以及行为干预的开展,消除行为危险因素和健康危害因素,促使人们形成健康的行为习惯和生活方式,其核心策略是传播、教育和干预。健康促进主要通过社会各系统的动员,激发社会各系统倡导健康理念、出台健康政策、提供健康服务、改善健康环境,并承担对自身和他人健康所负有的责任,其核心策略是社会动员。

3. **工作目标不同**　健康教育的工作目标是人们行为和生活方式的改善,衡量健康教育工作是否取得效果需要监测人们的行为是否发生改变。而健康促进的工作目标是健康支持环境的改善,观察健康促进工作的效果,要看有益于健康的政策的出台情况、环境的改善情况和服务的提供情况。当然,无论是健康教育还是健康促进,其最终的目标都是要消除健康危害因素,促使人们采取有益于健康的行为和生活方式,保护和促进健康。

4. **高度和层次不同**　健康促进可以说是健康教育的高级阶段,健康促进有赖于政府领导和决策者对于人们的健康所负有的责任,需要有高度的政治承诺。

由此可见,无论是健康政策开发还是社会动员,以及倡导和赋权,都要首先对人们进行健康教育,帮助人们树立正确的健康意识,掌握必要的健康知识和技能。同时,健康教育必须以健康促进战略思想为指导,健康教育想要改善人们的行为,需要得到政策和环境的支持。因此,健康教育不能脱离健康促进,健康促进也不能没有健康教育,两者密不可分。

二、人类行为的影响因素和行为干预

健康教育的核心是行为干预和行为改变,无论是知识、技能的传播还是教育策略的实施,最终都要落实到行为的改变。健康教育的主要目标是改变人们的健康相关行为,促使人们的行为朝着有益于健康的方向改变。为了更好地促使人们的行为发生改变,必须首先掌握行为发生、发展的规律及影响因素。

(一)人类行为与特点

人的行为是指具有认知、思维、情感、意志等心理活动的人,对内外环境因素做出的能动反应。人的行为由五个基本要素组成:①行为主体是人;②行为客体是行为的指向目标;③行为环境是指主体与客体发生联系的客观环境;④行为手段是主体作用于客体所应用的工具或使用的方法;⑤行为结果是主体预期的行为与实际完成行为之间的符合程度。

行为的形成与发展是指个体出生以后,随着生理的发育、心理的成熟以及社会交往活动范围的不断扩大,个体行为逐渐形成、不断变化和发展的过程。通常可分为4个阶段:被动发展阶段(出生到2岁,主要依靠遗传和本能的力量驱使发展行为)、主动发展阶段(3～11岁,行为开始有意识地发展)、自主发展阶段(12岁到成年,通过自我调整发展成稳定的行为)、巩固发展阶段(成年以后,为适应社会或环境的改变,行为会被不断强化或减弱)。其中12岁到成年的行为自主发展阶段,个体通过对自身、他人、环境和社会的认识和适应,通过自我调整发展成稳定的行为。这个阶段是开展健康教育,帮助个人和群体采纳有利于健康的行为和生活方式的较好时机。

(二)人类行为的影响因素

人的行为由内因和外因共同决定,即受到人自身因素和环境因素的影响。行为的形成和改变是人类自身遗传因素、环境因素和学习因素相互作用的结果,环境因素影响着行为和生活方式的发生及持续。因此,可以通过改变环境因素反过来促使人们的某些行为发生改变。

行为的环境影响因素又可以被分为自然环境和社会环境两种。人类行为会受到诸如气候、地理特征、居住状况等物质环境的影响。居住在城市地区的人们与居住在农村地区的人们的生活方式不同。

人的行为同样受到社会环境因素的深刻影响。社会环境因素又被分为小环境和大环境两种。小环境包括家庭、学校、工作单位等,行为的形成和改变主要受到人际环境的影响。在一个家庭中,如果父亲有吸烟的习惯,很可能使其儿子耳濡目染,也养成吸烟的习惯;如果其父母有跑步健身的运动习惯,其子女也可能会养成喜爱运动的习惯;在学校,如果身边的同学都有较好的艾滋病防护意识,对学生自身的性观念和行为形成也会产生好的影响。

社会环境中的大环境包括文化、社会制度、经济状况、就业、道德、法律法规、教育、社会风气等。当众亲吻在西方文化背景的美国被认为是表示亲昵的行为,而这不太符合中国传统文化的规范。

格林模式(PRECEDE-PROCEED model)把影响行为的因素归纳为三大类,即倾向因素、促成因素和强化因素。

1. 倾向因素 是为行为改变提供理由或动机的先行因素。它通常先于行为,是产生某种行为的动机或愿望,或是诱发产生某行为的因素,其中包括知识、信念、价值观、态度及自信心,以及现有技能、自我效能等。

2. 促成因素 是促使行为动机或愿望得以实现的因素,即实现或达到某行为所必需的技术和资源,包括干预项目、服务、行为和环境改变的必需资源、行为改变所需的新技能等。如:安全套的提供、保健设施、医务人员、诊所等资源;医疗费用、诊所的距离、交通工具、个人保健技术;政府的重视与支持、法律、政策等。

3. 强化因素 指促使行为维持、加强或减弱的因素,这类因素主要来自社会支持,如配偶、亲属、医生、教师、同伴、长辈等;也包括行为者自己对行为后果的感受,如社会效益(如得到尊重)、生理效益(如通过体育锻炼后感到舒展有力、经治疗后痛苦缓解)、经济效益(如得到经济奖励或节省开支)、心理效益(如感到充实愉快)等。

(三)健康相关行为与行为干预

1. **健康相关行为** 从行为的产生来看,可把人们的行为分为本能行为和习得(社会)行为两大类。摄食行为、性行为、睡眠行为和防御行为是人类与生俱来的行为,可以被称为本能行为。而工作行为、人际交往行为、生活方式等是人们为了适应不同的社会环境通过学习而形成的行为,所以也可以叫社会行为。无论是本能行为还是社会行为,都会对人们的健康产生显著的影响,这些与健康相关或能对健康产生影响的行为统称为健康相关行为。在健康相关行为中,对健康有益的行为被称为健康促进行为,而对健康有危害的行为被称为健康危害行为。

(1)健康促进行为:是指人们为了保护和促进自身及他人健康所主动采取的行为和生活方式,如忠于婚姻和家庭、坚持平衡膳食、适量运动、作息规律、保持充足的休息、讲究个人卫生、定期体检、坚持正确使用安全套等,这些行为对个体起到了预防疾病、保护和促进健康的作用,也是健康教育与健康促进所倡导的行为和生活方式。

(2)健康危害行为:是指有可能引起健康问题、对人们的健康有直接或间接不良影响的行为。健康危害行为可分为4大类:①不良生活方式,如:吸烟、酗酒、缺乏体力活动、不良饮食习惯等;②致病性行为模式,包括冠心病发生密切相关的 A 型行为模式和肿瘤发生有关的 C 型行为模式;③不良疾病就医行为;④性乱、药物滥用等违规行为。上述这些健康危害行为正是健康教育的行为干预目标。

2. **行为的可改变性** 健康教育与健康促进的目的是要改变人们的行为和生活方式,根据行为的可改变程度又将人的行为分为高可改变行为和低可改变行为。

(1)高可改变行为:与人的本能、文化习俗关系不大、行为刚刚发生、环境不支持的行为。

(2)低可改变行为:与人的本能、文化习俗密切相关、持续较久已形成习惯且缺乏成功改变先例的行为。

3. **行为干预**

(1)行为干预和行为矫正:行为干预即是通过采用不同的方法和措施,消除或增加行为的影响因素,去除或减少不利于健康的行为,培养有益于健康的行为习惯和生活方式的过程。行为干预包括个体行为矫正和群体行为干预。个体行为矫正如帮助吸烟者戒烟、支持酗酒者戒酒、劝导高危人群使用安全套等。群体行为干预如采取政策、环境、服务等措施帮助某个特定人群减少高盐饮食习惯、提高体力活动参与率、开展 HIV 检测等。行为干预是健康教育的核心,通过行为干预减少人群不良行为的流行率,增加有益于健康的行为习惯和生活方式,最终达到预防疾病、保护和促进健康的目的。

(2)行为干预的常用方法:矫正个体行为,通常采用咨询、劝导、同伴和家庭影响等措施,以及寻求专业医生的帮助,采取如厌恶疗法、系统脱敏等行为矫正治疗。群体行为干预可采用培训、讲座、发放宣传品、利用大众传媒传播健康信息、举办参与性健康传播活动等方式。社会和物质环境改变、服务提供、社会倡导等都会对行为产生影响,起到干预作用。

三、健康相关行为改变理论

健康相关行为的发生、发展和改变有其自身的规律。多年来,各国学者通过对健康相关行为及干预效果的研究,发展出了多个理论模式,成为开展健康相关行为干预的理论指导。相关理论能帮助解释和预测健康相关行为的演变,分析内外部影响因素对行为的作用,探索行为改变的动力和过程,以及帮助评价健康教育干预的效果。在健康教育实践中,根据关注的对象不同和行为类型的不同,可以应用不同的理论或同时运用多个理论模式。

(一)知信行模式(knowledge,attitude,belief and practice model,KAP model)

"知"即知识和学习,是行为改变的基础;"信"即正确的信念和积极的态度,是行为改变的动力;"行"即行动,是行为改变的目标。知信行模式将人们行为的改变分为获取知识、产生信念及形成行为三个连续的过程。知识是行为改变的必要条件(但不是充分条件),通过学习来获取健康知识和技能。信念和态度是人们对自己生活的信仰和应遵循的原则,它与人们的感情和意志一起支配人的行为。信念和态度是在对知识进行积极思考的基础上而逐渐形成的。当知识上升为信念和态度，人们就可以将已掌握并且相信的知识付诸行动。知信行模式直观明了，但如果只把工作简单地放在知识的传播上，实际效果往往不明显，常出现"知行分离"和"知而不行"的情况。

（二）健康信念模式（health belief model，HBM）

健康信念模式是基于信念可以改变行为的逻辑推理，是心理动力学理论在健康相关行为干预和改变中的应用。它认为人们要接受医生的建议而采取某种有益健康的行为或放弃某种危害健康的行为，需要具有以下几个方面的认识。

1. **感知到威胁**（perceived threat）　知觉到某种疾病或危险因素的威胁，并进一步认识到问题的严重性。

（1）对疾病严重性的认识：指个体对罹患某疾病的严重性的看法，例如：人们对艾滋病引起的临床后果的判断，如不可治愈、死亡、机会性感染、肿瘤等；以及引起的社会后果的判断，如失业、家庭危机、社会歧视等影响。

（2）对疾病易感性的认识：指个体对自己罹患某疾病或陷入某种疾病状态可能性的认识，例如对自己感染 HIV 可能性的判断等。

2. **行为评价**（behavioral evaluation）　对采取某种行为或放弃某种行为结果的估计，包括认识到该行为可能带来的好处，同时也认识到采取行动可能遇到的困难。

（1）对行为益处的认识：指人们对于实施或放弃某种行为后，能否有效降低患病的危险性或减轻疾病后果的判断，例如使用安全套可以降低 HIV 感染和避免意外怀孕对女性造成的伤害等。只有当人们认识到自己的行为有益时，人们才会自觉地采取行动。

（2）对实施或放弃行为的障碍的认识：指人们对采取该行动困难的认识。如使用安全套、HIV 检测等预防艾滋病行为经济支出，可能降低快感，与日常生活的时间安排有冲突，不方便，担心隐私暴露等。对这些困难的足够认识，是使行为巩固持久的必要前提。

3. **效能期待**　又称自我效能，指一个人对自己的行为能力有正确的评价和判断，相信自己一定能通过努力成功地采取一个导致期望结果的行动。自我效能的重要作用在于当认识到采取某种行动会面临的障碍时,需要有克服障碍的信心,才能持续完成这种行动。开展生活技能培训,有助于增强自身行为能力的信念,从而提升自我效能。

(三)阶段变化理论

行为改变的阶段模式将行为变化解释为一个连续的、动态的、由五个阶段逐步推进的过程,此决策过程又包括 10 个认知和行为步骤。

1. **行为变化阶段**　行为改变的阶段模式认为人的行为变化通常需要经过以下 5 个阶段:①无转变打算阶段,在未来 6 个月中没有改变自己行为的考虑,或有意坚持不改;②打算转变阶段,在未来(6 个月内)打算采取行动,改变健康危险行为;③转变准备阶段,将于未来一个月内改变行为;④行动阶段,在过去的 6 个月中目标行为已经有所改变;⑤行为维持阶段,新行为状态已经维持长达 6 个月以上,已达到预期目的。

2. **变化过程**　该模式认为行为改变中的心理活动包括了认知层面和行为层面共 10 个步骤:①在认知层面有 6 个步骤,包括提高认识、情感唤起、自我再评价、环境再评价、"自我解放"和"社会解放";②在行为层面有 4 个步骤,包括反思习惯、强化管理、控制刺激和求助关系。

(四)合理行动与计划行为理论

合理行动与计划行为理论(TRA&TPB)是合理行动理论(theory of reasoned action,TRA)和计划行为理论(theory of planned behavior,TPB)的整合。

1. **合理行动理论**　该理论的两项基本假设是:①人们大部分的行为表现在自己的意志控制下,而且合乎逻辑;②人们的某一行为意向是该行为是否发生的直接决定因素。在决定某行为的改变是否发生的心理过程中,最直接的因素是行为意向,即人们是否打算实施这个行为。决定行为意向最重要的因素是个人对此行为的态度和主观行为的规范。其中态度由个人对预期行为结果的相信程度和对这个结果的价值判断来决定;主观行为规范由个人的信仰决定。合理行动理论建立了动机、态度、信仰、主观行为规范、行为意向等各种因素和行为之间的逻辑关系。

2. **计划行为理论**　该理论是在合理行动理论的基础上,加上一个"自觉行为控制"因素。自觉行为控制是指个人对于完成某行为的困难或容易程度的信念,包括对自我洞察力和控制力的信念,该信念来自过去的经验和预期的障碍。当一个人认为他拥有的资源与机会越多,所预期的障碍越小,自觉行为控制因素就越强。

由此可见,合理行动与计划行为理论由"对行为的态度""主观行为规范"和"自觉行为控制"三部分组成。这三者又决定了"行为的意向"和随后的行为改变。

四、推荐培训活动

(一)活动时间

60 分钟。

(二)活动方法

专题讲座、试讲、分组讨论。

(三)活动准备

1. **物料准备**　会议培训用大白纸(70cm × 100cm)、A4 白纸、红 / 黑 / 蓝 3色油性记号笔、双面胶、白板、可夹大白纸的夹子、笔记本电脑和投影仪。
2. **课件准备**　参考本教程,课前准备好"健康教育基本理论及常用方法"教学课件。
3. **场地准备**　最好选择可以移动桌椅的培训场地,确保可以进行分组讨论的桌椅摆放空间。

(四)活动步骤

1. **导入(5 分钟)**　向同学们介绍目前青年学生预防艾滋病工作面临的问题:有些青年学生比较了解艾滋病的传播途径和正确使用安全套的有效性等方面知识,但在发生性行为时,安全套使用率却比较低,有些易感艾滋病行

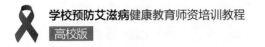

为人群也不愿意定期开展 HIV 检测。

💗 **教学提示**

  建议列举所在省份、城市的青年学生艾滋病知识知晓率、安全套使用率和高危行为人群 HIV 检测率等监测数据,也可以用全国或邻近地区的数据代替。可组织师生到当地疾病预防控制中心进行咨询和了解有关 HIV 疫情信息,或通过权威网站、文献查询获取相关数据。

2. 专题讲座(20 分钟)

(1)教师可以参考本教程在课前准备好教学课件,以专题讲座的方式向学生全面介绍健康教育概念、工作方法和领域、健康相关行为、行为改变有关理论等内容,并邀请 3 ~ 5 名同学试讲其中部分内容。

💗 **教学提示**

  专题讲座形式相对枯燥,建议教师可以尽可能多地结合校园实例进行讲解,以此提升学生的学习兴趣。适当地设问和邀请学生试讲,增加师生有效的教学互动也可以活跃课堂气氛,是一种不错的选择。此外,提前安排学生查找收集相关课程资料,或走访疾控、医疗机构开展实践,以提升实训效果。

(2)介绍完上述课程之后,教师给每一个学生分发一张 A4 纸。请大家用 5 分钟左右时间,讨论健康教育、健康促进、卫生宣传的区别与联系,思考可以采用哪些方法,来开展校园防艾、禁毒工作。邀请 3 ~ 5 名学生分享自己的思考。

3. **健康信念模式和阶段改变理论的分析和使用(20 分钟)** 教师根据人数将学生分成 6 ~ 8 人一组的若干个小组进行讨论。

💙 **教学提示** ────────────────────────────

由于课时限制,在学生分组后,教师可以请每组同学从下面两组讨论内容中选择其一。根据活动时间,教师邀请同学代表分享各组的讨论结果。

────────────────────────────

(1)请同学思考并讨论:行为改变的不同阶段涉及哪些心理活动,不同阶段采取哪些干预策略。如何应用行为阶段改变理论开展具有高危行为的学生人群 HIV 检测的健康教育工作?

(2)请同学们思考并讨论:根据健康信念模式,从性病艾滋病易感性、严重程度、行为益处和障碍的感知、自我效能等因素,分析解释如何形成坚持正确使用安全套的行为?

💙 **教学提示** ────────────────────────────

教师引导学生思考和讨论的要点:

• 艾滋病的易感性和严重性。

• 坚持使用安全套和 HIV 检测的益处以及存在哪些障碍,如何克服这些障碍?

• 如何掌握正确使用安全套和 HIV 自我检测等技能?

• 让人们接受并坚持正确使用安全套,不仅需要使其了解艾滋病性病威胁的存在,认识到使用安全套可以预防疾病和避孕的益处,还要树立使用安全套是责任的信念。高危人群定期开展 HIV 检测,需要使其认识到规律 HIV 检测有利于早发现感染、早治疗等益处。

────────────────────────────

4. **课堂小结(5 分钟)** 教师总结本次培训的主要内容,梳理健康教育有关基本理论、人类行为的特点及其影响因素、健康相关行为改变理论,鼓励大家应用这些理论知识指导实践。

(五)思考与探究

1. **说一说** 关于青年学生艾滋病问题,促进健康行为和危害健康的行为分别有哪些?分别有何种特点?

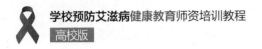

（★提示：同学们可以从婚恋观、婚前性行为、意外怀孕、安全套使用、HIV检测等角度进行思考和讨论。）

2. **想一想**　校园开展的防艾和禁毒工作，哪些是健康教育相关活动，哪些属于健康促进？需要选择哪些具体方法和策略才能得以实现？

（★提示：根据健康教育和健康促进的定义、工作领域等角度进行讨论，了解两者的区别与联系，以便采取不同的防控策略和方法。）

第三节　参与性健康传播策略与实践

青年学生健康相关行为转变的前提条件是健康知识水平提高、态度转变和获得健康相关技能，这需要通过学习而获得。因此，健康教育应融入学校教育的各环节，动员教师、学生、家庭和社会力量共同参与，以提高师生健康。与传统教学法相比，参与性健康传播是一种以参与者为中心，鼓励每个接受培训对象都投入群体活动之中，与其他成员合作学习，通过互动和实践来共同提高健康素养和促进健康行为的教育方式。

一、参与式教学法相关概述

（一）参与式教学法的概念与原则

参与式教学法是目前国际上普遍倡导的一种教学、培训、研讨的方法，它在认同信念、转变态度和培养技能为目标的教育活动中，具有无可比拟的优越性。参与式教学强调激发学习者尽可能多地参与教学活动，而不仅仅是被动地听取教育者讲授。在教学中，学习者能充分发挥主观能动性，并与教育者形成双向式交流。教育者通过组织、设计一些相关活动的形式，调动学习者的积极性和创造性，从而达到接受教育、获取知识并发展能力的目的。参与式教学手段灵活多样，形象直观，一般有课堂讨论、头脑风暴、角色扮演、小组活动、游戏、模拟教学、案例分析等。参与式教学的基本原则如下。

1. **尊重信任**　教育者和学习者要彼此信任,教育者要尊重学习者,平等地对待每一个学习者,面对学习者不能有任何轻视、轻蔑的表现,允许他们平等地表述自己的观点,信赖每位学习者在学习过程中所呈现的一切。

2. **平等参与**　鼓励学习者积极参与,激发学习者的创造力和主动探索的精神。让学习者在健康教育的学习过程中体验到成就感和进步的喜悦,树立对自己健康负责的意识,提高健康保护能力。

3. **相互学习**　鼓励学习者和教育者、学习者和学习者之间相互学习,共同分享健康信息、彼此的经历和经验,相互促进,共同提高。

(二)参与式教学的特点和要求

1. **以培训对象为中心**　培训的目标和内容要围绕着学员的实际需求,为解决实际问题和需要而学习,培训更关注实际操作能力和技能的培养,强调如何把学到的知识技能应用到实际中去。在参与式培训中,培训者的定位是"协助者""组织者""协作者",而不再是传统意义上的"教师""专家""信息发布者"或"标准答案的核实者"。

2. **充分调动学员参与的积极性**　在培训中注意吸收和利用成人学习者的已有经验,"使学习者自己从未知到已知",而不是由培训者"带着学习者从未知到已知"。在培训过程中,通过各种参与式方法的应用,培训对象不再是被动的接受者,而成为主动的参与者。由于了解自己的需求和能力,培训对象能够控制学习的进程,往往会取得更好的学习效果。培训者不再是单纯地灌输知识,而是在培训中时刻关注培训对象的反应,并根据反馈,调整教学内容和进度,最大限度地调动培训对象的参与积极性。与培训对象之间互相交流,教学相长,共同分享对问题的看法和解决的方法,以及成功的经验和体会。

3. **培训环境的开放与支持性**　参与式培训首先营造的是一个开放、具有支持性的环境。培训者把培训对象当"伙伴"而不是"学生",使他们感到自身的重要性和不可或缺性,主动参与到培训活动中来。在培训中培训者使用的是描述性语言而非评价性语言。让培训对象自己发现并解决问题,而不是培训者确定问题,并提供解决问题的方法。培训者与培训对象平等参与,有机会与其他人对话,充分表达个人见解。

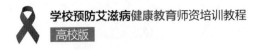
二、选择合适的参与式教学方法

(一)常见参与式教学方法

1. **小组讨论法** 小组讨论法是最常用的参与式教学方法之一,是组员在教育者或组织者的引导下,通过集体讨论的形式,对所学课题或规定的题目提出各自的看法,从而加深对已学知识的理解和运用,也适用于以改变态度、提高决策能力和沟通技能为目的的教学。它可以活跃学习思维,调动学习的主动性和积极性。小组讨论法的局限性在于:耗时较多,若组织不力可能会造成课堂秩序混乱;由于时间或个人性格等原因,可能有些人在讨论中缺乏发言和交流机会;主持人不仅要有较全面的知识,还需要具有较强的组织和引导能力。

2. **演示与练习法** 演示与练习是进行操作技能训练的一种教学方法。操作技能是指运用知识和经验执行一定活动的方法和技巧,例如抵制不良行为的劝说技巧、正确的安全套使用方法等。技能的形成要经历由认知到模仿再到熟练三个基本阶段,所以学习技能离不开反复观察、练习和具体操作,演示与练习法就为学习者提供观察和操作的机会,更好地凸显了健康教育培训的实践性和实用性。演示,又称示范,是教育者配合授课内容,把实物、模型、标本等直观教具呈现给学习者,或给学习者做示范性实验。练习,则是在演示的基础上,指导学习者按照要求和操作步骤,实践这一正确操作的过程。多媒体教学设备和模拟仿真实验为演示与练习教学法提供了极大的便利。

3. **案例分析法** 案例分析又称个案分析,为参与式培训的常用方法。案例指根据教学目的和要求,以真实事件或假设会发生的情景为实例而编写的分析性材料。案例分析法可用于巩固和强化培训中学到的知识,也适用于学习者的技能训练,尤其适用于决策能力、分析和解决问题能力的培训。可以将青年学生感染 HIV 案例和一系列思考题提供给学习者,要求学习者根据自己的认知(所学过的知识、生活经验、价值观等)进行思考和分析讨论,提出自己的看法和办法。

案例分析法既是学习者运用所学知识发现问题、解决问题的过程,也是学习者交流生活体验、工作经验的过程,同时教育者也可以从学习者那里得到大量信息,获得新的知识和经验,实现教学相长。案例分析法具有生动具体、易激发学习兴趣、可集思广益、开阔思路等优点,但其局限性是对案例选编要求较高,否则学习者会认为虚假、无实用性,从而失去兴趣;另外,耗时较多也是案例分析法的缺点。

4. **角色扮演法**　角色扮演是一种模拟或演示的方法,通常由若干名志愿者分角色为大家表演一个现实生活中的真实场景。角色扮演的目的是让学习者通过表演或观察表演的方法来"亲身"体验某一种境况、概念或观点等,使扮演者及观众从中获得感悟、启发和教育。角色扮演法生动有趣,参与性强,能够发挥学习者的创造性。以态度改变为目标的培训,单纯采用文字和语言方式通常难以达到目的,但通过角色扮演可以使学习者在实践中体验到不同态度对事物的影响,故角色扮演特别适用于改变态度、观念的培训(尤其是同时扮演正、反两方面的角色时)。也适用于人际传播技巧的训练,能够培养学习者之间的交流沟通及合作精神。角色扮演法的局限性主要是:①不太适用于传授知识和理论;②在表演中,教育者难以真正控制角色扮演者的言行而使之符合教学要求;③如果表演者没有表演特定角色的能力,将会导致课堂上出现僵局,达不到预期的效果。

5. **戏剧法**　戏剧法与角色扮演法相似,不同的是展现一个完整的故事或者小品。由志愿者按剧本要求,表演反映真实生活情境的短剧。应事先编写好剧本,可以比较简单,有故事大纲即可,表演者可即兴发挥,辅以适当的服饰、化妆和道具可以提高趣味性。在教育者指导下由学习者自编自演,不仅体现了参与性原则,还能够提高学习者的兴趣。观摩后要求学习者表达其感受,并展开讨论。这是一种寓教于乐的教学方法,能够生动、直观地说明问题,深受学习者欢迎。这一方法的缺点跟角色扮演相似,此外,耗时还会更多。

6. **游戏教学法**　游戏教学法是将之前学过的知识、技能设计在游戏中,寓教于乐的参与式教学方法。可在游戏的过程中给予适当的奖罚来提高参与者的积极性。同时需要注意,游戏的竞争性不宜过强,以免挫伤失败方的自信心。游戏还应有较强的参与性,确保游戏对所有参与者来说都是有趣且可参与的。此外,游戏不是目的,只是手段,因此,游戏之后的活动小结尤其重要。在小结中,教育者或组织者要明确地陈述游戏所要传递的健康信息。

（二）参与式教学方法的选择

参与式教学法适合于健康知识的深度理解掌握、信念态度的影响和技能的学习。想要选用适合的教学方法以达到令人满意的培训效果，需要对各种培训方法的优缺点和适用范围等，进行综合的分析与考虑。选择参与式健康教育培训方法时，通常应考虑培训目标、内容、对象、时间、场地等关键因素，通过综合考虑这些因素，可以制订出适合特定健康教育培训需求的参与式组合方法。

1. **培训目标和内容**　先明确培训的目标是什么？培训目标对培训方法的选择有着直接的影响，提供健康信息需要讲座；加深理解需要讨论；亲身体验需要角色扮演；实际应用需要活动设计和实习等。一般说来，培训目标为认识或了解一般的知识，可采用小讲课、多媒体教学、演讲、小组讨论、案例分析、头脑风暴等多种方法；培训目标为掌握某种实践技能，例如操作、决策或沟通技能，则可首选示教、角色扮演、实习或情境模拟等方法。

2. **参与者的特征**　应充分考虑到学员本身的知识状况和应对能力，了解参与者的年龄、性别、文化背景、健康知识水平和学习偏好，选择适合他们特点的方法。当大多数学员分析能力欠佳并不善于表达时，辩论或角色扮演、小组讨论的方式将难以取得预期的效果。对于知识层次较高、经验较为丰富的培训对象来说，采用小讲课、头脑风暴、小组讨论一些新理论和方法等方式，可能会收到较好的培训效果。

3. **可用资源和时间限制**　应该考虑培训的预算、场地、设备和人力资源，选择在现有条件下可行的方法。各种培训方法所需要时间的长短不一样，培训方式的选择还受时间因素的影响。有的训练方式需要较长的准备时间，如多媒体教学、影视音像教学；有的培训实施起来时间较长，这就需要根据所能投入的时间来选择适当的培训方式，才能够选择出在有限时间内达到最佳效果的方法。

4. **创新性和灵活度**　考虑采用新颖的方法来吸引参与者的兴趣，提高培训的吸引力。选择可以根据培训进展和参与者反应灵活调整的方法。选择能够激发参与者积极性和参与度的方法，确保培训的互动性和实践性。

对于不同培训内容，可供选择的参与式教学方法参考如下：培训知识时常

用小讲课、小组讨论;培训态度时,可选用小组讨论、现场实习、角色扮演;培训
交流技巧,可选择角色扮演、现场实习、电影;培训操作技能,可选用示教、实
习、模拟、录像、电影等形式;培训决策技能,可选择案例分析、小组讨论、现场
实习。培训者应根据培训任务,综合考虑以上影响因素和各种方法的适用性,
将各种方法配合运用,以提升培训效果。

三、参与式健康传播技巧与参与式教学实施

(一)人际传播形式与技巧

人际传播是信息在个人与个人之间的传播,其主要形式是面对面的传播,
它依赖于语言以及肢体语言、面部表情、语调等非语言符号。人际传播可以分
为个人之间、个人与群体之间的形式。个人与个人之间的传播有交谈、访问、咨
询、通信等交流形式。个人与群体之间的传播有授课、报告、演讲、讲座等形式。

有效的人际传播技巧包括:①清晰表达,用简洁明了的语言表达自己的想
法和需求;②非语言沟通,使用肢体语言、面部表情和眼神交流来增强语言信
息的效果;③反馈,对对方表达出来的情感或言行作出恰当的反应,可使谈话
进一步深入,也可使对方得到激励和指导;④尊重,尊重对方的意见,即使你不
同意,也要保持礼貌和尊重;⑤开放性问题,提出开放性问题以鼓励更深入的
对话和分享;⑥情绪管理,在交流过程中控制自己的情绪,避免负面情绪影响
沟通效果;⑦适应性,根据不同的人和情境调整沟通方式和风格;⑧共情,站在
对方的角度考虑问题,展现理解和关怀;⑨保密,对于私人或敏感信息,确保保
密,建立信任;⑩文化敏感性,了解并尊重不同的文化背景,避免文化冲突。

人际传播在健康教育工作中有着广泛的应用,是健康教育人员收集健康
信息、进行说服教育、劝导他人改变态度和行为的一种重要、有效的途径和方
法,掌握这些技巧有助于提高沟通的效率和效果。

(二)参与讨论式教学技巧

参与式培训经常通过分组让学员针对特定主题进行深入讨论,分享观点,
交流经验。开展小组讨论等参与式教学的技巧如下。

1. **分组策略** 合理分组是成功讨论的关键。可以根据学员的专业背景、经验或兴趣进行分组,确保每个小组内成员的多样性和互补性。小组人数不宜太多,以确保每个人都有发言的机会。

2. **明确讨论主题** 选择具有争议性或需要深入探讨的问题作为讨论主题,确保主题与培训内容紧密相关,激发学员的兴趣。

3. **制定讨论规则** 在讨论开始前,明确讨论的基本规则,如不打断他人发言,不评判,尊重不同意见,鼓励每位成员参与等。

4. **时间管理** 合理分配讨论时间,确保每个议题都有足够的时间进行深入探讨,同时避免过长的讨论导致疲劳。

5. **角色分配** 为小组分配不同的角色,如组长负责引导讨论,记录员负责记录要点,汇报人负责将小组讨论成果跟全体学员分享,其他成员积极发表意见。

6. **激发参与** 鼓励所有成员参与讨论,特别是那些较少发言的学员。可以通过轮流发言、提问或使用激励机制来提高参与度。

7. **积极倾听** 培养学员的倾听技巧,让他们学会从他人的观点中学习和思考。

8. **记录和总结** 确保讨论的要点和结论被准确记录,讨论结束后进行总结,提炼关键信息。

9. **反馈和评估** 讨论结束后,收集学员对讨论过程和内容的反馈,评估讨论的效果,找出改进点。

10. **利用视觉辅助工具** 使用大白纸、挂图或黑板等工具,帮助记录讨论要点,使讨论内容更加直观。

11. **创造安全和支持性环境** 营造开放、非评判、自由表达的氛围,让所有成员感到舒适和安全,鼓励开放和诚实的交流。

通过这些技巧,可以有效地促进小组讨论等参与式培训的质量和效果,使培训活动更加富有成效。

(三)参与式教学实施

参与式健康教育培训强调互动和实践,使参与者能够更积极地参与到健康教育过程中。在组织参与式健康教育培训时,桌椅摆放、师资选择以及培训评价是确保教学效果的重要因素。

1. 桌椅摆放

(1)灵活布局:根据培训内容和形式,选择适合的桌椅布局,如 U 形、圆形或教室式布局,以促进互动和讨论。

(2)空间充足:确保每个参与者都有足够的空间,便于移动和参与活动。

(3)易于交流:桌椅的摆放应便于参与者之间的交流和互动,避免阻碍视线和沟通。

(4)考虑多媒体设备:如果使用多媒体教学,确保桌椅摆放不会影响参与者观看屏幕或演示。

2. 师资选择　　选择经过相关健康教育和专业知识培训的师资;培训者应具备良好的沟通能力和引导讨论的能力;选择能够与参与者建立良好关系,创造积极学习氛围的培训者;师资应具备设计和实施参与式教学活动的能力。

3. 培训评价　　相比于传统的授课教学法,参与式教学对教育者的课程设计能力和教学组织能力要求更高。教育者要对参与式教学的过程进行精心设计,对教学过程中可能遇到的问题要有充分的估计并准备好正确的对策,在实施过程做好现场指导和总结。因此,教育者需要不断总结经验,提高教学能力。可从以下方面来判断和评价教育者的教学方法运用情况。

(1)培训目标的明确程度。

(2)学习者对各项教学活动的参与程度。

(3)教学计划是否按时完成。

(4)对练习说明的清晰程度。

(5)运用参与式教学法的情况。

(6)能否传递准确的信息或澄清误解。

(7)是否与学习者保持目光接触。

(8)对学习者的关注程度。

(9)能否保证讨论不偏离主题。

(10)是否保持非评判的态度。

(11)澄清、归纳和总结的能力。

(12)提问的技巧。

(13)使用开放性问题的情况。

(14)能否与学习者进行有效沟通。

(15)教学活动的准备情况。

四、推荐参与式教学实践

(一)活动时间

45 分钟。

(二)活动方法

头脑风暴、配合运用参与式教学方法。

(三)活动准备

1. **物料准备** 大白纸(70cm×100cm)、红 / 黑 / 蓝 3 色油性记号笔、双面胶、笔记本电脑和投影仪、A4 白纸。

2. **课件准备** 参考本教程,课前准备好"参与性健康传播策略与实践"教学课件。

3. **场地准备** 配备电脑和有投影仪的教室。

(四)活动步骤

1. **任务导入(3 分钟)** 某学校计划开展预防艾滋病生活技能培训,要求采用参与式教学方法开展,以便同学们取得更好的学习效果。

2. **分组讨论(10 分钟)** 学生结合以往开展参与式培训的经验,分组讨论以下问题:参与式培训有哪些特点和要求? 参与式培训有哪些种类和优缺点? 讨论时间约为 6 分钟,各组总结汇报时间 4 分钟。

3. **现场模拟(20 分钟)**

(1)步骤一:模拟场景设定,教师设定上述培训任务的模拟场景,例如:开展为期两天的预防艾滋病知识和生活技能培训为主要内容的同伴教育活动。

（2）步骤二：模拟开展培训的准备实施工作，组织同学分组讨论，对场地桌椅摆放、师资选择、不同课程内容选择何种参与式培训形式、人际沟通技巧和培训过程中需要注意的问题等内容进行讨论。各组可以分别利用头脑风暴法进行。

💙 **教学提示** —————————————————————

　　头脑风暴法常被应用于参与式培训的正式讲课、小组讨论前及培训班评估时，是由培训者提出一个议题，培训对象立即把头脑中出现的有关这个议题的联想表达出来，在短时间内了解学员对问题的一些认识和看法。它可以快速收集信息，鼓励学员迅速进入讨论，激发创造性思维。

—————————————————————————————————

（3）步骤三：学生根据所提问题，畅所欲言，分组提出自己此时所产生的想法；各组记录员把参与者产生的想法灵感，记录在大白纸上，直到所有的人都没有新意见；由各组长进行逐条核对，汇总记录下来的所有意见。

（4）步骤四：分组讨论结束后，教师请每组选出一名代表分享讨论结果。

4. **课堂小结（12 分钟）**　教师结合课件对参与式教学方法进行总结，介绍参与式健康传播技巧。强调参与式教学过程中，要鼓励学习者积极参与，教育者和学习者要彼此信任和共同分享健康信息、经验等。可参考以下教学提示内容，对本次模拟培训场景的参与式教学方法进行推荐。

💙 **教学提示** —————————————————————

　　• 培训主题一：了解艾滋病知识。培训内容为 HIV 传播途径（可采用换水游戏、卡片游戏）；艾滋病相关高危行为、危害、预防措施等内容（可采用小讲座等）。

　　• 培训主题二：学习做决定的能力。内容包括是否接受婚前性行为、是否应该使用安全套（可采用案例分析等方法）。

　　• 培训主题三：沟通技巧与防艾技能。内容包括如何沟通性行为中的安全套使用、延迟婚前性行为（推荐采用角色扮演法）；安全套的正确使用、艾滋病自我检测（可采用演示与练习法）。

—————————————————————————————————

(五)思考与探究

1. 说一说 参与式教学法在校园预防艾滋病健康传播工作中的优势?

(★提示:请同学们叙述参与式教学法的概念和种类,可以从获取知识、认同信念、转变态度和发展技能方面分析其优势。参与式培训中,学习者与教育者所承担的角色。)

2. 想一想 参与式培训过程中,有哪些人际交流的技巧?

(★提示:表达通俗易懂、简单明了,使培训对象充分理解;参与者集中精力倾听,尽量保持眼神的交流,表明对对方的理解和关注;适当运用反馈技巧,并使用动态、静态体语,建立融洽的交流关系。)

第四节 健康教育计划与评估

近年来,我国青年学生艾滋病疫情呈现增长趋势。青年学生正处于性活跃时期,也是世界观、人生观、价值观形成的重要阶段,性观念及性行为的变化、艾滋病自我防护意识和能力不足以及知信行的分离,是造成学生艾滋病疫情上升的主要原因。因此,加强对青年学生预防艾滋病的健康教育是控制艾滋病的首要环节。健康教育强调计划设计,科学的计划设计是高校防艾健康教育活动成功的关键。此外,健康教育评估工作不仅是对高校学生防艾健康教育进行客观评价与分析的基础,也是高校学生防艾健康教育完成既定目标的导向保证。

一、健康教育计划

(一)健康教育计划的制订原则

在制订健康教育计划时,需要遵循一些原则,以确保其有效性和可持续性。下面是关于健康教育计划制订的五大原则。

1. 目标原则 计划设计必须自始至终坚持以健康教育的目标为指向,使计划活动紧紧围绕目标开展,以保证计划目标的实现。

2. **前瞻性原则**　一切计划都是面向未来的,要预测未来、把握未来。计划的制订和执行要考虑长远的发展和要求。

3. **弹性原则**　在制订计划时要尽可能预计到在实施过程中可能发生的变化,要留有余地并预先制订应变对策,以确保计划的顺利实施。

4. **从实际出发原则**　遵循一切从实际出发的原则,一要借鉴历史的经验与教训,二要做周密细致的调查研究,因地制宜地提出计划要求。同时,要清晰地掌握目标人群的健康问题、知识水平、思想观念、经济状况、风俗民情等。

5. **参与性原则**　健康教育计划应该是教育实施者与服务对象共同制订的,也就是说,在计划的制订过程中要求服务对象的积极参与。

(二)健康教育计划的制订步骤

健康教育计划的制订包括以下五个步骤。

1. **明确高校学生主要健康问题——高校学生防艾需求评估**　在制订防艾健康教育计划时,高校卫生专业人员及健康教育工作者首先应通过社会诊断、流行病学诊断、行为与环境诊断、教育与组织诊断、管理与政策诊断等一系列手段,了解高校特点、高校学生的人口学特征及其生活环境,确定高校学生的主要健康问题,评估其与艾滋病防治相关的具体需求,以制定有针对性的健康教育方案。

在该步骤中,行为诊断是其中重要一环,确定影响健康行为的因素可为制定有针对性的干预策略提供有效参考依据。研究表明,正确使用安全套是有效预防大学生艾滋病经性行为传播的最佳措施。发生男性同性性行为时,坚持使用安全套可将 HIV 传播的可能性减少85% ~ 90%。以此为例,教师可以从大学生安全套正确使用的倾向因素、促成因素和强化因素三个方面确定其影响因素。倾向因素先于行为,是产生某种行为的动机、愿望或是诱发某行为的因素,包括知识、信念、态度和价值观;促成因素是指实现或达到某行为所必需的技术和资源,包括医务人员、保健设施、医疗费用、个人保健技术、行政领导的重视与支持、法律及政策等;强化因素是激励、加强或减弱行为的因素,主要来自同伴和朋友的影响、亲人的劝告、社会的支持以及人们对行为后果的感受。

2. 确定优先项目　优先项目应该是那些对健康影响大、与行为关系密切，并相对具有支持该行为的外部条件的项目。比如，提高大学生的防艾知识知晓率，培训大学生的防艾生活技能均可有效促进其健康行为形成，可考虑作为健康教育计划的优先项目。

3. 确定目标　SMART 原则是根据美国马里兰大学管理学及心理学教授洛克的目标设置理论在实践中总结出来的，是目标制定的"黄金准则"，即明确性（specific，S）、可测量性（measurable，M）、可实现性（attainable，A）、相关性（realistic，R）和时限性（time-based，T）。鉴于 SMART 原则强调的是个体参与管理，在建立目标体系的基础上不断将目标量化和细化，通过自我管理来达到目标，使干预对象由被动学习转为主动探索学习的角色，能够充分调动其积极性和主动性，目前已被广泛应用于各类人群健康教育计划及干预工作中，也为教师制定高校学生防艾健康教育计划指明了方向。

健康教育计划的目标可分为总体目标和具体目标，计划的总体目标是指计划理想的最终结果，具体目标可以用 3 个 "W" 和 2 个 "H" 表述，即：who（何人）、what（何种行为）、when（何时），和 how much（变化程度），how to measure it（如何测量该变化）。

who，即健康教育的目标人群是谁。由于高校学生的特点，确定健康教育计划目标人群时，不仅要纳入希望直接实施某种健康行为的一级目标人群，也可将与一级目标人群有着直接的利益关系且有重要影响的二级目标人群（目标人群的男 / 女朋友、家人、卫生人员、亲密朋友等）以及政策制定者、资金提供者等三级目标人群一并纳入。

what，即健康教育的具体内容是什么，包括健康教育项目要传达的信息、目的及主要内容。这是健康教育的核心问题，需要根据目标人群的需求和特点来确定。一般来说，高校防艾健康教育的内容应包括艾滋病基本知识、艾滋病疫情、艾滋病防治服务以及我国艾滋病防治相关政策和法规。

when，即健康教育的时间安排，包括何时开始实施，何时能够完成，需要考虑到健康教育项目的周期性和时间节点的特殊性。研究表明，目前学校防艾健康教育干预中长期效果相较于短期效果较差，提示高校防艾健康教育是一个长期的过程,需要进行合理的时间安排,确保教育内容的连贯性和持续性。

how much,即接受健康教育后预期干预对象达到的变化程度,与健康教育内容相对应,包括防艾相关知识与行为的具体改变。知识改变是指为实现行为改变所必须具备的知识、信念、态度、价值观、技巧等方面的变化指标,如国务院防治艾滋病工作委员会办公室《关于开展艾滋病防治质量年活动的通知》要求,到 2025 年青年学生艾滋病防治知识知晓率达 95% 以上。而行为改变是指健康教育计划实施后,计划干预对象特定行为变化的指标。目前我国大学生艾滋病知信行负向分离现象严重,即艾滋病知识知晓率呈现上升趋势,但相关健康行为养成率,如安全套使用情况、HIV 自愿检测情况等,仍亟须改善。

how to measure it,即健康教育效果的评价方法。在健康教育效果评价过程中,要做到知识与行为评价两手抓,可采用问卷调查的方式进行知识知晓率和防艾生活技能的评价,同时通过实操演示的途径评估安全套使用方法与HIV 自测试剂盒使用方法等防艾行为教育效果。

4. **设计监测与评价方案**　在项目计划的设计阶段,就应考虑到评价问题,对监测与评价的方案设计、内容、方法、工具、时间等作出明确的规定。

5. **制定应急预案与注意事项**　应充分考虑到项目实施时可能遇到的一切不确定因素,包括天气问题、人员问题、物资问题、突发状况等,做好相关应急预案及备选方案,以保证项目顺利进行。

知识拓展

在制订健康教育干预计划时,可以围绕以下几个策略展开:第一,信息交流类策略,如讲课、咨询、小组讨论、讲座、广播讲座、各种科普文字资料等;第二,技能培训类策略,包括技能讲座、观摩学习、示范等;第三,组织方法类策略,包括社区开发、动员社会等。此外,还可通过政策、法规为媒介开展健康教育。通过改变社会环境、人文环境、自然环境来影响目标人群的重点行为,如树立防艾知识的广告牌,也是健康教育干预策略的有效方法之一。

在制订健康教育计划时,可提前考虑确定项目组织网络与执行人员。高校可成立校艾滋病健康教育工作小组,小组成员由校医院、校团委、校工会、校学生会等部门的负责人组成,形成由校领导牵头,各部门参与,具体人员负责的健康教育机制。领导小组制订整体工作计划,明确职责,各部门通力协作负责计划的实施。此外,高校须与当地卫生部门加强合作,依托其技术力量,保证艾滋病健康教育能够广泛、深入、系统地开展。

二、健康教育评估

健康教育评估是一个系统地收集、分析、表达资料的过程,它对健康教育实施发挥着重要的指引、监督和激励作用。健康教育计划实施过程中的评估内容主要包括过程评价和效果评价,针对高校防艾健康教育的评估工作,可以从以下两个方面进行评价。

(一)过程评价

过程评价起始于健康教育计划实施开始之时,贯穿于计划执行的全过程。

1. 过程评价的具体内容

(1)健康教育项目参与人员的针对性;健康教育干预策略和活动的适用性;目标人群对各项干预活动的参与情况;项目资源的消耗情况;目标人群对干预活动的满意度及了解反馈满意度的方法;活动突发情况及应急处置措施。

(2)与健康教育项目相关的各组织间沟通的顺畅性;信息反馈机制的完整性;项目档案、资料的完整性和准确性。

(3)项目相关的政策及法律法规。

2. 过程评价的方法　　主要方法有查阅档案资料、目标人群调查和现场观察三种。

（二）效果评价

健康教育是通过改变目标人群的健康相关行为来实现其目的，效果评价正是对目标人群因健康教育项目所导致的相关行为及其影响因素的变化进行评价。

1. 效果评价的具体内容

（1）目标人群对艾滋病及其他性病、全面性教育相关的知识和态度；安全套使用自我效能等。

（2）目标人群对卫生服务或实现健康行为资源可及性的了解情况，如学生对艾滋病检测机构、暴露前后药物预防服务获取途径、艾滋病相关的法律及政策的了解情况等。

（3）干预前后目标人群健康相关技能是否发生改变，包括安全套和润滑剂使用技能、防艾生活技能、基本的沟通技能等。

（4）干预前后目标人群健康相关行为是否发生改变、改变程度及各种变化在人群中的分布，包括安全性行为发生率（唯一性伴、全程正确使用安全套）、润滑剂使用率等。

2. 效果评价的方法
在健康教育效果评价过程中，要做到知识与行为评价两手抓，注重考核学生全面应用防艾知识的能力，多维度、多层次地对学生的健康教育效果进行全方位、多元化的综合评价。不同的评价方法和评价工具指向不同的评价内容，可以综合运用从而更好地实现评价功能的多元化。

（1）沟通式评价：主要针对大学生预防艾滋病知识、态度相关的效果评价，包括健康教育活动即时评价和访谈两种方法。即时评价是指在教学活动情境中，教师采用言语、非言语等形式对来源于学生的信息做出回应的活动方式，也可理解为教师对学生在活动提问与交往中行为的有效反馈。访谈是指健康教育活动后对学生进行访谈或者让学生填写反馈表，了解学生的变化和目标的达成度。访谈法可以较深入地了解教学的信息，也可应用于活动满意度的评估。

（2）书面测验法：即采用合适的书面试题的方式对学生进行评估，因其易于实施、具客观性、便于量化统计、适合大样本施测等特点，在涉及大学生防艾知识、态度及防艾资源了解情况等评估时有一定优势。中国疾病预防控制中心制定了 8 条大众需要掌握的艾滋病基本知识,并据此制定出青年学生艾滋病预防知识知晓率调查问卷(详见附录 1),《中国遏制与防治艾滋病"十三五"行动计划》提出,到"十三五"期末,居民艾滋病防治知识知晓率达 85% 以上;流动人口、青年学生、监管场所被监管人员等重点人群以及易感染艾滋病危险行为人群防治知识知晓率均达 90% 以上。进入"十四五"后,在延续《中国遏制与防治艾滋病"十三五"行动计划》《遏制艾滋病传播实施方案(2019—2022 年)》等政策规划的基础上,2024年"艾滋病防治质量年活动"提出明确要求——青年学生艾滋病防治知识知晓率达 95% 以上。国务院办公厅关于印发《中国遏制与防治艾滋病规划(2024—2030 年)》的通知要求,到 2025 年,居民艾滋病防治知识知晓率达 90% 以上,重点人群及易感染艾滋病危险行为人群防治知识知晓率达 95% 以上。根据以上相关文件要求,为切实提高高校学生艾滋病防治知识知晓率,对其艾滋病防治知识、态度与防艾资源可及性等要素的评价可以实施书面测验法,本书每章末也结合各章知识要点整理归纳了相应习题,以作为评估学生学习效果的参考依据。

(3)情境性测验法:主要针对大学生预防艾滋病技能或行为类的效果评价。课程学家泰勒曾强调"情境确定"的概念,认为课程评价"必须找到既能表现某种健康行为的情境,又能唤起这种行为的情境"。提示高校教师在开展防艾教育技能和行为评价时,可以以大学生常见生活情境为切入点,结合安全套和润滑剂使用技能、安全性行为方法等防艾行为要点,通过设置生动形象且贴近生活的各种情境进行测验,从而实现书面性评价所难以达到的效果。

(4)档案袋评价法:档案袋评价法是指有目的地收集学生作品,以反映学生在特定领域的努力、进步和成就,可用于考察学生综合运用防艾知识的能力。档案袋多由教学产品组成,如同伴教育活动中使用头脑风暴法收集学生创意,鼓励学生运用所学知识参与防艾作品设计等。在形式上可采取建立电子档案袋和纸质档案袋相结合的方式。评价作品的标准通常由教师根据教学目标制定。

(5)问卷调查法:目前关于艾滋病健康教育干预效果的研究,主要通过对比健康教育活动实施前后的问卷调查结果,评价时间点多集中于近期干预效果。为了提高健康教育干预的科学性和结果的可靠性,在进行效果评价时应使用信效度高的量表进行结果评价,同时问卷的选择和编制要注意与评价内容契合;此外,为了探讨干预的远期效果,应进行短期或长期的随访,以提升学生的防艾生活技能和防艾健康行为养成率。

三、推荐培训活动

(一)活动时间

30 分钟。

(二)活动方法

专题讲座、小组讨论。

(三)活动准备

1. **物料准备** 会议培训用大白纸(70×100cm)、红/黑/蓝3色油性记号笔、双面胶、笔记本电脑和投影仪。

2. **课件准备** 参考本教程,课前准备好"健康教育计划的制订"教学课件。

3. **场地准备** 最好选择可以移动桌椅的培训场地,确保可以进行分组讨论的桌椅摆放空间。

(四)活动步骤

1. 导入(5分钟)

(1)场景和任务:世界艾滋病日前期,学校防艾社团准备开展校园预防艾滋病日主题活动,思考应如何制订防艾健康教育计划并撰写活动实施方案。

(2)教师提问:教师请2~3名学生简单分享自己的想法。

2. **专题讲座(15分钟)**

(1)教师可以参考本教程在课前准备好教学课件,以专题讲座的方式向学生全面介绍健康教育计划的制订方法和步骤。

♡ **教学提示** ──────────────────

专题讲座形式相对枯燥,因此建议教师可以尽可能多地结合学生们的实际生活举例进行讲解,以此提升学生的学习兴趣。此外,提前安排学生查找收集相关课程资料,适当地设问,增加师生有效的教学互动也可以活跃课堂气氛。

(2)介绍完上述课程后之后,教师给每一个学生分发一张 A4 纸。请大家用 10 分钟左右时间,结合本次艾滋病日活动场景分别列举制订健康教育计划的五个步骤和"3W2H"要素;并考虑应采取哪些健康教育方法,更利于学生理解和接受,以达到较好的宣传教育效果。

3. **小组讨论**(5 分钟)

(1)教师根据人数将学生分成 6 ~ 8 人一组的若干个小组。请学生分组讨论自己制订的健康教育计划、想到的健康教育活动方法以及在制定方案中遇到的问题。

(2)教师引导学生在制订健康教育计划时要遵守制定原则,讨论实施校园防艾健康教育活动的意义是什么? 防艾健康教育的干预者除了医护专业人员,哪些人也可以作为防艾宣传人选? 从哪些渠道可以获得青年防艾健康知识? 什么形式的健康教育更利于学生重视和接受? 引导学生认识到高校防艾健康教育的迫切性,尽可能多地列举健康教育活动的方法和举办形式。

4. **课堂小结**(5 分钟) 教师总结本次培训的主要内容,强调制定健康教育计划的原则和具体步骤。训练学生搜集整理防艾教育信息的能力与制定健康教育计划的思维能力和应变能力。

(五)思考与探究

1. **说一说** 组织人员在制订防艾健康教育活动计划时有哪些注意事项?

(★提示:注意计划的可行性与适用性;注意线下活动与线上宣传相结合;注意多部门协同合作;注意设置应急预案等。)

2. 做一做 针对你制订的这个防艾健康教育活动计划,请设计一份合理的应急预案。

(★提示:可从天气情况、人员安排、奖品管理、路线引导等方面考虑。)

> **知识拓展**
>
> 如果您想了解更多"青年学生艾滋病防治"相关知识,可以访问中国疾病预防控制中心性病艾滋预防控制中心(national center for AIDS/STD control and prevention,China CDC)官方网站。

第五节 指导开展学校防艾宣传活动

学生社团是校园文化建设的重要载体,是我国高校第二课堂的引领者,在健康教育中扮演着重要的角色。《中国遏制与防治艾滋病"十三五"行动计划》《遏制艾滋病传播实施方案(2019—2022年)》《国务院办公厅关于印发〈中国遏制与防治艾滋病规划(2024—2030年)〉的通知》等文件,要求将"学校预防艾滋病教育工程"作为遏制艾滋病传播六大工程之一,同时将预防艾滋病纳入教育计划,指出要强化部门合作,动员发挥青年学生志愿者、校内部门和机构在艾滋病防治工作中的作用。此外,将学生参与预防艾滋病宣传教育活动统筹纳入学生志愿者服务管理,动员社会力量广泛参与,多措并举推进学校预防艾滋病教育工作。

一、学生社团、志愿者开展学校防艾宣传活动的优势

首先,高校学生社团是学生基于共同兴趣、爱好和愿望组织成立的群众性团体,学生参与社团组织的数量大、范围广、热情高,成为校园文化的一大亮点。近年来,大部分高校成立了"红十字会""青年志愿者协会""青春红丝带

协会""青春健康教育中心"等学生社团,防艾活动成为这些社团的一项重要工作。

其次,大学生思维活跃,能够丰富高校艾滋病健康教育的形式和内容。艾滋病健康教育方式的多样性是推进艾滋病防治工作的重要途径,如通过创意大赛、防艾讲座、同伴教育、图片展览、海报征集、知识竞赛以及与感染者联谊等多种方式开展,充分发挥学生的创造力,大大提高学生参与的积极性,尤其是同伴教育活动,将获得意想不到的效果。

再次,社团活动能够突破第一课堂教育在时间、场地、人员上的限制,在策划创意活动的同时可以走出校园,与疾病预防控制中心、血液中心等专业机构联系,在专业指导下开展活动,使得校园的艾滋病防治宣传教育更具有针对性、专业性、创新性。

最后,学生社团可以将防艾工作与大学生创新实践活动相结合,积极探索社团创新工作模式,创造性地解决社会问题。如鼓励学生参与"挑战杯"全国大学生课外学术科技作品竞赛中哲学社会科学类项目,形成社会调查报告或学术论文,在国赛中展现防艾工作价值。高校青年志愿者协会还可通过参加"中国青年服务志愿服务项目大赛"增强艾滋病防治志愿服务项目的管理水平和实施效果,锻炼对重大突发事件增强应急响应能力,从而进一步增加社会影响力。

二、指导高校学生社团、志愿者开展防艾宣传活动的方法

(一)同伴教育

1. **同伴教育概述**　同伴教育是指年龄相仿、知识背景和兴趣爱好相近的同龄人或朋友间传播知识、分享经验、传授技能的过程,利用能产生共鸣的特点,以有效地实现宣传教育目标或行为改变的一种干预形式。如学校学生之间互相传递与分享有关生殖健康、艾滋病/性病预防、治疗信息、互相影响行为改变、促进安全性行为等。在同伴教育中通常首先对有影响力和号召力的青少年进行有目的的培训,使其掌握一定的知识和技巧,然后再由他们向周围的青少年传播知识和技能,甚至向更广泛的范围传播,以达到教育的目的。

这部分有影响力和号召力的青少年通常被称为同伴教育者或同伴教育主持人。

2. 同伴教育的分类　根据同伴教育的组织形式分为正式同伴教育与非正式同伴教育两种类型。

(1)非正式的同伴教育是凭借自然的社交关系在日常交往中与同伴分享健康信息的过程。可以是任何具有同伴特征的人们在一起分享信息、观念或行为技能,向同伴们讲述自己的经历或体会,唤起其他同伴共鸣,从而影响他们的态度、观念乃至行为,但目的并不十分明确,也没有事先确知的教育目标。非正式的同伴教育可以发生在任何人们感到方便的地方,如办公室、宿舍、车间、社区,甚至街头巷尾,同伴们随时随地都可以以教育者或学习者的身份交流信息,并且可以互换角色。担任同伴教育者的人员需要在同伴中有一定的地位、口碑良好、表达能力强、善于沟通。实施过程中可通过明确学习者的数量目标、加强监督考核等保证同伴教育工作的质量。

(2)正式的同伴教育通常有明确的目标和比较严格的教学设计和组织,正在成为健康教育与健康促进项目中的一种以人际交流为基础的教育干预方法,与普通教学活动相似,不同的只是由同伴教育者充当师资角色。

3. 同伴教育实施流程

(1)招募同伴教育者:招募同伴教育者是开展同伴教育的关键步骤之一。同伴教育者应具备4方面的特征。

1)与目标人群具有某些共性,并熟悉该群体的文化和思想,这将有利于他们更好地鼓励同伴接受健康的生活方式。

2)自愿接受培训,热爱公益活动,且有高度的责任心。

3)具备一定的号召力、良好的表达和表演能力以及人际交流技巧。

4)能以倡导者和联络员的身份在研究机构和干预对象之间架起联系的桥梁。

(2)培训同伴教育者:通过对同伴教育项目目的、教育内容和人际交流技巧的培训,使同伴教育者做到以下几点。

1)了解项目的目标、干预策略和干预活动,了解其自身职责,并了解如何与其他干预活动进行配合。

2)掌握艾滋病及其他性病等的专业理论知识及技能。

3）掌握人际交流基本技巧和同伴教育中使用的其他技术,如组织游戏、辩论、教具设备使用等。

（3）实施同伴教育活动:以一定的组织方式在社区、学校等开展同伴教育活动。在活动开始前,应注意场地、桌椅、使用仪器设备等的准备和调试,保证同伴教育活动的质量。同伴教育活动内容可分为:①以理论知识为主的同伴教育,包括宣传资料发放、组织会议、小组教育、知识讲座、解答艾滋病相关问题等;②以实践技能为主的同伴教育,包括安全套使用方法演示、HIV 检测试剂盒使用方法指导等;③以实践案例为主的同伴教育,包括案例教学、小组讨论、话剧表演、观看艾滋病影片等。

（4）同伴教育评价:主要是关注同伴教育项目的实施过程和同伴教育者的工作能力,可以采用研究者评价、学习者评价和同伴教育者自我评价等形式进行。

4. 开展同伴教育活动的注意事项

（1）同伴教育是以分享为形式的教育活动:将同伴教育者等同于小教师的做法与同伴教育的内涵不符,故所谓讲座或者授课都不是同伴教育的教学形式。这就要求同伴教育干预的形式创新,可采用头脑风暴、问题讨论、野火游戏、站队游戏、安全套使用演练等线下实施模式,与 QQ、微信、微博等线上信息平台信息干预形式相结合,提高学生群体参与同伴干预的积极性。

（2）严把培训质量关:由于教学活动完全由同伴教育者组织,其认知水平、观念态度和领导组织能力均直接影响教学质量,故培训同伴教育者应有明确的目标要求并严格考核。

（3）充分放手:在教育活动实施过程中,应充分放手由同伴教育者主持,教师甚至可以不到场,即使在场也应注意尽量不要对教学活动作现场干预,以维护同伴教育者的威信,保护其自信心。

（4）认真总结:每一次的同伴教育活动结束后,都应该进行回顾总结,肯定优点,指出不足,精准指导,使同伴教育者不断进步成熟。

5. 同伴教育资金支持　研究表明,在我国大学生中进行艾滋病同伴教育效果显著,但由于学生社团活动资金不足,防艾同伴教育干预工作的可持续性在一定程度上受到限制。因此,给予学生社团长期稳定的资金支持,才能保证其参与艾滋病防治同伴教育工作的高质量、可持续发展,例如"大学生抗艾防艾宣传教育项目"等。

(二)基于互联网的宣传教育

2021年1月,中国疾病预防控制中心性病艾滋病预防控制中心发布了《互联网+艾滋病干预指南(试行)》,大力推进基于互联网的高校防艾宣传教育。

1. **互联网+宣传教育概述** 互联网+艾滋病干预工作是指利用信息通信技术以及互联网平台,将互联网与艾滋病干预工作深度融合,打造互联网时代艾滋病干预工作方法和模式,提高干预工作效率和效果。互联网在艾滋病干预工作领域应用具有独特的优势,首先,艾滋病干预工作的目标人群(包括各类具有易感染艾滋病危险行为的人群)因社会歧视而难以被传统干预所覆盖。其次,互联网提供的虚拟空间因能够有效保护隐私而逐渐成为目标人群主要的活动场所,互联网也成为艾滋病干预接触目标人群的主要途径。通过互联网开展艾滋病宣传教育、咨询、外展干预、动员检测等服务,可以及时、便捷地覆盖目标人群,提高干预工作效率。

开展线上宣传是目前"互联网+干预"领域开展的主要工作之一,其主要做法是利用官方网站和各类新媒体平台,包括短视频类(如抖音、快手等)、社交类(如微博、微信等)及问答类(如知乎)等,发布艾滋病防治信息,推送艾滋病知识宣传和风险防范提示,如定期推送艾滋病和性病预防知识、禁毒知识、艾滋病检测服务信息以及艾滋病抗病毒治疗知识等。结合世界艾滋病日、国际禁毒日等宣传日,基于互联网、微信、微博、手机客户端等,开展专家访谈(视频)及综合报道等活动。

2. **互联网+宣传教育特点与技巧** 互联网+宣传教育有四个鲜明的特点。第一,网络载体革新了宣传教育信息的传播方式,其新奇性增强了宣传教育的吸引力和影响力。第二,宣传教育信息的展示不受地域、时空的限制,根据需要可在多平台实时进行展示。第三,宣传教育成本低、速度快、效率高、使用周期长、具有可重复性。第四,可利用后台数据进行需求评估,使宣传内容更具有针对性。

在了解互联网+宣传教育四个特点的基础上,更重要的是掌握它的应用技巧。首先,需要了解目标人群常用的平台及"网络语言",开展形式多样的宣传。其次,需要主动搭建与目标人群互动、交流的平台,促进目标人群参与,保证用户黏性。最后,需要保持创新性与时效性,及时更新内容,保证新媒体平台浏览量及宣传效果。

3. 宣传内容 互联网+宣传教育的宣传内容大体上可以归纳为四个方面。

(1)艾滋病基本知识:宣传要点包括艾滋病的危害、艾滋病传播途径及预防知识、性传播疾病识别与规范诊疗、艾滋病暴露前后预防、预防艾滋病母婴传播、早检测早治疗的好处等。此外,针对老年人、卖淫妇女、男性同性性行为人群、吸毒者等特定人群,可增加相应内容。

(2)艾滋病疫情:除全球、全国艾滋病疫情外,重点推送当地卫生行政部门发布的或已在期刊上发表的疫情数据,并需要考虑不同人群特点推送不同形式的疫情信息,如针对男性同性性行为人群的宣传最好包括该人群的感染率及新发感染率;针对青年学生的宣传可引用全国及当地已公布的学生感染者数量,避免因认为艾滋病离其很遥远而缺乏自我防护意识。

(3)艾滋病防治服务:我国对艾滋病防治采取综合防治服务模式,包括宣传教育、咨询检测、行为干预、预防艾滋病母婴传播、抗病毒治疗、暴露前后药物预防、关怀救助等。根据当地的实际情况,干预宣传要明确可以在何地获得何种服务,包括可以提供 HIV 检测服务的各级卫生服务机构相关信息(其中疾病预防控制中心和一些社区组织可提供免费检测);可以购买或免费申领试剂或样本采集包进行自我检测或传递检测的机构和地址等信息;疾病预防控制中心为 HIV 初筛检测阳性者提供确证检测及医疗机构为 HIV 感染者提供抗病毒治疗的服务信息。

(4)我国艾滋病防治相关政策和法规:我国艾滋病防治相关政策包括"四免一关怀"政策、《中华人民共和国传染病防治法》《艾滋病防治条例》《关于严厉打击传播艾滋病病毒等违法犯罪行为的指导意见》(公通字〔2019〕23号)等。

4. 具体做法 第一步,创建宣传平台。了解目标人群常用互联网平台,包括视频平台(直播平台、短视频平台)、社交平台(微信、微博、论坛等)、问答类平台(知乎等)、自媒体平台(微信公众号等)及特定人群应用软件等,以此为依托创建宣传平台。对于特定人群,除上述平台外,还可以与第三方软件公司合作,在其登录或交友时弹跳出核心宣传信息。

第二步,优化宣传形式。利用目标人群的兴趣特点优化宣传形式,使干预宣传形式多样化,如短视频、宣传广告、信息推送、有奖问答、文字/图片链接等,提高目标人群对干预宣传的接受性。

第三步,开发宣传材料。针对不同目标人群的特点和需求,开发相应的宣传材料,开发过程邀请目标人群参与,并在目标人群中进行预试验,必要时进行修改。

第四步,应用与发展。利用各种宣传平台及宣传形式开展宣传,根据督导评估结果及目标人群的需求变化及时进行更新完善。

第五步,督导评估。督导评估每年至少开展一次,可采用在线网络问卷调查,也可以利用某些宣传平台的后台数据,进行干预宣传相关方面的分析等。督导评估内容主要是对宣传涉及的内容、宣传的途径和形式、宣传对目标人群的覆盖面及宣传效果进行评估。

督导评估包括三个指标。第一,评估宣传覆盖面,包括各种宣传平台的关注人数、互动人数、阅览量、点击量等,也可以了解在接受线上宣传的人中,未接受过线下宣传者所占的比例。第二,评估根据国家疾病预防控制中心制定下发的针对不同人群的问卷及知晓率判定方式评估目标人群知识知晓率,可利用在线问卷进行线上调查。第三,评估安全套使用率,即发生性行为时使用安全套的比例。这三个指标均需要分人群评估,如一般人群、学生、女性卖淫人员、男男性行为人群、吸毒人群、HIV 感染者等。

(三)影视教育

电影是深受学生喜爱的大众传播媒介之一,以电影为切入点进行艾滋病健康教育,可极大提高学生的学习兴趣,吸引更多学生参与。同时有利于加深防艾教育宣传的深度,引导大学生正确对待艾滋病。电影教学突出学生的主体性,重过程、重应用、重体验,可提高学生的健康意识和自我防护能力,培养学生关注现实、关注人类发展的意识和责任感。影视教育可由教师组织,也可由防艾社团骨干统一组织。

影视教育分为观影前、观影中和观影后三段式教学模式。观影前介绍艾滋病知识、相关影片时代背景的重要内容；观影中注意把握学生感情激发点、审美关键点和知识关键点，激发学生思考；观影后，就关键情节进行重点内容引导学生回味、讨论。电影授课一般需要 3 ~ 4 个学时，推荐使用的影片包括《费城故事》《最爱》《颍州的孩子》《青春的忏悔》《艾滋病女大学生访谈》。

微电影作为一种新兴的电影形式，具有形象性、生动性、故事性、感染性的特点，除具有审美、娱乐的功能外，还蕴藏着巨大的健康教育价值，可以促进学生的自我探索与反思，改善学生对艾滋病的相关态度和行为。

(四)社会实践

《"健康中国 2030"规划纲要》提出将健康教育纳入国民教育，加大学校健康教育力度，将课堂教育与课外实践相结合、经常性宣传教育与集中式宣传教育相结合的健康教育模式。认知与实践的有机结合，是对高校学生进行防艾教育的良好方法。

组织大学生定期开展社会实践活动(比如课堂实习、展板宣讲、暑假"三下乡"社会实践活动)，并建立预防艾滋病健康教育基地。可组织学生到艾滋病实践基地访谈艾滋病病人，进行精神鼓励；倾听 HIV 感染者的感染经历；对公众进行反歧视教育，访问疾病预防控制中心，调研有关政策；关注患者子女，进行结对帮扶；访谈性工作者，进行宣传教育；加强健康宣传，进行街头义诊；深入当地中学，加强健康教育。同时，充分利用节假日深入基地开展各种形式的预防艾滋病健康教育活动。

总之，社会实践既有利于提高当地群众和学生对艾滋病相关知识的了解，也有助于增强学生的社会责任感，鼓励大学生主动关心、帮助那些处于困境的人，消除自身对艾滋病病人歪曲的理解、歧视和恐惧感，是一种很好的宣传艾滋病相关知识的方式。

三、推荐培训活动

（一）活动时间

30 分钟。

（二）活动方法

抽签游戏、小组讨论、角色扮演、专题讲座。

（三）活动准备

1. **物料准备**　会议培训用大白纸（70cm×100cm）、红／黑／蓝 3 色油性记号笔、笔记本电脑和投影仪、参考"活动步骤"中的详细介绍用 A4 大小各色彩色卡纸准备好游戏用卡片、抽签盒子。

2. **课件准备**　参考本教程，课前准备好"指导开展学校防艾宣传活动"教学课件。

3. **场地准备**　无特殊要求。

（四）活动步骤

（1）场景和任务：世界艾滋病日前期，学校防艾社团准备开展校园预防艾滋病日主题活动，作为防艾师资团队成员，思考指导学生志愿者可以采取哪些措施开展防艾宣传活动。

（2）抽签游戏：课前准备好 4 张 A4 大小的各色卡纸，在纸上分别写"同伴教育""互联网＋宣传教育""影视教育""社会实践"。教师根据人数将学生分成 6～8 人一组的若干个小组，请每组选一名代表上台抽签。

（3）小组讨论：围绕抽到的活动方法，每个小组展开讨论。讨论时间约 5 分钟。讨论结束后，教师请每组派代表简单分享各小组的讨论结果，抽到相同方法的小组可提出补充。

💙 **教学提示** ——————————————————————

　　教师可以鼓励学生充分发挥发散思维,利用集体力量将每一种宣传方法的实施过程尽可能填充饱满,比如通过头脑风暴讨论同伴教育可采用的游戏方法有哪些?可利用哪些互联网平台进行防艾宣传?分享了解的艾滋病与生殖健康教育电影等。抽到同伴教育的小组可以选出一名学生扮演同伴教育者,以角色扮演的形式分享讨论结果。鼓励学生分享除抽签卡片外的其他方法。

　　教师可以参考本教程在课前准备好教学课件,以专题讲座的方式向学生全面介绍指导开展学校防艾宣传活动的方法和注意事项。

温馨提示

　　专题讲座时可结合前面小组讨论的表现有针对性地指出问题,比如同伴教育不等同于小教师讲课,社会实践应因地制宜提前制定相关应急预案等。此外,建议教师可以结合高校大学生的心理特点进行讲解,以提高宣传活动的接受度和积极性。

　　教师总结本次培训的主要内容,强调指导学生开展防艾宣传活动四类方法的特点和注意事项,鼓励学生采取参与性、互动性强的形式,以线上、线下齐头并进的方式开展防艾宣传教育。

(五)思考与探究

　　1. **说一说**　实施防艾同伴教育过程中可能遇到的困难有哪些?应如何解决?

　　(★提示:可从同伴教育者师资培训、技术支持、资金支持、活动宣传覆盖率及有效性等方面考虑。)

　　2. **写一写**　请观看国内首部正面讲述艾滋病病人故事的电影——《最爱》,并写一份 800 字以内的影评,以作为学校防艾宣传材料。

　　(★提示:可从艾滋病症状表现、社会歧视、艾滋病预防措施等方面展开。)

▶▶ 章末小测试

一、单选题

1. 制订健康教育计划时,干预策略不包括(　　)
   A. 健康教育策略　　　　　　　B. 个人策略
   C. 社会策略　　　　　　　　　D. 环境策略

2. 国务院防治艾滋病工作委员会办公室《关于开展艾滋病防治质量年活动的通知》要求,到 2025 年青年学生艾滋病防治知识知晓率达(　　)以上
   A. 80%　　　　　　　　　　　B. 85%
   C. 90%　　　　　　　　　　　D. 95%

3. 健康教育活动的特定目标是(　　)
   A. 进行卫生宣传　　　　　　　B. 提高卫生保健知识
   C. 建立正确的健康价值观　　　D. 改善对象的健康相关行为

4. 关于行为与健康的关系,下列描述哪一项是不正确的?(　　)
   A. 行为对健康既有积极作用,又有消极作用
   B. 行为对人的健康有巨大影响
   C. 健康相关行为是促进人们健康的一种行为
   D. 危险行为从客观上讲不利于个体健康

5. 健康相关行为是指(　　)
   A. 与疾病有关的行为　　　　　B. 对健康有害的行为
   C. 与健康和疾病有关的行为　　D. 促进健康的行为

6. 下列哪项不是拉斯韦尔五因素传播模式的构成要素(　　)
   A. 传播者　　　　　　　　　　B. 受传者
   C. 组织者　　　　　　　　　　D. 传播媒介

7. "40% 以上的高危人群进行了 HIV 检测"体现了计划目标中的(　　)
   A. 总目标　　　　　　　　　　B. 行为目标
   C. 教育目标　　　　　　　　　D. 健康目标

二、多选题

1. 下列关于新媒体宣传教育的特点中,说法正确的是( )

    A. 新奇性　　　　　　　　　B. 可重复性

    C. 权威性　　　　　　　　　D. 跨地域性

2. 下列属于同伴教育可使用的教育方法的有( )

    A. 头脑风暴　　　　　　　　B. 问题讨论

    C. 野火游戏　　　　　　　　D. 站队游戏

3. 以下属于行为构成要素的是( )

    A. 行为手段　　　　　　　　B. 行为主体

    C. 行为结果　　　　　　　　D. 行为环境

4. 确定优先项目的基本原则包括( )

    A. 重要性原则　　　　　　　B. 有效性原则

    C. 经济性原则　　　　　　　D. 可行性原则

5. 关于知信行模式的描述正确的是( )

    A. "知"指知识、学习　　　　B. "信"为信念、态度

    C. 行为的产生和改变是基础　D. 知信行模式认为信念是动力

6. 影响健康信息传播效果的主要因素包括( )

    A. 传播者　　　　　　　　　B. 信息

    C. 传播途径　　　　　　　　D. 教育方式

    E. 环境

参考答案

一、单选题　1. B;2. D;3. D;4. C;5. C;6. C;7. B。

二、多选题　1. ABD;2. ABCD;3. ABCD;4. ABCD;5. ABD;6. ABD。

▶▶ 参考文献

[1] 国家卫生健康委,中央宣传部,中央政法委,等.关于印发遏制艾滋病传播实施方案(2019—2022 年)的通知[EB/OL].(2019-09-11)[2024-07-05]. https://www.chinaaids.cn/

qsnazbfk/xzzx/201705/P020170510598644914191.pdf.

[2] 中国疾病预防控制中心性病艾滋病预防控制中心 . 艾滋病防治宣传教育核心信息（2021 版）［EB/OL］.（2021-12-07）［2024-07-05］. https://ncaids.chinacdc.cn/zxzx/zxdteff/202112/t20211207_253553.htm.

[3] 中国疾病预防控制中心性病艾滋病预防控制中心 . 互联网 + 艾滋病干预工作指南（试行）[Z/OL].（2021-01-27）［2024-07-05］.https://ncaids.chinacdc.cn/2018zlxz/202101/t20210128_223965.htm.

[4] 孔祥然,施正丽,杨春燕,等 . 大学生主动寻求性病、艾滋病信息和接受艾滋病健康教育现状及影响因素分析 [J]. 中国健康教育,2023,39(12):1084-1090.

[5] 王文倩,周建芳,蒋悦 . 中国大学生艾滋病健康教育效果的 Meta 分析 [J]. 预防医学,2019,31(12):1233-1240.

[6] 周建芳,蒋洛仪,杨璐,等 . 南京市大学生艾滋病知信行分离及作用路径研究 [J]. 中国艾滋病性病,2022,28(6):684-688.

[7] 彭佳林 . 艾滋病健康教育与行为干预效果评价指标体系构建及行为干预模式研究 [D]. 武汉:华中科技大学,2009.

[8] 刘童童,曲美霞,李雨波,等 . 我国高校学生社团参与校内预防艾滋病活动现状调查 [J]. 中国艾滋病性病,2021,27(4):410-412.

[9] 陈玉先 . 朋辈支持理论下艾滋病防治的同伴教育模式研究 [D]. 广州:广州大学,2022.

[10] 李麟华,杜叶繁,杜艳,等 . 我国男男性行为人群艾滋病预防的网络干预效果的荟萃分析 [J]. 现代预防医学,2021,48(13):2414-2419.

[11] 梁志静,魏挺,周哲人,等 . 微电影模式对某高校大一学生艾滋病健康教育效果分析 [J]. 中国学校卫生,2017,38(6):828-831.

[12] 赵好,刘惠,韩孟杰 . 以互联网为平台开展艾滋病防治的优势和挑战 [J]. 中国艾滋病性病,2021,27(4):435-438.

[13] ZHENG Y, ZHANG X, SUN X, et al. Evaluation of the college-based HIV/AIDS education policy in Beijing, China: a mixed method approach[J]. Environmental Health and Preventive Medicine,2020,25(1):50.

[14] WHO. Protecting young people from HIV and AIDS: the role of the health sevices Geneva[M]. Geneva:WHO,2004 :15-16.

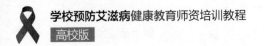
[15] CHOW E P F, WILSON D P, ZHANG L. Patterns of condom use among men who have sex with men in China: a systematic review and meta-analysis[J].AIDS Behavior,2012,16 (3):653-663.

[16] KEITH J T. Peer Education and peer counselling for health and well-being: A review of reviews.[J] .International Journal of Environmental Research and Public Health,2022,19 (10):6064.

[17] 田向阳,程玉兰.健康教育与健康促进基本理论与实践 [M].北京:人民卫生出版社,2016.

[18] 傅华.健康教育学 [M].北京:人民卫生出版社,2017.

[19] 北京大学儿童少年卫生研究所.中国性病艾滋病防治协会编青年学生预防艾滋病行为改变培训手册 [M].北京:人民卫生出版社,2023.

[20] 钱玲,任学锋.健康危险行为干预技术指南 [M].北京:人民卫生出版社,2017.

附录

附录 1 | 青年学生艾滋病预防知识知晓率调查问卷

中国疾病预防控制中心制定了 8 条大众需要掌握的艾滋病基本知识,其中第 1、2、5、6、7、8 题的正确答案为肯定回答,第 3、4 题的正确答案为否定回答,8 个问题中正确回答 6 个及以上者为知晓。该调查问卷信效度良好,已广泛应用于高校学生防艾健康教育研究领域。

1. 艾滋病是一种不可治愈的严重传染病吗?

   ①是　②否　③不知道

2. 目前我国青年学生中艾滋病流行呈快速增长趋势,主要传播方式为男性同性性行为,其次为异性性行为,是吗?

   ①是　②否　③不知道

3. 通过外表可以判断一个人是否感染了艾滋病吗?

   ①可以　②不可以　③不知道

4. 日常生活和学习接触会感染艾滋病吗?

   ①会　②不会　③不知道

5. 坚持正确使用安全套可以减少感染和传播艾滋病的风险吗?

   ①可以　②不可以　③不知道

6. 使用新型毒品(如冰毒、摇头丸、K 粉等)会增加感染艾滋病的风险吗?

   ①会　②不会　③不知道

7. 发生高危行为后(共用针具吸毒 / 不安全性行为等),应主动寻求艾滋病检测与咨询吗?

   ①是　②否　③不知道

8. 艾滋病病毒感染者的结婚 / 就业 / 入学等权益受我国法律保护吗?

   ①是　②否　③不知道

附录 2 青年学生预防艾滋病宣传教育核心信息（2021版）

为进一步落实《健康中国行动（2019—2030年）》《遏制艾滋病传播实施方案（2019—2022年）》《关于切实加强新时代学校预防艾滋病教育工作的通知》有关要求，推进"十四五"时期学校预防艾滋病教育工作的开展，遏制艾滋病在青年学生人群中的传播和流行，促进青年学生身心健康，在教育部、国家卫生健康委有关司局指导下，中国疾病预防控制中心性病艾滋病预防控制中心联合教育部全国学校预防艾滋病教育专家组，根据青年学生特点和需求修订了青年学生预防艾滋病教育核心信息，为学校开展预防艾滋病宣传教育工作提供参考和指导。

一、危害性认识

1. 艾滋病是一种危害大、病死率高的重大传染病，目前既不可治愈，也没有疫苗。

艾滋病，即获得性免疫缺陷综合征（AIDS），是人体感染人类免疫缺陷病毒（艾滋病病毒，HIV）而引起的，以人体 $CD4^+T$ 淋巴细胞减少为特征的进行性免疫功能缺陷，疾病后期可继发各种机会性感染、恶性肿瘤和中枢神经系统病变的综合性疾患。传染源是艾滋病病毒感染者和艾滋病病人。

艾滋病病毒感染者在急性期表现为发热、咽痛、恶心、呕吐、腹泻、皮疹、关节痛等症状。若不及早发现并规范治疗，绝大多数感染者经过潜伏期都会发病，发病后病情发展迅速，表现为体重减轻、神经精神症状，持续性全身性淋巴结肿大，多因各种感染和肿瘤致命，发病后病死率很高。目前我国艾滋病年报告死亡人数居传染病首位。

迄今，尚无可以根治艾滋病的药物，也缺乏有效预防感染艾滋病的疫苗。一旦感染艾滋病，需要终身规律服药，会带来很大的精神压力和健康损害，对学习、就业和家庭等方面带来较大影响。

艾滋病有三种传播途径：血液传播、性传播和母婴传播。人们对艾滋病普

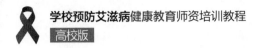

遍易感,可通过接触带有病毒的血液、精液、阴道分泌液、乳汁而传染。

2. 目前我国青年学生中艾滋病主要传播方式为性传播,特别是男性同性性行为传播。

近年来每年发现的青年学生艾滋病病毒感染者中,超过80%通过男性同性性行为感染。每12位男性同性性行为者中就有1位是艾滋病病毒感染者。

部分地区青年学生中艾滋病疫情向低龄化发展。

3 不能通过外表判断一个人是否感染了艾滋病病毒,只有通过检测才能判断。

艾滋病病毒感染阶段分为急性期、无症状期和艾滋病期。急性期和无症状期的感染者没有特殊的体征和症状,不能从外表判断是否感染了艾滋病,只能通过检测出体内病毒的核酸、抗原或者抗体来判断。急性期和无症状期的感染者虽然外表看不出来,但具有传染性。

感染者经过有效抗病毒治疗,可使体内病毒持续保持在检测不出的水平,外表也与普通人无异。因此,不能仅从外表判断一个人是否感染艾滋病。

二、预防知识

1. 学习掌握性健康知识,提高自我保护意识与技能,做自己健康的第一责任人。

每一个人都是自己健康的第一责任人。青年学生应主动接受性健康教育,建立正确的人生观、价值观,丰富课余生活,提高自制力。未成年人避免发生性行为,青少年尽量推迟首次性行为时间。

保持单一性伴侣,培养积极向上的生活方式,知晓性责任,拒绝和预防不安全性行为,提倡负责任、安全的性行为。

2. 拒绝不安全性行为,正确使用安全套。

青年学生容易感染艾滋病的不安全性行为包括:无保护(不使用安全套)的男性同性性行为、与不知道感染状况的人发生无保护性行为、与多人发生性行为、吸毒或醉酒后发生性行为等。其中,无保护的男性同性性行为是青年学生最常见的感染方式。

发生性行为时应全程正确使用合格的安全套,这是预防艾滋病、性病的最有效措施。

3. 使用毒品会增加感染艾滋病病毒的风险。

与艾滋病病毒感染者共用针具吸毒会使病毒通过污染的针具传播。

使用新型毒品(冰毒、摇头丸、K 粉等)或者醉酒可刺激或抑制中枢神经活动,降低自己的风险意识,导致多性伴和无保护性行为的增加,也会间接地增大感染艾滋病病毒和性病的风险。

提高对新型"换装"毒品的辨识力,毒品可能化身成"可乐"、"奶茶"、"糖豆豆",要增强对毒品的警惕性,远离毒品,保持身心健康。

4. 性病可增加感染艾滋病病毒的风险,必须及时到正规医疗机构诊治。

性病病人感染艾滋病的风险更高。特别是梅毒、生殖器疱疹等以生殖器溃疡为特征的性病,使艾滋病病毒更容易通过溃疡入侵。

正规的医疗机构才能提供规范化性病诊治服务,减少误诊、漏诊,避免延误治疗时机,防止产生并发症。

5. 使用消毒不严格的被艾滋病病毒污染的工具文眉、打耳洞、拔牙等也有造成艾滋病传播的可能。

文眉、打耳洞、拔牙等工具因与体液接触,如消毒不严格,可能携带艾滋病病毒。

如个人确实需要文眉、打耳洞、拔牙等,一定要到正规医疗机构进行,使用一次性或严格消毒的工具。

6. 日常学习和生活接触不会传播艾滋病。

日常学习和生活接触,包括共用学习用品、共同进餐、共用卫生间、握手、拥抱等不会传播艾滋病病毒。

蚊虫叮咬也不会传播艾滋病。

7. 发生易感染艾滋病危险行为后,必要时可采取药物阻断,减少艾滋病病毒感染的风险。

一旦发生不安全性行为等易感染艾滋病高危行为后,应及时到指定医院咨询和检测,并在医生指导下进行暴露后预防(PEP)用药。

暴露后预防用药可以有效降低感染艾滋病病毒的风险。用药时间越早越

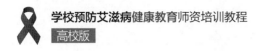
好,在暴露后 2 小时内服用效果最佳,72 小时内服用有较高的阻断成功率。

三、检测与治疗

1. **发生高危行为后,应该主动进行艾滋病检测与咨询,早发现、早诊断。**

发生高危行为后,应尽早主动到疾控中心或相关医疗机构寻求艾滋病咨询和检测,也可以使用药监局批准的自我检测试剂进行筛查检测。筛查检测结果呈阳性不能确定是否感染,还应尽快进行确诊检测,以便尽早治疗。

进行艾滋病检测时应避开检测窗口期(指从感染艾滋病病毒到血液中检测到病毒核酸、抗原或抗体的时期),不同个体的检测窗口期长短存在差异。一般情况下,艾滋病病毒抗体检测的窗口期约为 3 周,病毒抗原和抗体联合检测的窗口期约为 2 周,病毒核酸检测的窗口期约为 1 周。

2. **疾控中心、医院等机构均能提供保密的艾滋病咨询和检测服务。**

各地疾控中心自愿咨询检测门诊(VCT)提供免费艾滋病咨询和检测服务。各地县级以上医院、妇幼保健机构及部分基层医疗机构(如社区卫生服务中心、乡镇卫生院)也提供检测服务。个人还可以购买自我检测试剂进行检测,如果检测阳性,要及时到医疗机构、疾控中心确诊。

有关法律法规规定,医疗机构及其医务人员应当对患者的隐私保密。全国艾滋病咨询检测点信息详见中国疾病预防控制中心性病艾滋预防控制中心(National Center for AIDS/STD Control and Prevention,China CDC)官方网站。

3. **感染艾滋病病毒后应及早接受抗病毒治疗。**

一旦感染艾滋病病毒,体内病毒复制就已经开始,会逐渐损害全身多个器官,及早治疗能够抑制病毒复制,恢复免疫功能,保持较好的身体状况。

及早的抗病毒治疗可达到较好的治疗效果,使病毒降到检测不到的水平,研究表明检测不到就等于不传播,可以有效预防病毒传播给配偶和性伴。

四、法律法规

1. **艾滋病病毒感染者和艾滋病病人应得到理解和关怀,反对歧视艾滋病病毒感染者和艾滋病病人。**

艾滋病病毒感染者和艾滋病病人的各项权利受到法律保护。《传染病防治法》规定，"任何单位和个人不得歧视传染病病人、病原携带者和疑似传染病病人"。《艾滋病防治条例》规定，"任何单位和个人不得歧视艾滋病病毒感染者、艾滋病病人及其家属。艾滋病病毒感染者、艾滋病病人及其家属享有的婚姻、就业、就医、入学等合法权益受法律保护"。

2. 故意传播艾滋病要承担法律责任。

艾滋病病毒感染者和艾滋病病人在得知感染艾滋病病毒后应主动告知性伴或配偶。

故意传播艾滋病违反国家法律法规，需要承担相应的法律责任。《艾滋病防治条例》规定，"艾滋病病毒感染者或者艾滋病病人故意传播艾滋病的，依法承担民事赔偿责任；构成犯罪的，依法追究刑事责任"。《最高人民法院、最高人民检察院关于办理组织、强迫、引诱、容留、介绍卖淫刑事案件适用法律若干问题的解释》规定，"明知自己感染艾滋病病毒而卖淫、嫖娼，或明知自己感染艾滋病病毒，故意不采取防范措施而与他人发生性关系，致使他人感染艾滋病病毒的，依照刑法第二百三十四条第二款的规定，以故意伤害罪定罪处罚。